"十四五"时期国家重点出版物出版专项规划项目
实用关节镜手术系列

现代关节镜技术创新图谱

Advanced Application of Arthroscopy:
A Practical Guide with Illustrative Cases

主　编　刘玉杰　黄长明　薛　静
副主编　李春宝　齐　玮　曲　峰

编　委（按姓名汉语拼音排序）
　　　　丁少华　黄长明　李春宝
　　　　李海鹏　刘玉杰　鹿　鸣
　　　　齐　玮　曲　峰　薛　静

绘　图　李　研

北京大学医学出版社

XIANDAI GUANJIEJING JISHU CHUANGXIN TUPU

图书在版编目（CIP）数据

现代关节镜技术创新图谱 / 刘玉杰，黄长明，薛静主编 . —北京：北京大学医学出版社，2022.1
ISBN 978-7-5659-2498-9

Ⅰ. ①现… Ⅱ. ①刘… ②黄… ③薛… Ⅲ. ①关节镜 – 外科学 – 图谱 Ⅳ. ① R684-64

中国版本图书馆 CIP 数据核字（2021）第 178521 号

现代关节镜技术创新图谱

主　　编：刘玉杰　黄长明　薛　静
出版发行：北京大学医学出版社
地　　址：（100191）北京市海淀区学院路 38 号 北京大学医学部院内
电　　话：发行部 010-82802230；图书邮购 010-82802495
网　　址：http://www.pumpress.com.cn
E-mail：booksale@bjmu.edu.cn
印　　刷：北京信彩瑞禾印刷厂
经　　销：新华书店
责任编辑：崔玲和　　责任校对：靳新强　　责任印制：李　啸
开　　本：787 mm × 1092 mm　1/16　印张：10.75　字数：248 千字
版　　次：2022 年 1 月第 1 版　2022 年 1 月第 1 次印刷
书　　号：ISBN 978-7-5659-2498-9
定　　价：120.00 元

版权所有，违者必究

（凡属质量问题请与本社发行部联系退换）

主编简介

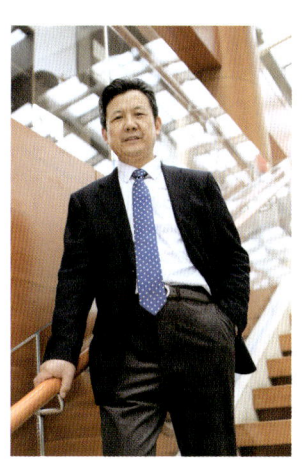

刘玉杰，中国人民解放军总医院骨科主任医师、教授、博士生导师；文职一级，技术二级。现任中国人民解放军医学科学技术委员会骨科专业委员会关节镜与运动医学学组主任委员、中华医学会骨科学分会关节镜与运动医学学组副组长、中国医师协会骨科医师分会运动医学专业委员会副主任委员、中国残疾人康复协会肢体残疾康复专业委员会副主任委员、中华医学会运动医疗分会前任副主任委员兼上肢学组组长。以第一完成人获国家科学技术进步奖二等奖、军队科学技术进步奖一等奖、军队医疗成果奖二等奖和三等奖各 1 项，"十一五"军队重大科技奖 2 项、恩德思医学科学技术奖一等奖 1 项、北京市科学技术奖三等奖 1 项。获国家科学技术进步奖一等奖（第五）、军队科学技术进步奖一等奖（第四）各 1 项，军队医疗成果奖二等奖（第二）2 项。获得总后勤部优秀中青年技术专家、301 医院首届十大名医、吴阶平—保罗·杨森医学药学奖；荣立二等功 2 次、三等功 2 次。全国第二届"白求恩式好医生"、2019 世界军人运动会志愿者形象大使火炬手。培养博士、硕士研究生 65 名。发表论文 300 余篇（第一作者 195 篇）。主编及主译专著 17 部，参编专著 14 部。获国家专利 7 项。

黄长明,解放军陆军第七十三集团军医院、厦门大学附属成功医院关节微创外科主任,主任医师、硕士生导师。现任中华医学会运动医疗分会上肢运动创伤学组委员;中国人民解放军医学科学技术委员会骨科专业委员会关节镜与运动医学学组副主任委员;东部战区关节镜与运动医学学组组长;福建省骨科学会关节镜与运动医学学组副组长,中国残疾人康复协会肢体残疾康复专业委员会运动损伤重建与康复学组副主任委员。《中华肩肘外科电子杂志》编委、《中国骨与关节损伤杂志》常务编委、《中国矫形外科杂志》常务编委。主编、副主编和参编专著 5 部,获国家实用新型专利 10 项。

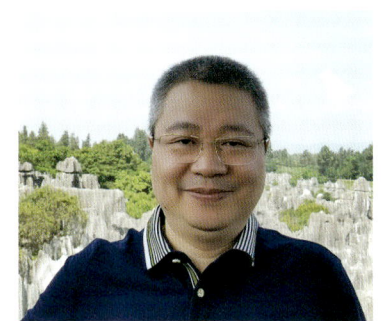

薛静,博士,主治医师,空军特色医学中心骨科运动医学组组长。从事关节镜与运动医学专业 10 余年,擅长对常见四肢运动损伤的关节镜微创手术治疗。现任中国人民解放军医学科学技术委员会骨科专业委员会青年委员,中国人民解放军医学科学技术委员会骨科专业委员会关节镜与运动医学学组委员,北京医学会骨科学分会理事。以第一完成人获得军队科学技术进步三等奖 2 项。主编、主译专著 2 部,副主编或参编专著 20 余部。

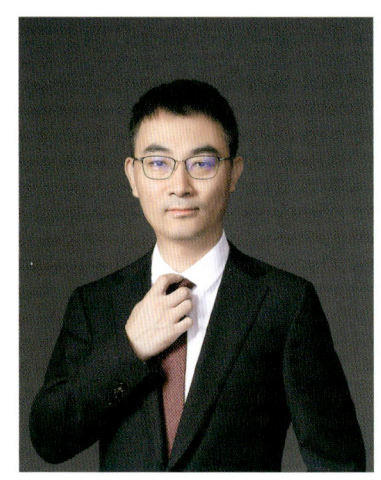

序

Over the past several decades, the clinical applications for arthroscopy have expanded greatly. This can be attributed, in large part, to the innovative and insightful work of professor Liu and colleagues.

I have known professor Liu for many years and have closely followed his productive career. His works have expanded our understanding of arthroscopy techniques and the broader utility of this important surgical tool. And he has helped to pilot the use of arthroscopy into the twenty-first century for both intra-articular and extra-articular musculoskeletal pathologies.

This text promises to be an excellent reference for the ever-expanding applications of arthroscopic techniques. With detailed procedures and beautiful, clear illustrations, this important work is the new handbook for the advanced applications of arthroscopy. I would like to thank professor Yujie Liu and colleagues for putting this text together, making it more accessible to the next generation of surgical innovators. Thank you, my friends, for your wonderful, important work.

Freddie H. Fu
Department of Orthopaedic Surgery
Department of Athletics
University of Pittsburgh School of Medicine
Pittsburgh, PA, USA

前言

关节镜微创新技术为运动医学的发展带来了革命性的影响。许多新技术、新方法、新业务如雨后春笋般涌现出来。

顾名思义，关节镜技术是用于关节内疾病的诊断和治疗的技术，而对于关节外的疾病，能否采用关节镜微创手术进行治疗？通过多年来的潜心研究，我们发现，制约关节镜在关节外应用的瓶颈就是关节外没有可供关节镜操作的自然腔隙。受到隧道挖掘工程技术的启发，在病变部位潜行剥离并制作一个关节镜工作腔隙，关节镜就可以在关节外进行手术治疗了。这一创新的理念突破了关节镜技术不能在关节外应用的瓶颈。

自2000年以来，我们先后设计并成功地开展了关节镜下臀肌挛缩松解术、胸锁乳突肌松解术治疗斜颈、掌腱膜挛缩松解术、腕管切开松解术、钢板螺钉取出术、踇外翻矫形术、骨肿瘤刮除植骨术、跟腱断裂缝合术、肌腱和网球肘射频消融术等关节镜技术在关节外应用的创新项目，在国内外学术界引起了强烈的反响。

我们开展了关节镜微创技术治疗关节内骨折的系列研究，率先设计并开展了关节镜下缝线领带结套扎固定技术治疗胫骨髁间棘骨折伴ACL损伤、关节镜下缝合锚钉固定ACL止点损伤、肩关节肱骨大结节撕脱骨折、肩盂粉碎性骨折、桡骨小头骨折等关节镜下撬拨复位治疗关节内骨折的创新技术，为关节内骨折的治疗提供了创新思路。我们还设计关节镜下保残重建ACL的创新技术，进一步提高了ACL修复重建的疗效。

历时10余年，我们自主研发了同种异体生物骨钉，治疗关节内骨软骨损伤、关节内外骨折、修复肩袖和Bankart损伤以及骨钉固定重建膝关节交叉韧带损伤。这些创新技术对更新理念、推动自主创新、降低耗材和医疗成本都具有重要的意义。

许多业内同仁希望我们将这些创新的理念与技术分享给大家。经过深思熟虑，通过团队医师们的精心策划与挑灯夜战，本书采用浅显易懂的图谱形式，既介绍创新理念，又图文并茂地介绍技术方法，希望能够起到抛砖引玉的作用，启迪思考，迸发出更多的创造力，开发出更多、更好的创新技术，服务于广大患者。在这里，我衷心地感谢为本书付出努力和心血的各位同仁，感谢我的家人对我的理解、支持和关爱，才能使本书能够如期与广大读者见面。对于本书中存在的错漏之处，欢迎广大读者提出宝贵意见，以便再版时改正。

刘玉杰
2021年2月
北京

手术视频资源索引

资源名称	页码
关节镜下肩锁关节成形术	7
关节镜下臀肌挛缩松解术	25
关节镜微创治疗跟腱止点末端病	45
肱骨大结节骨折合并肩关节脱位关节镜下手术	67
胫骨平台骨折关节镜辅助手术技术	85
前交叉韧带保残重建术	95
RigidFix固定自体腘绳肌腱重建前交叉韧带并半月板修复术	105
肩胛骨骨折的关节镜下治疗	129
三明治补片上关节囊重建术	134
强直性脊柱炎早期髋关节病变清理术	156

目 录

第一章 关节镜技术在关节外的应用 ······ 1

第一节 关节镜下先天性肌性斜颈松解术 ······ 1

第二节 关节镜下肩锁关节成形术治疗肩锁关节撞击症 ······ 7

第三节 关节镜下射频消融术治疗网球肘 ······ 12

第四节 关节镜下腕横韧带松解术治疗腕管综合征 ······ 14

第五节 关节镜下掌腱膜松解术治疗掌腱膜挛缩 ······ 19

第六节 关节镜下松解治疗注射性三角肌挛缩症 ······ 22

第七节 关节镜下"C"形松解术治疗注射性臀肌挛缩 ······ 25

第八节 关节镜下囊内、囊外剥离腘窝囊肿摘除术 ······ 32

第九节 关节镜下刮除良性骨肿瘤 ······ 38

第十节 关节镜下钢板螺钉取出术 ······ 42

第十一节 关节镜微创技术治疗跟骨跟腱止点末端病 ······ 45

第十二节 关节镜下经皮跟腱断裂缝合术 ······ 55

第十三节 关节镜微创手术治疗跗囊炎及跗外翻 ······ 59

第二章 关节镜微创技术治疗关节内骨折 ······ 67

第一节 关节镜下撬拨复位固定治疗肱骨大结节骨折 ······ 67

第二节 关节镜下复位固定治疗骨性 Bankart 损伤 ······ 70

第三节 关节镜下撬拨复位克氏针固定治疗桡骨头骨折 ······ 76

第四节 关节镜下胫骨髁间棘骨折修复手术 ······ 81

第五节 关节镜下撬拨复位固定治疗胫骨平台骨折 ······ 85

第六节 关节镜下撬拨复位固定治疗踝关节骨折 ······ 89

第三章 骨关节损伤修复重建创新技术 95

第一节 关节镜下骨栓肌腱结法嵌压固定重建前交叉韧带 95

第二节 保留残端或残束重建前交叉韧带 99

第三节 股骨与胫骨端双 RigidFix 固定重建前交叉韧带 105

第四节 生物骨挤压钉固定法重建前交叉韧带损伤 111

第五节 生物骨横穿钉固定重建前交叉韧带 115

第六节 生物骨锚钉修复肩袖损伤 119

第七节 生物骨锚钉固定修复 Bankart 损伤 124

第八节 自体肩胛冈骨块移植骨钉固定修复骨性 Bankart 损伤 129

第九节 三明治补片上关节囊重建治疗不可修复肩袖撕裂 134

第十节 肘关节类风湿关节炎清理及桡骨头切除术 147

第十一节 关节镜下足踝关节融合术 151

第十二节 强直性脊柱炎早期髋关节病变清理术 156

第一章　关节镜技术在关节外的应用

第一节　关节镜下先天性肌性斜颈松解术

一、临床特点

肌性斜颈的病因尚未明确，有人认为本病可能与宫内胎位异常胸锁乳突肌筋膜间室综合征有关，还有人认为本病与分娩时使用产钳致胸锁乳突肌损伤，使局部出血、肌肉变性挛缩有关。肌性斜颈以学龄前儿童多见（图 1-1-1），由于童年没有得到有效的治疗，成人患者临床上也比较常见（图 1-1-2）。由于单侧胸锁乳突肌挛缩，头颈长期偏向一侧，导致颜面部变形（图 1-1-3A），双侧口角与眼裂外侧角之间的距离不对等（图 1-1-3B）。随着年龄增长，可出现两侧颧骨不对称，颜面部变形越加明显（图 1-1-3C）。

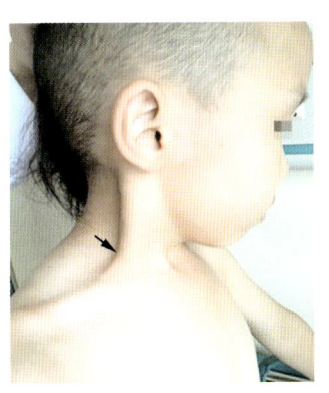

图 1-1-1　先天性肌性斜颈

学龄前儿童右侧先天性肌性斜颈，箭头显示右侧胸锁乳突肌挛缩

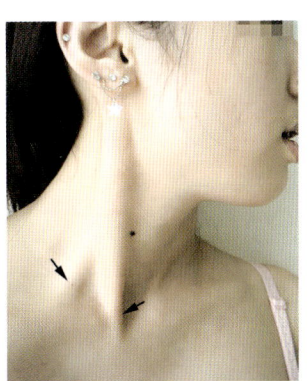

图 1-1-2　成人肌性斜颈

箭头显示右侧胸锁乳突肌胸骨头及锁骨头止点

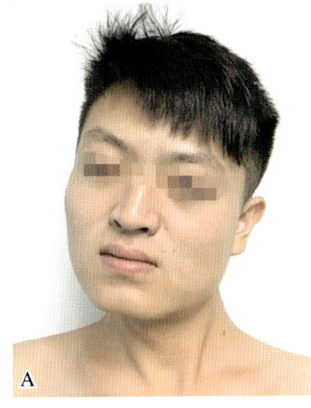
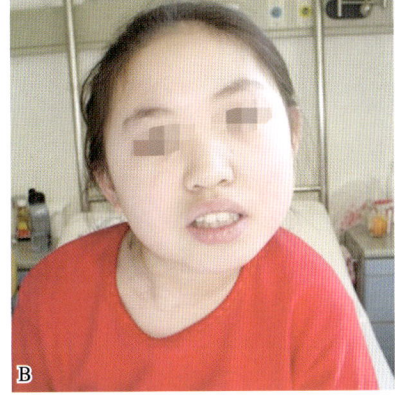
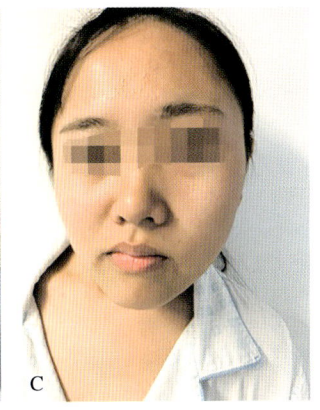

图 1-1-3　斜颈导致的颜面部变形

A. 由于斜颈，头颈长期偏向一侧，导致颜面部变形；B. 患者双侧口角与眼裂外角之间的距离不对等；C. 患者两侧颧骨不对称

二、分型

根据胸锁乳突肌挛缩的部位不同,将其分为锁骨头挛缩型(图1-1-4)、胸骨头挛缩型(图1-1-5)和胸骨锁骨头挛缩型(图1-1-6)。

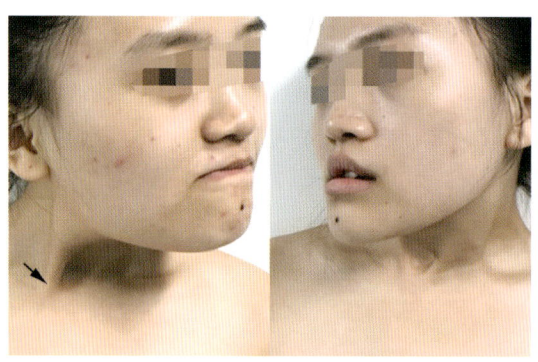

图1-1-4 锁骨头挛缩型

箭头显示胸锁乳突肌挛缩主要位于锁骨头处

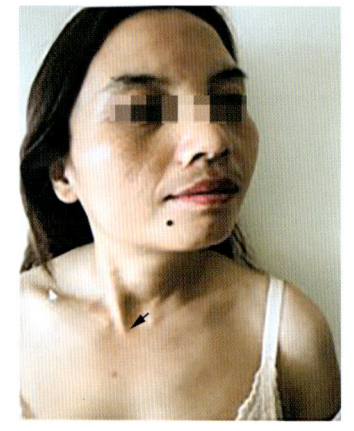

图1-1-5 胸骨头挛缩型

箭头显示胸锁乳突肌挛缩主要位于胸骨头处

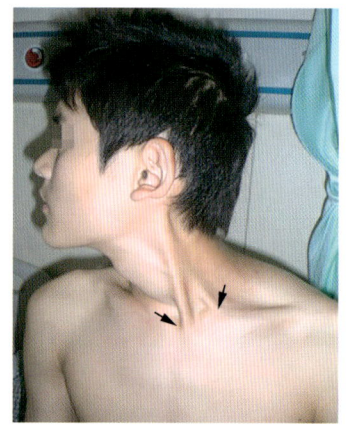

图1-1-6 胸骨锁骨头挛缩型

箭头显示胸锁乳突肌的胸骨头和锁骨头均有挛缩

三、影像学表现

由于胸锁乳突肌挛缩牵拉,可发生颈椎侧弯畸形(图1-1-7),X线检查胸锁乳突肌附着处(即锁骨)出现牵张性骨赘(图1-1-8)。

四、手术操作要点[1]

肌性斜颈传统的治疗方式采用开放手术,在肌腱附着处(即锁骨或乳突)进行止点切断剥离或胸锁乳突肌下移。有的采用胸锁乳突肌整段切除术,术后采用头颈胸石膏固定。手术创伤大、颈部遗留条索状瘢痕,影响美观(图1-1-9)。

第一章 关节镜技术在关节外的应用

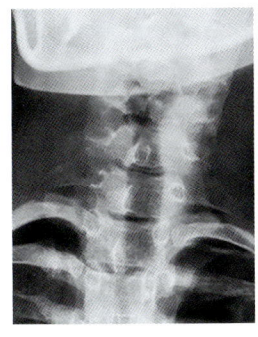 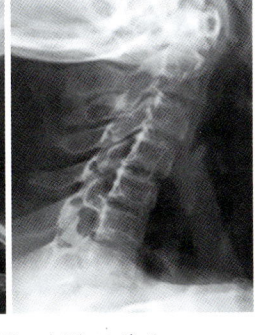 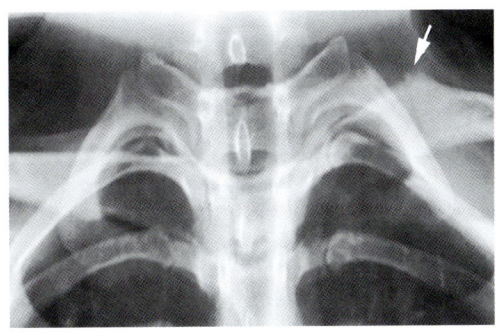

图 1-1-7　颈椎正侧位 X 线片

X 线检查显示轻度颈椎侧弯畸形

图 1-1-8　颈椎正位 X 线片

胸锁乳突肌附着处（即锁骨）出现牵张性骨赘（箭头所示）

（一）术前准备

患者取仰卧位或沙滩椅位，头高足低，颈肩部垫高，头略向后仰，颜面部转向健侧。术前用记号笔标记患侧胸锁乳突肌、锁骨和关节镜手术入路（图 1-1-10）。为了不影响美观，手术入路尽量选在相对比较安全和隐蔽处。

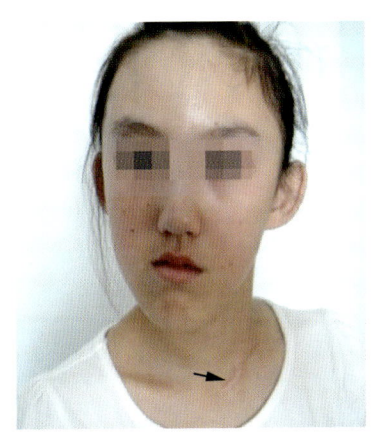 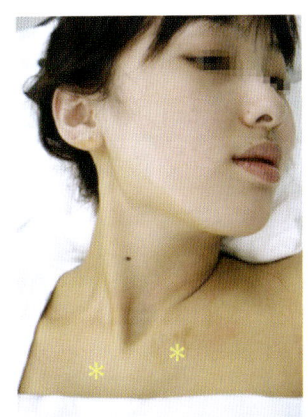 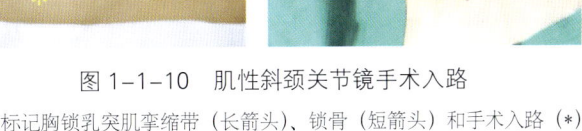

图 1-1-9　肌性斜颈开放手术后

箭头显示颈部遗留瘢痕，影响美观

图 1-1-10　肌性斜颈关节镜手术入路

术前标记胸锁乳突肌挛缩带（长箭头）、锁骨（短箭头）和手术入路（*）

手术野消毒后铺无菌手术单。常规采用局部浸润麻醉，将 2% 利多卡因 20 ml + 生理盐水 40 ml + 0.1% 肾上腺素 0.2 ml 混合后，沿着锁骨的表面、胸锁乳突肌的止点和两个手术入路的切口，进行局部浸润麻醉（图 1-1-11）。

（二）预制工作腔隙

锁骨下 5 cm 处为关节镜手术入路，切开皮肤 3 mm，插入穿刺锥，朝向胸锁乳突肌挛缩带附着处，进行皮下组织潜行剥离，达锁骨表面，人工剥离出一个 5 cm×5 cm 的工作腔隙（图 1-1-12）。分别插入关节镜和刨削刀，清理手术视野内的脂肪及纤维组织，制作出一个人工操作腔隙（图 1-1-13），令患者抬头，此时可以观察胸锁乳突肌收缩并绷紧（图 1-1-14）。

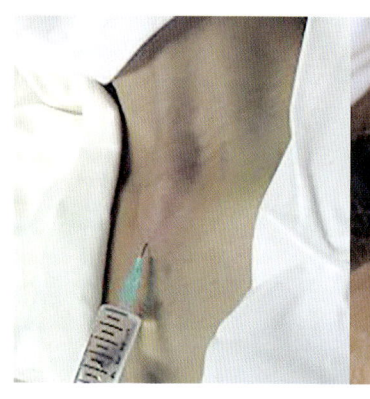

图 1-1-11　局部浸润麻醉

沿锁骨表面（即胸锁乳突肌的止点和两个手术入路的切口）进行局部浸润麻醉

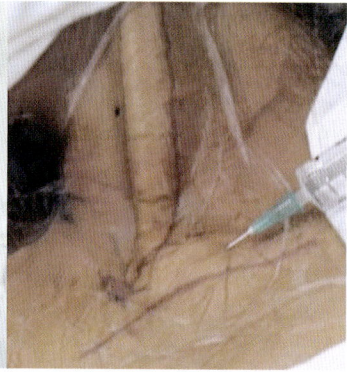

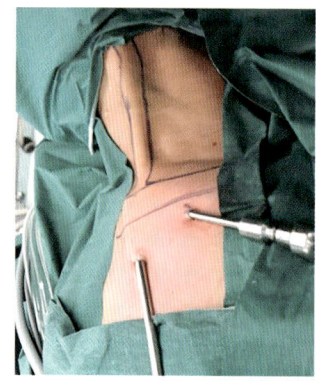

图 1-1-12　插入穿刺锥进行潜行剥离

在锁骨下 5 cm 手术入路插入穿刺锥，潜行剥离皮下组织

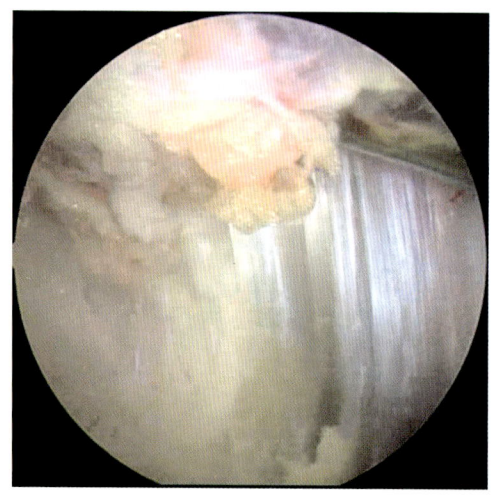

图 1-1-13　关节镜下预制工作腔隙

关节镜下刨削、清理脂肪组织，预制工作腔隙，显示胸锁乳突肌挛缩带

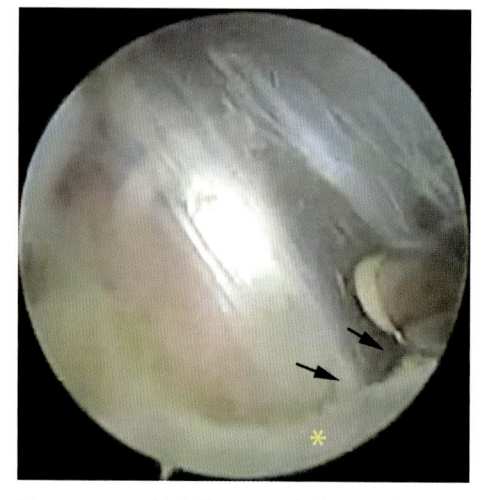

图 1-1-14　关节镜下显示挛缩的胸锁乳突肌

在锁骨（*）上面为胸锁乳突肌（箭头）

（三）射频松解胸锁乳突肌挛缩带

在关节镜监视下，使用射频等离子刀沿锁骨或胸骨表面切断胸锁乳突肌挛缩带（图 1-1-15）。随着挛缩带的切断，肌肉纤维组织向头侧回缩（图 1-1-16），此时令患者抬头并收缩胸锁乳突肌，探查有无残留的挛缩带和活动性出血，并予以止血。由于灌注压力的原因，颈部会有灌注液积聚于皮下软组织内隆起（图 1-1-17）。手术完成后挤压局部，将灌注液挤出，用纱布敷料覆盖，包扎切口。

术后嘱患者注意纠正头颈的习惯性姿势和动作，不需要佩戴颈托与支具，术后颜面部畸形可逐渐自行恢复正常（图 1-1-18）。

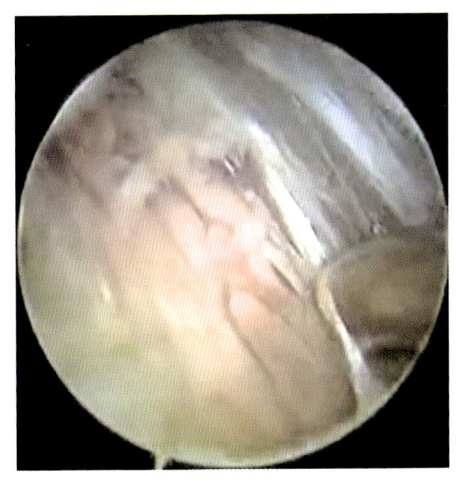

图 1-1-15 切断胸锁乳突肌挛缩带

紧贴胸锁乳突肌在锁骨或胸骨附着处切断胸锁乳突肌挛缩带

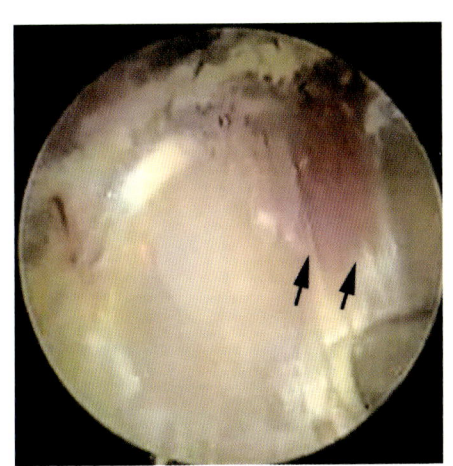 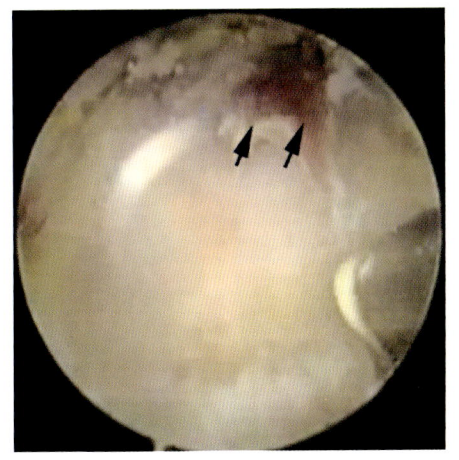

图 1-1-16 胸锁乳突肌挛缩带切断后

箭头显示肌肉纤维组织向头侧回缩

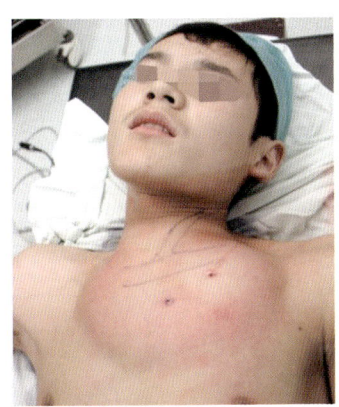 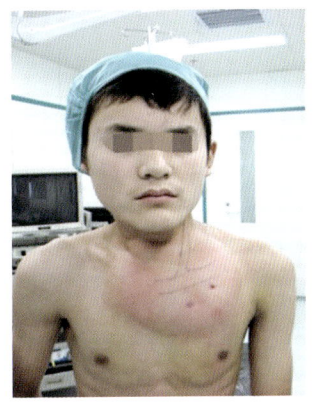

图 1-1-17 关节镜下肌性斜颈松解术后

患者斜颈纠正,手术局部灌注液积聚在皮下

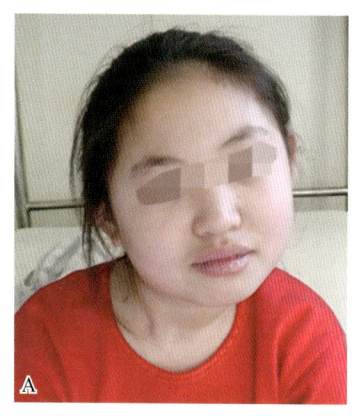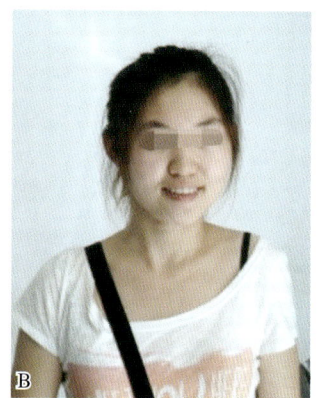

图1-1-18 术前与术后对比

A．术前；B．术后7年颜面部畸形完全纠正

五、重要提示

1. 术者必须熟悉颈部的局部解剖，胸锁乳突肌附近有颈外静脉斜行越过，在其深层有颈总动脉、颈内静脉及其分支和迷走神经。胸锁乳突肌的上半部深层有颈丛分支、副神经交感干，下部有膈神经，左侧有胸导管、后缘下1/3处有锁骨上神经，颈外静脉与之伴行。深面邻近肩胛背神经、颈横动脉、前斜角肌。斜角肌间隙有臂丛神经根穿行，深层为颈动脉鞘。

2. 在胸锁乳突肌的深面有副神经和耳大神经，63%的耳大神经走行在胸锁乳突肌前缘的上1/4与下3/4交点和后缘上中1/3交点连线，即乳突尖在该肌前缘4 cm和后缘5 cm的连线。其深面有副神经，其走行与此连线基本一致的占80%，术中应避免损伤。

3. 为避免损伤颈部重要血管和神经，术前应标记清楚局部解剖结构。使用等离子刀进行胸锁乳突肌松解时，应紧贴挛缩带在锁骨和胸骨表面进行切割，千万不要脱离锁骨和胸骨进入锁骨上窝深处，以免损伤颈部的重要组织。

4. 术前选择手术适应证非常重要，该手术仅适合于先天性肌性斜颈，中枢神经系统引起的痉挛性斜颈和颈椎半椎体畸形造成的结构性斜颈不是手术适应证。

5. 不推荐采用压力泵灌注，术中应调整好灌注液的流量，避免压力过大造成灌注液渗入颈部疏松组织，影响呼吸。

参考文献

[1] WANG J L，QI W，LIU Y J. Endoscopic release of congenital muscular torticollis with radiofrequency in teenagers. J Orthop Surg Res，2018，13（1）：100.

（刘玉杰）

第一章　关节镜技术在关节外的应用

第二节　关节镜下肩锁关节成形术治疗肩锁关节撞击症

肩锁关节（图 1-2-1）由肩峰和锁骨外侧的关节面构成。肩锁关节疾病所致疼痛占肩关节疼痛的 31%[1-3]，随着人口老龄化的加剧，肩锁关节炎的发病率有上升趋势。经保守治疗无效者，常规采用开放手术行肩锁关节切除术。笔者采用关节镜下肩锁关节成形术，具有操作微创、术后恢复快、疗效可靠等优点。

关节镜下肩锁关节成形术

一、临床特点

患者做俯卧撑运动可诱发肩锁关节疼痛（图 1-2-2A），患肢搭在健侧肩关节上，将肘关节向上抬高时，可诱发患侧肩锁关节剧烈疼痛（图 1-2-2B）。肩锁关节局部有明显的压痛（图 1-2-3），采用 1% 利多卡因局部封闭后疼痛消失（图 1-2-4）。以上特点有助于肩锁关节炎的诊断[4,5]。

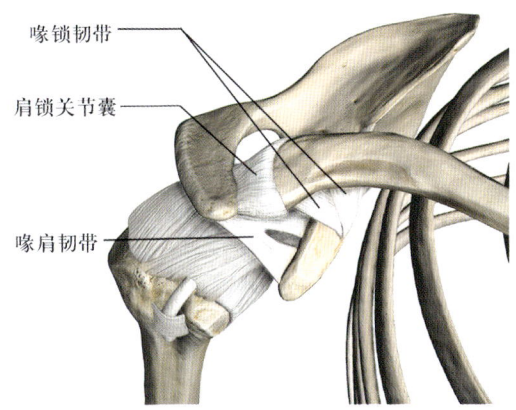

图 1-2-1　肩锁关节解剖

肩峰和锁骨外侧的关节面构成肩锁关节，周围有肩锁关节囊、喙肩韧带、喙锁韧带

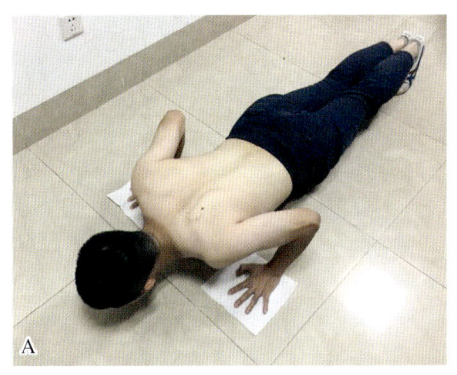 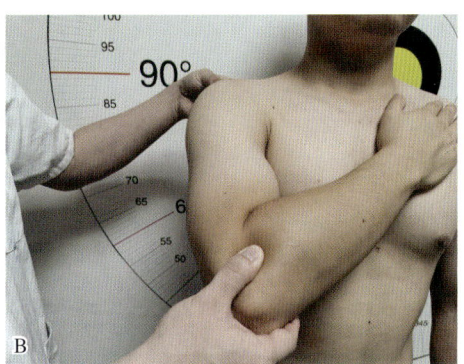

图 1-2-2　诱发试验

A. 俯卧撑运动可诱发肩锁关节疼痛；B. 搭肩外展抬举可诱发症状

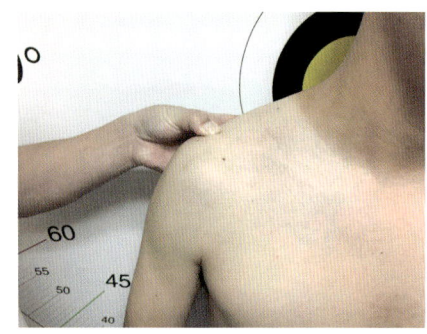

图 1-2-3　局部体征

肩锁关节局部压痛

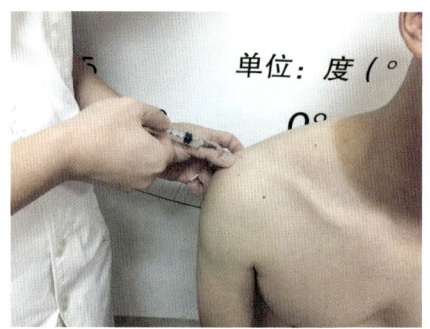

图 1-2-4　封闭试验

采用局部麻醉药封闭后疼痛消失

二、影像学表现

X线检查显示肩锁关节间隙狭窄、密度增高（图1-2-5），肩关节磁共振成像（MRI）显示肩锁关节间隙为不规则的混杂信号和高信号，关节软骨不规则破坏和增生改变（图1-2-6）[6-8]。

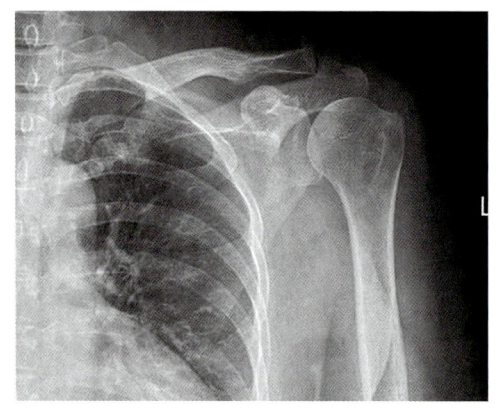

图 1-2-5　肩关节 X 线检查

显示肩锁关节增生，关节间隙狭窄和不规则的破坏

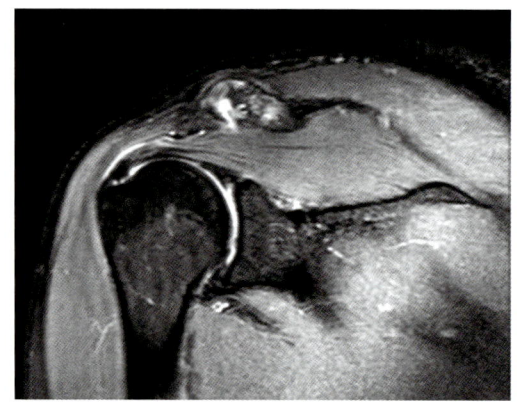

图 1-2-6　肩关节 MRI

肩锁关节间隙信号异常

三、手术操作要点

（一）术前准备

患者取仰卧位，头高足低，颈肩部垫高，头转向健侧、略向后仰（图1-2-7）。术前标记术侧肩锁关节、肩峰、锁骨、喙突及手术入路（图1-2-8）。常规消毒铺单，使用1%利多卡因行肩锁关节及手术入路局部浸润麻醉（图1-2-9）。术前可将注射针头刺入肩锁关节间隙（图1-2-10）。

（二）手术过程

切开皮肤后，将穿刺锥刺入肩锁关节内，分别置入关节镜和刨削刀（图1-2-11），探查发现肩锁关节间隙软骨消失，关节面毛糙、高低不平（图1-2-12），刨削或使用射频刀清理关节间隙增生的纤维组织（图1-2-13）。再用磨钻行肩锁关节成形术，从外向内磨削、切除增生的骨赘（图1-2-14），切除锁骨远端4~5 mm，肩峰内侧缘切除3~4 mm。磨削之后的肩锁关节间隙为6~8 mm（图1-2-15）。术中将肩关节进行外展、抬举、内旋、外旋等活动，动态检查肩锁关节有无撞击。为了保证肩

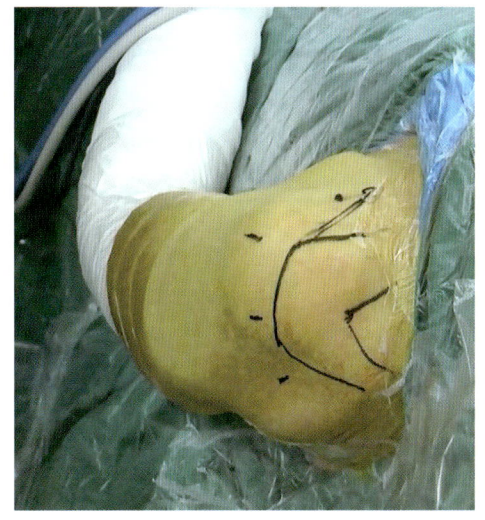

图1-2-7　手术体位

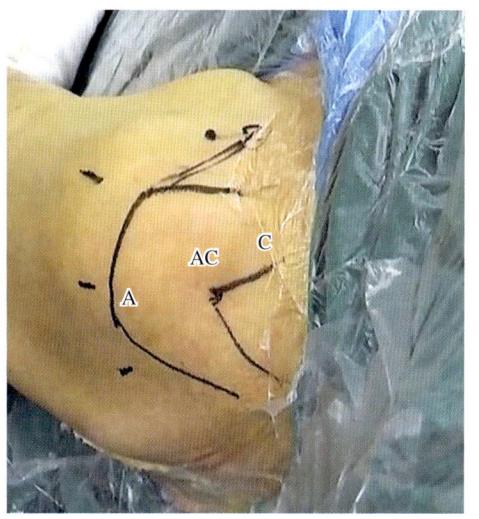

图1-2-8　术前标记

清楚标记出术侧肩锁关节(AC)、肩峰(A)、锁骨(C)等骨性解剖结构和手术入路

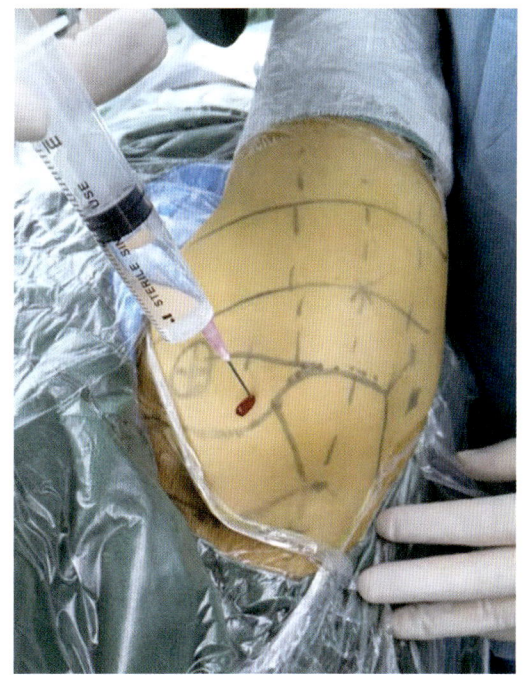

图1-2-9　麻醉

肩锁关节及手术入路局部浸润麻醉

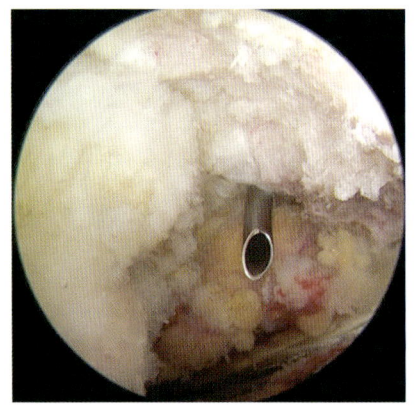

图1-2-10 定位
将注射针头刺入肩锁关节间隙

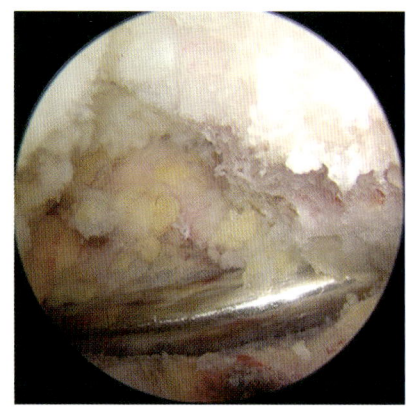

图1-2-11 将穿刺锥和刨削刀
分别置入肩锁关节内

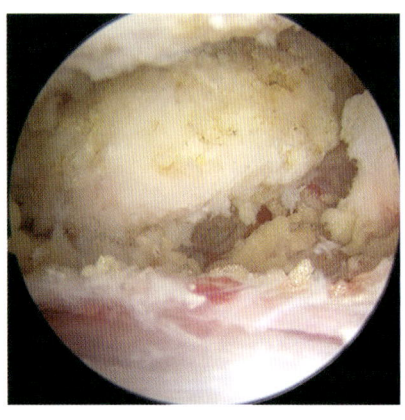

图1-2-12 关节镜下探查
肩锁关节间隙软骨消失，关节面毛糙不平

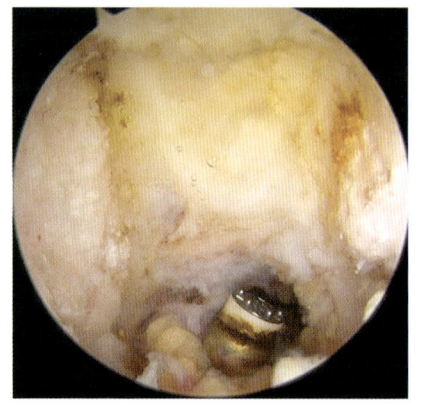

图1-2-13 清理
刨削或使用射频刀清理肩锁关节间隙纤维组织

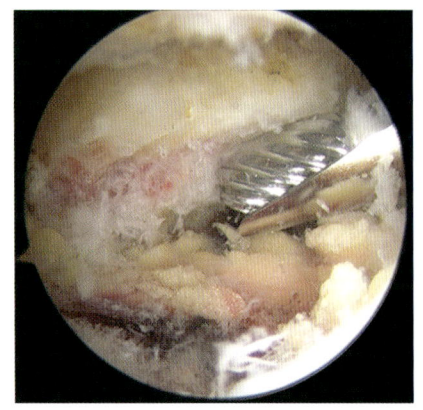

图1-2-14 锁骨外侧端成形
用磨钻磨削、切除增生的骨赘，
行肩锁关节成形术

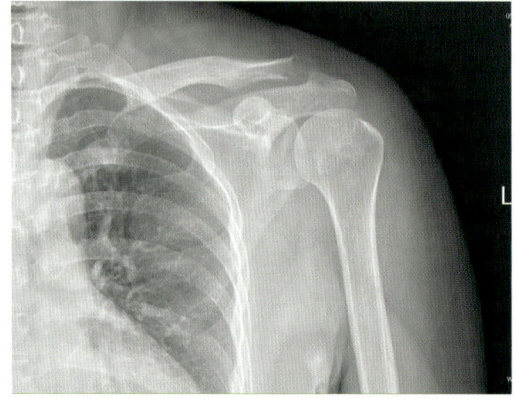

图1-2-15 术后X线检查
肩锁关节成形术后间隙为6～8 mm

锁关节成形术后的稳定性，注意保留肩锁关节囊，保护上方和后上方的肩锁关节韧带和关节囊（图1-2-16），避免切除后影响其稳定性[9,10]。

（三）术后处理

术后使用吊袋悬吊制动1周，指导患者进行肩关节功能锻炼，通常5~6周后疼痛明显减轻或消失，功能逐渐恢复正常。

随着肩关节镜技术的进展，关节镜下肩锁关节成形术成为替代开放手术的方法。患者术后能早期恢复功能。然而，这一技术要求高，操作精细。术前需仔细筛选患者，确保手术成功。

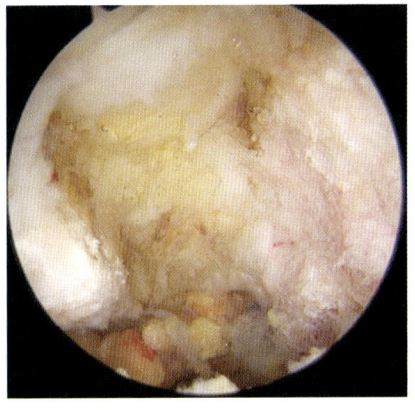

图1-2-16 肩锁关节成形术注意要点保留韧带和关节囊组织

四、重要提示

1. 肩锁关节撞击症可能伴有肩袖损伤、肱二头肌腱病、SLAP（superior labrum anterior and posterior）损伤等肩部其他疾病，术前应进一步明确诊断，综合治疗。

2. 肩锁关节骨质切除不足或切除过多均会影响术后疗效，应保持肩锁关节间隙6~8 mm。

3. 肩锁关节囊和肩锁韧带切除后，将造成医源性肩锁关节不稳。

参考文献

[1] RICHARDS C A，PREVOST A T，SPEED C A，et al. Diagnosis and relation to general health of shoulder disorders presenting to primary care. Rheumatology，2005，44（6）：800-805.

[2] CHEN M R，HUANG J I，VICTOROFF B N，et al. Fracture of the clavicle does not affect arthritis of the ipsilateral acromioclavicular joint compared with the contralateral side：an osteological study. Br J Bone Joint Surg，2010，92（1）：164-168.

[3] COLEGATE-STONE T，ALLOM R，SINGH R，et al. Classification of the morphology of the acromioclavicular joint using cadaveric and radiological analysis. Br J Bone Joint Surg，2010，92（5）：743-746.

[4] NEER C S. Impingement lesions. Clin Orthop Relat Res，1983，173：70-77.

[5] BIGLIANI L U，TICKER J B，FLATOW E L，et al. The relationship of acromial architecture to rotator cuff disease. Clin Sports Med，1991，10（40）：823-838.

[6] MALL N A，FOLEY E，CHALMERS P N，et al. Degenerative joint disease of the acromioclavicular joint：A review. Am J Sports Med，2013，41（11）：2684-2692.

[7] STRAUSS E J，BARKER J U，MCGILL K，et al. The evaluation and management of failed distal clavicle excision. Sports Med Arthrosc，2010，18（3）：213-219.

[8] STINE I A，VANGSNESS C T. Analysis of the capsule and ligament insertions about the acromioclavicular joint：A cadaveric study. Arthroscopy，2009，25（9）：968-974.

[9] PANDHI N G, ESQUIVEL A O, HANNA J D, et al. The biomechanical stability of distal clavicle excision versus symmetric acromioclavicular joint resection. Am J Sports Med, 2013, 41 (2): 291-295.

[10] APIVATGAROON A, SANGUANJIT P. Arthroscopic distal clavicle and medial border of acromion resection for symptomatic acromioclavicular joint osteoarthritis. Arthrosc Tech, 2017, 6 (1): e25-29.

（黄长明　刘玉杰）

第三节　关节镜下射频消融术治疗网球肘

网球肘又称为肱骨外上髁炎，因网球运动员好发此病而得名。高尔夫球运动员、水管工、油漆工、园丁、砖瓦工、土木工和家庭主妇等也容易患网球肘。

以往对于经保守治疗无效、严重影响工作和日常生活者，采用开放手术，对肱骨外上髁伸肌总腱进行剥离和松解。从2002年起，笔者采用开放手术，显露肱骨外上髁伸肌总腱附着处，在直视下采用双极射频消融术治疗（图1-3-1），收到了良好的疗效。但是，为了一个直径2 mm的射频治疗，采用开放手术，其创伤过大，不符合微创技术的原则[1]。2004年，笔者设计了采用局部麻醉，在关节镜监视下射频消融治疗网球肘的微创手术，取得了良好的疗效[2,3]。本方法适用于经3个月正规保守治疗无效，反复发作的患者。

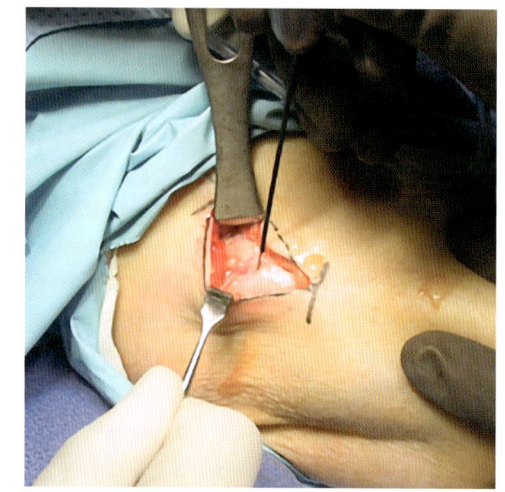

图1-3-1　网球肘开放手术
在直视下进行双极射频消融术

一、临床特点

最近的研究[4]表明，网球肘累及的肌腱主要是桡侧腕短伸肌（ECRB）。肱骨外上髁是前臂伸肌群的附着处（图1-3-2），前臂伸肌受到过度牵拉容易发生牵拉损伤。由于反复的过度牵拉，肱骨外上髁肌肉附着处发生微小撕裂、出血、水肿、瘢痕粘连，伤后局部愈合不良，成为慢性损伤。临床表现为握拳、伸腕抗阻力动作均可诱发症状加重，严重影响日常生活和工作。

体格检查表现为前臂旋前、旋后、伸指、伸腕抗阻力活动均可诱发剧烈疼痛，有时疼痛向前臂放射。肱骨外上髁处压痛（图1-3-3），米尔（Mill）征（+），患侧握力减低。

第一章 关节镜技术在关节外的应用

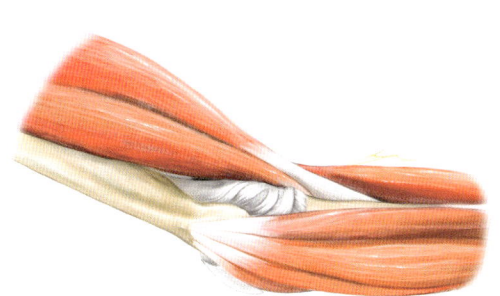

图 1-3-2 肘部肌肉解剖

肱骨外上髁是前臂伸肌群的附着处

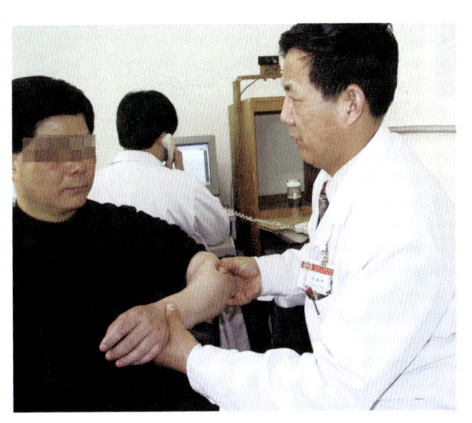

图 1-3-3 体格检查

肱骨外上髁压痛

二、TOPAZ 微创技术治疗网球肘

术前使用记号笔将肱骨外上髁压痛点和手术入路标记清楚，使用 0.5% 利多卡因 10 ml 进行局部浸润麻醉（图 1-3-4）。于肱骨外上髁压痛点以远 3 cm 处切开皮肤 3 mm，沿皮下组织与伸指肌腱附着处之间插入剥离子，制作一个 15 mm×15 mm 的工作腔隙（图 1-3-5）。工作腔隙制作完毕后，将关节镜置入腔内（图 1-3-6）。在关节镜监视下，将射频消融刀头（TOPAZ® 低温等离子射频

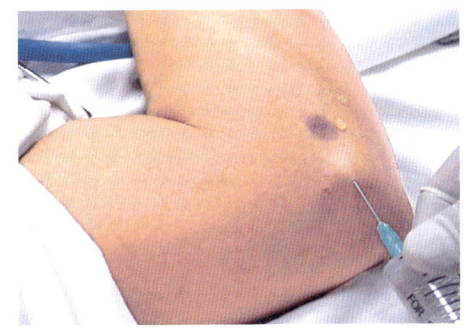

图 1-3-4 局部浸润麻醉

刀头，美国施乐辉公司）垂直刺入肱骨外上髁压痛点，深达桡侧腕伸肌的深层及骨膜下，进行射频消融术。每隔 3 mm 为一个治疗点，局部呈网眼状（图 1-3-7）。皮肤切口无须缝合，术后 6 周内肘关节和腕关节避免做剧烈运动及提重物，便于术后康复。

关节镜下射频消融术治疗网球肘手术创伤小，避免开放手术对肌腱周围组织的创伤和干扰，无术后周围组织瘢痕粘连。术后患者疼痛症状明显减轻，握力可显著提高。握力器测试肌力可作为判断病情和治疗前后疗效的参考（图 1-3-8）。

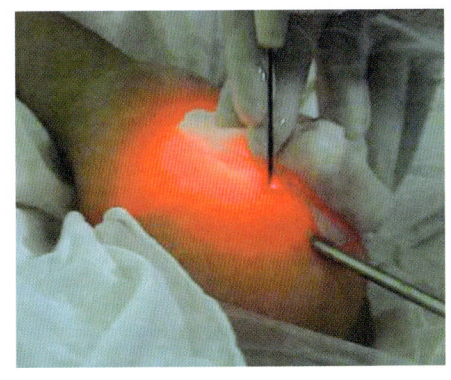

图 1-3-5 制作工作腔隙

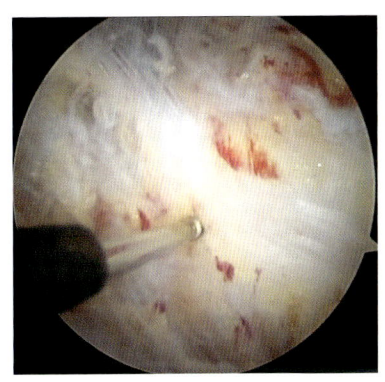

图 1-3-6 关节镜下操作（一）

将关节镜和射频消融刀头置入工作腔隙

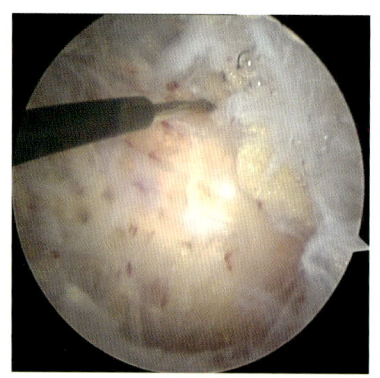

图 1-3-7　关节镜下操作（二）

在关节镜监视下射频消融治疗后局部呈网眼状

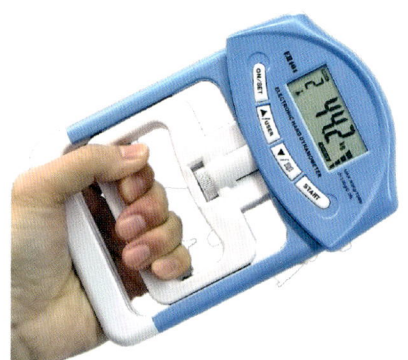

图 1-3-8　握力器测试

参考文献

[1] TASTO J P, RICHMOND J M, CUMMINGS J R, et al. Radiofrequency microtenotomy for elbow epicondylitis: midterm results. Am J Orthop（Belle Mead NJ），2016，45（1）：29-33.

[2] 刘玉杰，蔡胥，周密，等 . 关节镜监视下射频治疗网球肘 8 例初步报告 . 中国运动医学杂志，2004，6：654-656.

[3] 申学振，李宏亮，郭旗，等 . 关节镜监视下等离子刀射频治疗顽固性肱骨外上髁炎的疗效观察 . 中华老年多器官疾病杂志，2016，15（5）：326-329.

[4] BUCHANAN B K, VARACALLO M. Tennis Elbow（Lateral Epicondylitis）. StatPearls. Treasure Island（FL），2019.

（薛　静　刘玉杰）

第四节　关节镜下腕横韧带松解术治疗腕管综合征

腕管是由腕骨和掌侧的腕横韧带覆盖在掌侧构成的半环形隧道，腕管内有正中神经、指深屈肌腱、指浅屈肌腱和拇长屈肌腱（图 1-4-1）。

腕管综合征是由于腕管内容物增加或容积变小，腕管内压力增加，正中神经受压。由于神经组织对缺血和缺氧十分敏感，神经轴突可发生脱髓鞘改变，正中神经支配区麻木和运动功能障碍。本病应与颈椎病进行鉴别。

腕管综合征传统的治疗方法采用开放手术，切口长约 10 cm（图 1-4-2）[1]。手

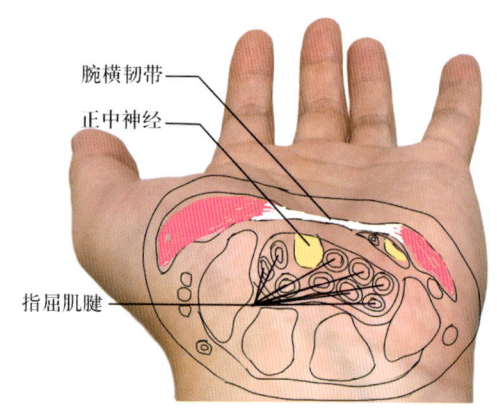

图 1-4-1　腕管的解剖

第一章 关节镜技术在关节外的应用

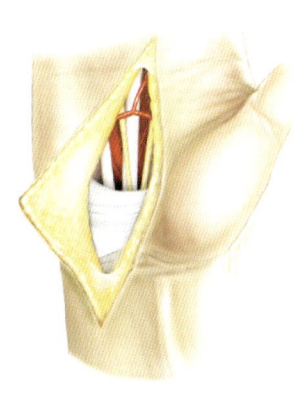
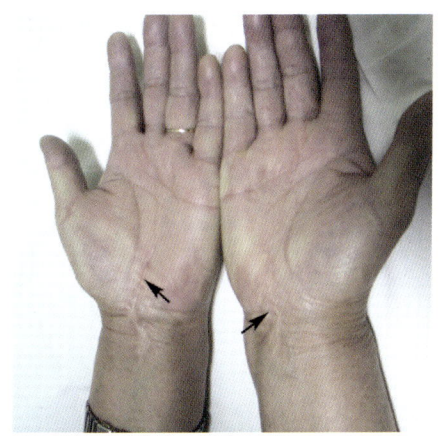

图1-4-2 传统的腕管综合征开放手术切口

术有损伤掌皮支神经和掌浅弓血管的风险，术后手掌部瘢痕组织影响手部感觉。笔者采用局部麻醉，在关节镜监视下腕横韧带松解术治疗本病，具有手术切口小、创伤轻和恢复快的良好疗效[2]。

一、临床特点

体格检查：腕关节以远正中神经支配区感觉减退、灼烧感及刺痛感（桡侧三个手指），手内肌萎缩，拇指对掌功能障碍（图1-4-3），蒂内尔（Tinel）征和腕掌屈试验（Phalen test）阳性。

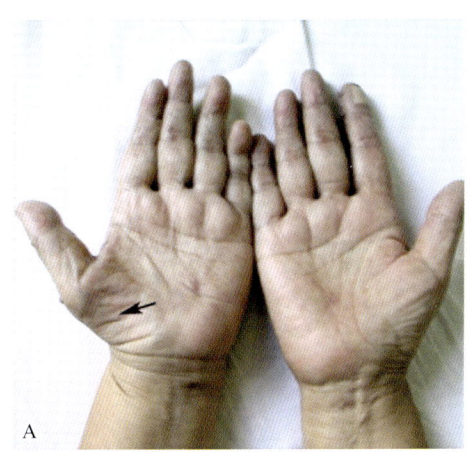
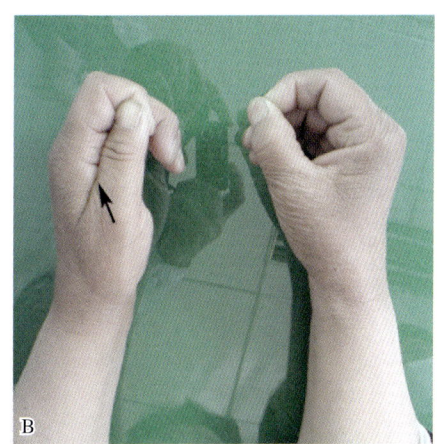

图1-4-3 腕管综合征外观
A. 手内肌萎缩（箭头所示）；B. 拇指对掌功能障碍（箭头所示）

二、手术操作要点

（一）手术入路设计

术前应将手术入路标记清楚。

1. 掌侧出口　患者取仰卧位，患肢外展，掌心向上平放，拇指外展90°，沿拇指虎口的尺侧向手掌的尺侧画一条平行线，于环指掌面的桡侧垂直虎口与尺侧水平线划一条垂线，从两条线的交点向尺侧及近端移动1 mm 即为出口（图1-4-4）。

2. 近端入口　于豌豆骨向近端15 mm，再向桡侧15 mm，即近侧腕横纹掌长肌腱的尺侧缘为腕管的入路（图1-4-4）。

常规消毒铺单，手术切口和腕管内采用局部浸润麻醉，避免使用止血带。

（二）建立手术通道

用尖刀在腕部近端入路处切开皮肤4 mm，分离皮下组织（图1-4-5），腕关节尽量保持背伸位，以使腕管内神经和肌腱组织绷紧贴向腕管背侧，以免受损伤。将圆钝头穿刺锥于腕横纹切口插入腕管近端，穿刺锥紧贴腕管壁从掌心腕管穿出掌心的皮肤（图1-4-6）。套管沿穿刺锥从远端导入，从近端入路穿出皮肤外，套管的槽沟朝向腕横韧带掌侧（图1-4-7），从套管的远端置入关节镜进行观察（图1-4-8）。

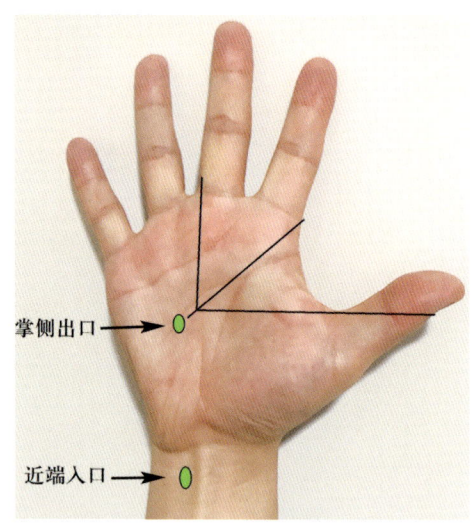

图1-4-4　腕管综合征关节镜手术入路示意图

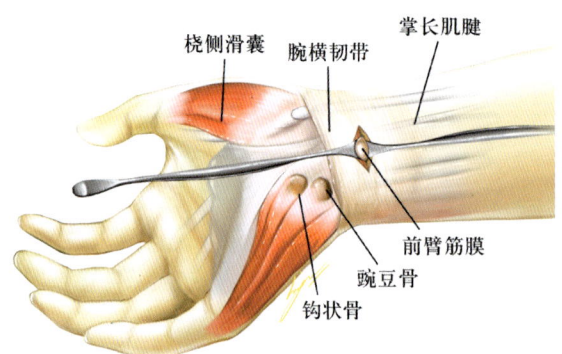

图1-4-5　近端入路

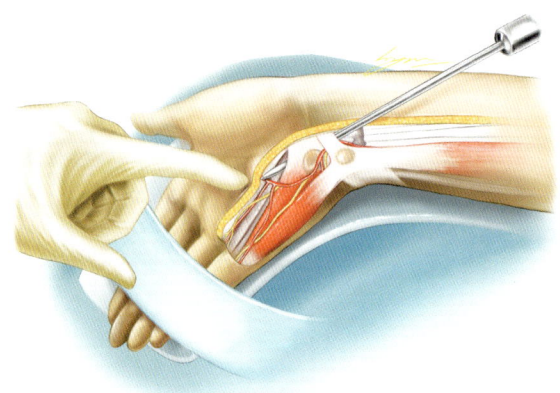

图1-4-6　插入穿刺锥

第一章 关节镜技术在关节外的应用

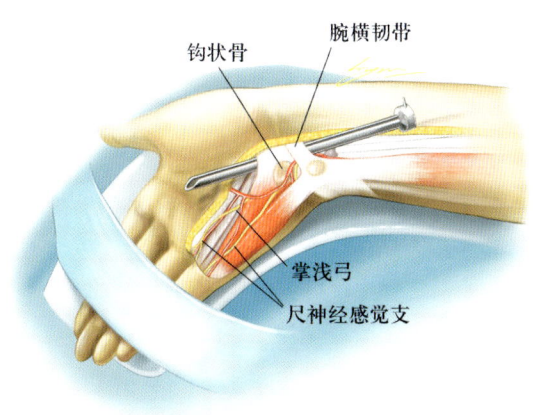

图1-4-7 调整套管的槽沟方向

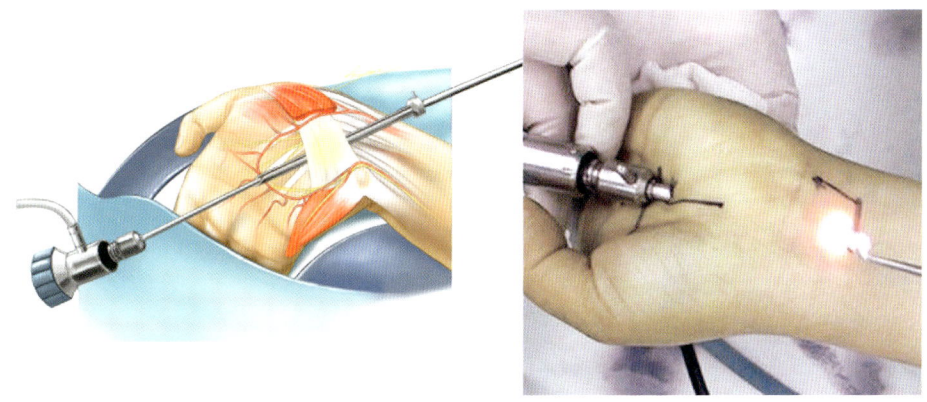

图1-4-8 置入关节镜

（三）手术过程

关节镜下显示腕横韧带为呈乳白色的纤维结缔组织（图1-4-9），从近端入口插入钩刀，将腕横韧带纵向切开（图1-4-10）。也可以用推刀将其推切开（图1-4-11）。随着腕横韧带的切开，随之脂肪组织突入套管内（图1-4-12）。

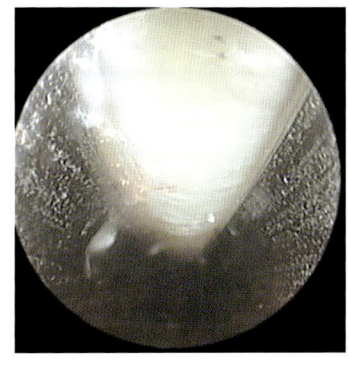

图1-4-9 腕横韧带关节镜下表现

关节镜下显示腕横韧带为乳白色组织

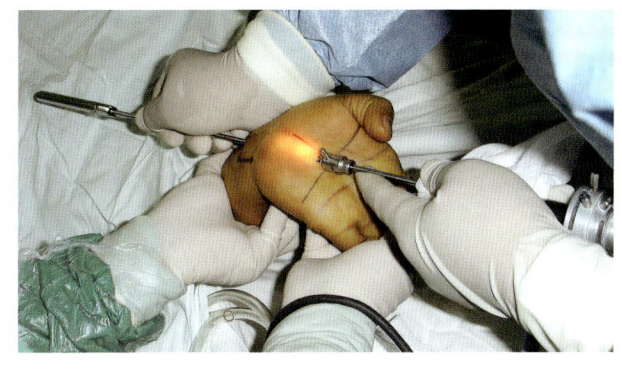

图1-4-10 钩刀切开腕横韧带

从近端入路插入钩刀，由远及近将腕横韧带切开

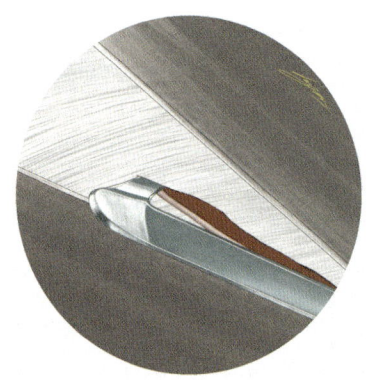 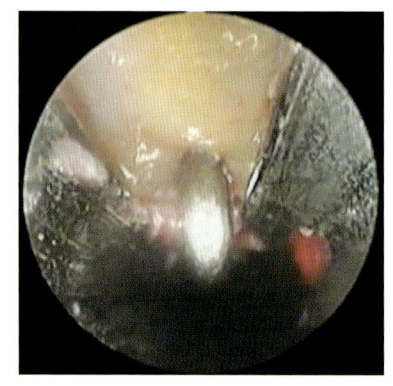

图 1-4-11　推刀切开腕横韧带　　　　图 1-4-12　腕横韧带切开后表现

用推刀将腕横韧带由近及远切开　　　腕横韧带完全切开后，可见脂肪组织突入套管内

采用探钩探查腕横韧带的切开情况，如无异常，则拔出套管，切口不缝合，局部使用纱布加压包扎，术后使用冰袋冷敷止血。鼓励患者进行抓握活动，以防粘连。

该手术切口小（图 1-4-13），术后功能恢复快，疗效佳（图 1-4-14）。

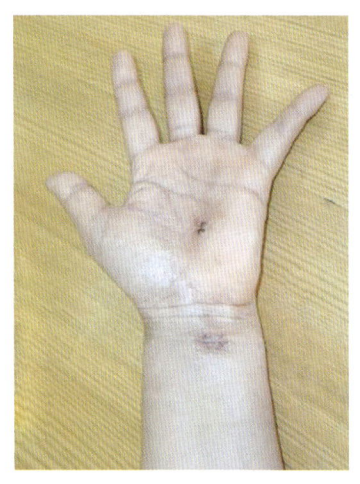 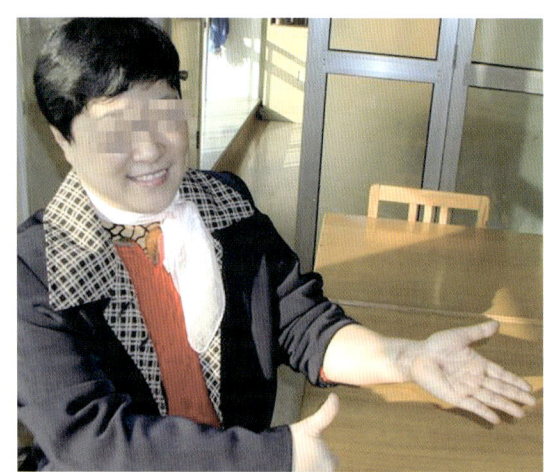

图 1-4-13　术后切口　　　　　　　图 1-4-14　术后功能恢复快

三、重要提示

1. 腕管综合征应与颈椎病相鉴别。本病的特点是腕关节以远正中神经支配区感觉减退，腕横纹掌侧蒂内尔征阳性。必要时可行颈椎 MRI 或肢体肌电图检查。

2. 严格选择手术适应证，如果正中神经的返支受压明显，大鱼际肌萎缩严重，肌力 0～1 级、肌电图显示失神经支配电位，则难以恢复功能，术后影响疗效。

3. 科利斯（Colles）骨折桡骨成角畸形引起的腕管综合征，应矫正成角畸形，单纯腕横韧带松解难以奏效。

4. 手术过程应保持腕关节背伸，使正中神经和肌腱贴向腕管背侧，以免损伤。

5. 钩刀不要脱离套管，注意勿损伤皮肤下的掌浅弓。

参考文献

[1] CHOW J C. Endoscopic release of the carpal ligament: a new technique for carpal tunnel syndrome. Arthroscopy, 1989, 5(1): 19-24.

[2] 刘玉杰，陈继营，王志刚，等．关节镜镜视下行腕横韧带切开术．中华手外科杂志，2002，3：30-31.

（薛　静　刘玉杰）

第五节　关节镜下掌腱膜松解术治疗掌腱膜挛缩

一、临床特点

掌腱膜挛缩又称为迪皮特朗挛缩（Dupuytren contracture），由于掌腱膜挛缩畸形，影响手指伸直和抓握功能（图1-5-1）[1]。本病常见于年龄超过40岁的中年男性，与吸烟、饮酒及糖尿病有一定的关系[2]。系统回顾研究显示，掌腱膜挛缩与重体力劳动特别是手部震动活动工作者相关[3]。根据笔者的经验，本病可能与患者常年手持金属工具，热传导引起掌腱膜纤维结缔组织挛缩有关。

掌腱膜挛缩Ⅱ度[4]（图1-5-2）以上的患者一般考虑采用手术治疗，常规采用开放手术行掌腱膜部分切除术（图1-5-3），解除掌指关节和指间关节的挛缩。笔者采用关节镜下掌腱膜松解术治疗掌腱膜挛缩，属于微创手术，术后有利于患者进行早期功能锻炼，取得了良好的疗效。

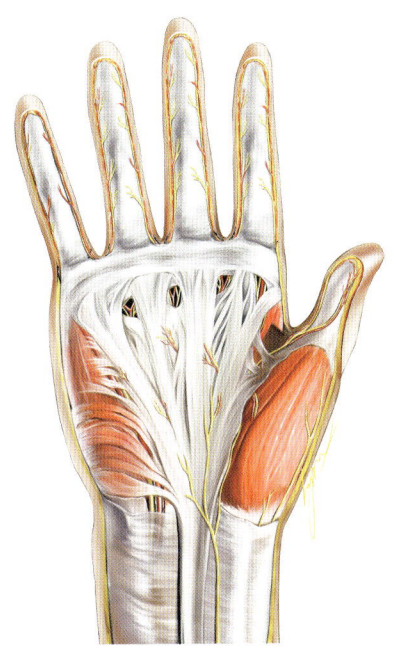

图1-5-1　掌腱膜解剖示意图

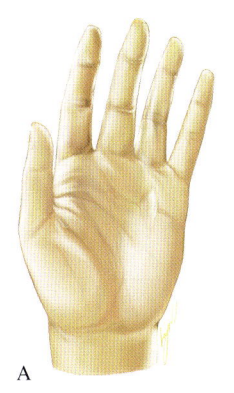 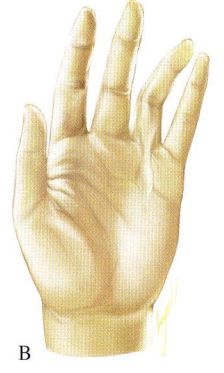 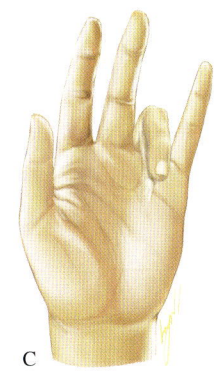

A　　　　　　　　　　B　　　　　　　　　　C

图1-5-2　掌腱膜挛缩的临床分度

A．Ⅰ度表现为掌状腱膜增厚的结节和条带，可伴有皮肤牵系、起皱或凹陷；
B．Ⅱ度表现为束带限制受累手指的伸展；C．Ⅲ度表现为手指屈曲挛缩

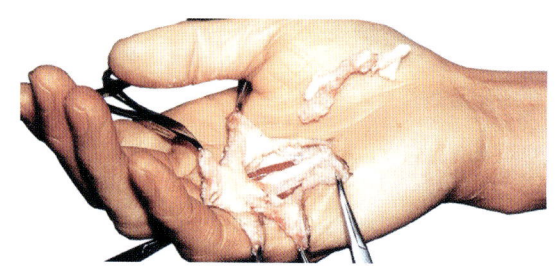

图 1-5-3　常规开放手术切口大

二、手术操作要点

（一）术前准备

采用臂丛神经阻滞麻醉，前臂扎气囊止血带。术前将掌腱膜挛缩带和关节镜手术入路用记号笔标记清楚（图 1-5-4）。患者取仰卧位，手术野常规消毒、铺单。在掌腱膜挛缩带皮下组织内注射含有肾上腺素的生理盐水或局部麻醉药（图 1-5-5），有助于术中视野清楚。

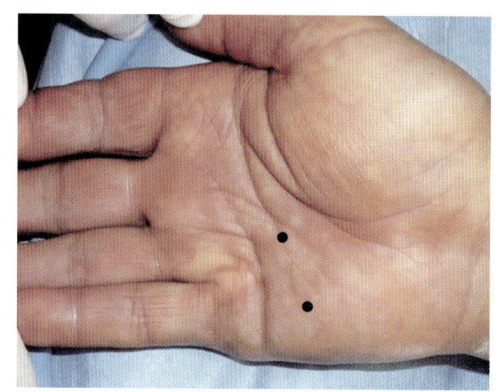

图 1-5-4　术前标记

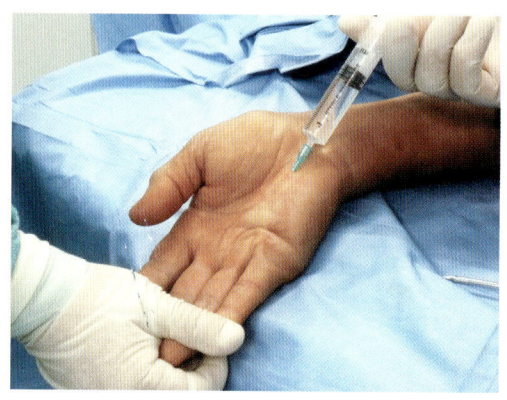

图 1-5-5　局部麻醉

（二）手术过程

于手掌挛缩带的旁边，切开皮肤 2~3 mm（图 1-5-6），用剥离器沿挛缩带与皮下组织之间剥离制作工作腔隙，插入穿刺锥建立工作通道（图 1-5-7），置入直径 2.7 mm 的 30° 广角关节镜。在关节镜监视下刨削并清理瘢痕组织（图 1-5-8），显露掌腱膜挛缩带（图 1-5-9），用射频汽化刀切除掌腱膜挛缩带，边松解边检查，术中注意保护血管、神经、手内肌（图 1-5-10）和指屈肌腱（图 1-5-11）。当松解接近腕管处时，要特别注意正中神经鱼际支和尺神经，以免损伤（图 1-5-12）。手术完毕彻底止血，切口内放置引流管，术后 12~24 h 拔出。掌心区用纱布卷加压包扎压迫止血，消除无效腔，防止血肿形成。

（三）术后处理

术后即刻进行手指伸屈和抓握功能练习，防止肌腱粘连。

第一章 关节镜技术在关节外的应用

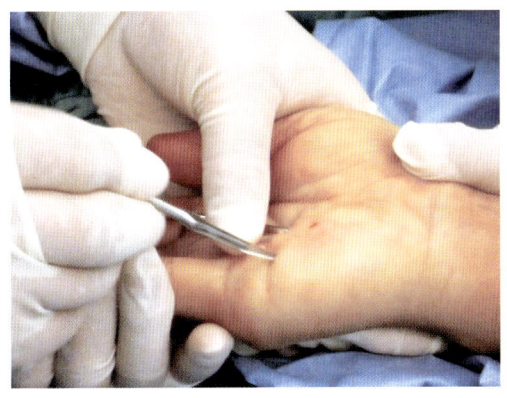

图1-5-6 手术切口

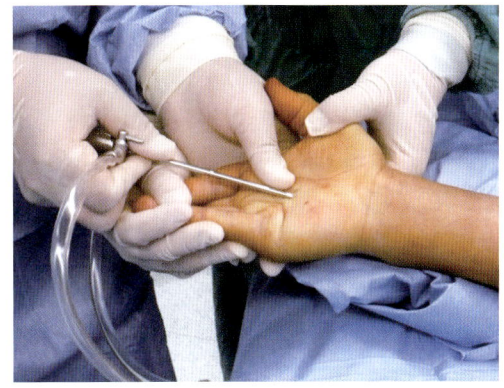

图1-5-7 建立工作通道

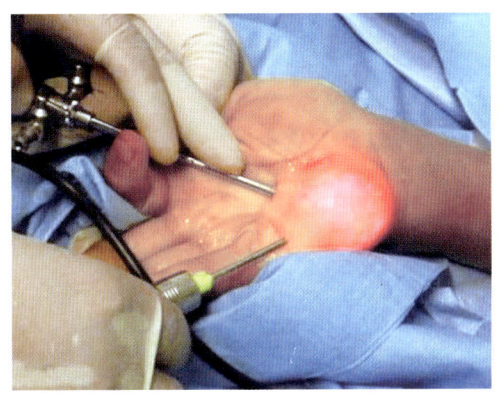

图1-5-8 清理瘢痕组织

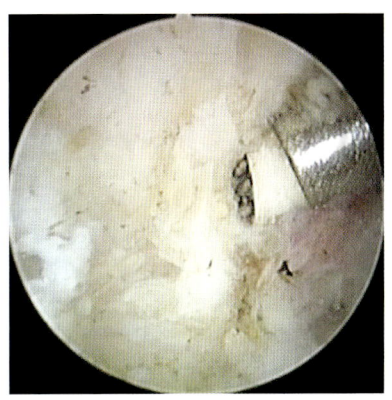

图1-5-9 显露掌腱膜挛缩带

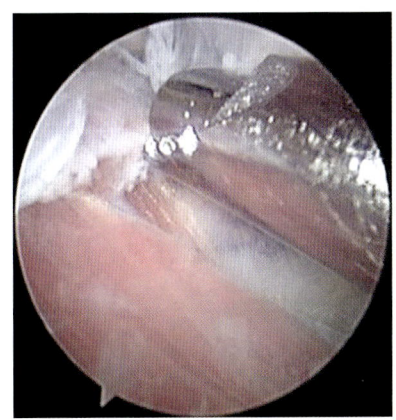

图1-5-10 避免副损伤

刨削刀刀口朝向掌侧皮肤,避免损伤血管、神经和手内肌

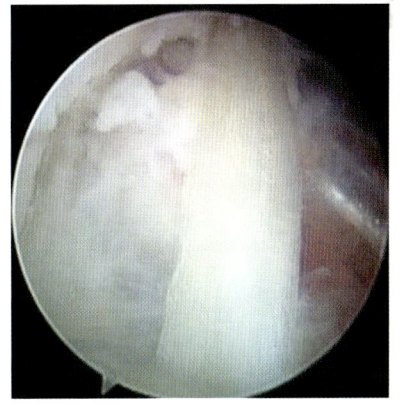

图1-5-11 保护指屈肌腱

关节镜下显示指屈肌腱,术中避免损伤

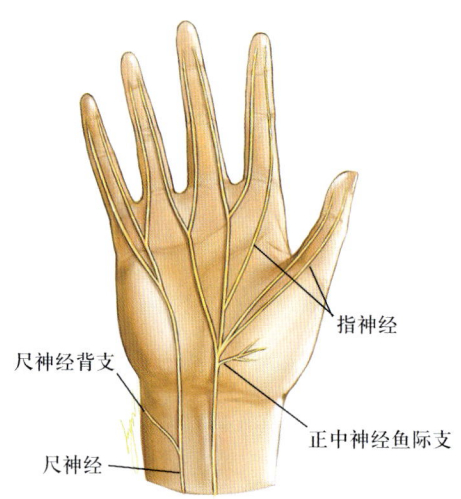

图 1-5-12　手掌侧重要神经解剖示意图

术中应注意避免损伤正中神经鱼际支和尺神经

参考文献

[1] THURSTON A J. Dupuytren's disease.Br J Bone Joint Surg，2003，85（4）：469-477.

[2] TROJIAN T H, CHU S M. Dupuytren's disease：diagnosis and treatment. Am Fam Physician，2007，76（1）：86-89.

[3] DESCATHA A, JAUFFRET P, CHASTANG J F, et al. Should we consider Dupuytren's contracture as work-related? A review and meta-analysis of an old debate. BMC Musculoskelet Disord，2011，12（1）：96.

[4] TOWNLEY W A, BAKER R, SHEPPARD N, et al. Dupuytren's contracture unfolded. BMJ，2006，332（7538）：397-400.

（薛　静　刘玉杰）

第六节　关节镜下松解治疗注射性三角肌挛缩症

一、临床特点

注射性三角肌挛缩症与注射性臀肌挛缩发病机制相同，都与反复肌内注射青霉素苯甲醇溶媒有关[1,2]，多数双侧三角肌受累。先天性纤维化和创伤也是三角肌挛缩的病因之一[3]。

体格检查发现受累侧肩关节内收活动受限（图1-6-1A），三角肌挛缩部位有凹陷沟和隐窝（图1-6-1B）。由于三角肌挛缩带的限制，盂肱关节活动受限，当上肢活动时，肩胛骨联动，类似假性翼状肩胛（图1-6-1C）。笔者于2003年设计并开展了注射性三角肌挛缩症的关节镜下三角肌挛缩带松解术治疗，取得了良好疗效。

第一章 关节镜技术在关节外的应用

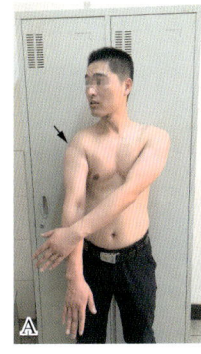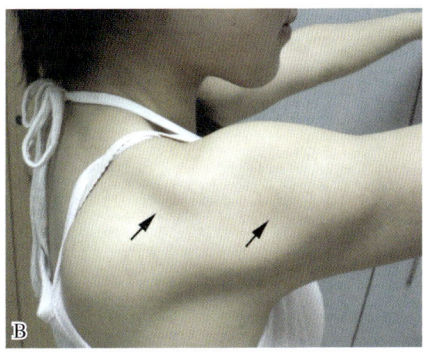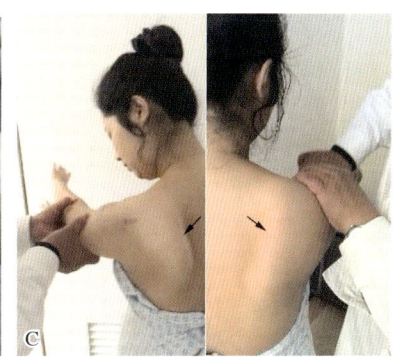

图 1-6-1 三角肌挛缩症外观

A．患者右侧肩关节内收活动受限，右肩外侧可触及挛缩带（箭头）；B．患者双侧肩关节内收活动受限，肩部可见带状挛缩带引起的凹陷沟和隐窝（箭头）；C．患者双侧肩关节内收、前屈活动受限，出现假性翼状肩胛

二、手术操作要点

（一）术前准备

术前使用记号笔将肩关节周围的解剖结构和三角肌挛缩带标记清楚。手术采用全身麻醉，患者取侧卧位（图 1-6-2）。为了达到止血和手术视野清晰的目的，在皮下组织与三角肌挛缩带表面注入含有肾上腺素的生理盐水 40～50 ml。

（二）手术过程

在肩峰的前下方和后下方 2 cm 处，分别切开皮肤 4 mm，作为关节镜和手术器械入路（图 1-6-3）。插入剥离子，在三角肌挛缩带的表面钝性分离，制作工作腔隙。插入关节镜，另一入路插入刨削刀，在关节镜监视下制作工作腔隙（图 1-6-4），清理三角肌挛缩带表面的脂肪组织，显露三角肌挛缩带（图 1-6-5），沿肩峰的边缘用射频等离子刀松解三角肌挛缩带（图 1-6-6）。

术中注意探查三角肌挛缩带所在的位置、深度及范围，注意保护好正常的三角肌纤维。一边松解，一边推拿和检查肩关节的被动活动度，随着三角肌挛缩带的松开，上肢能够贴近胸壁，肩关节各方向的被动活动度恢复正常。

（三）术后处理

术后检查肩关节运动功能，完全恢复正常（图 1-6-7）。

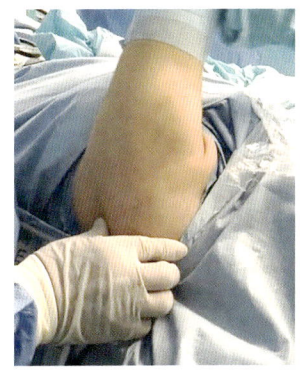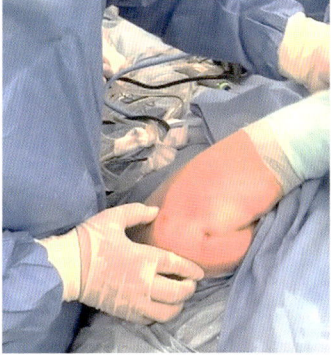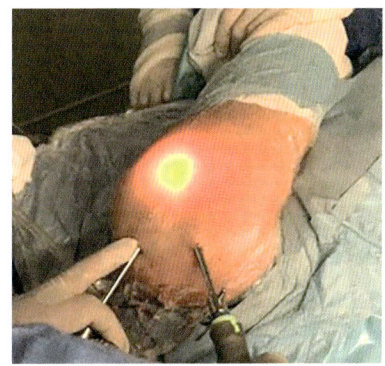

图 1-6-2 手术体位　　图 1-6-3 手术入路　　图 1-6-4 制作工作腔隙

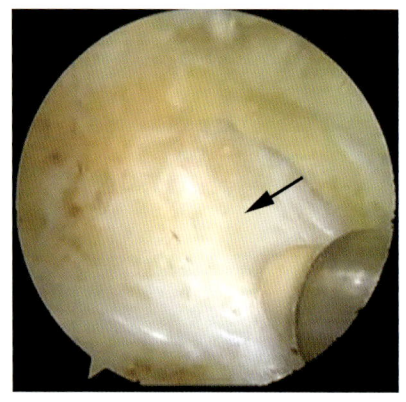 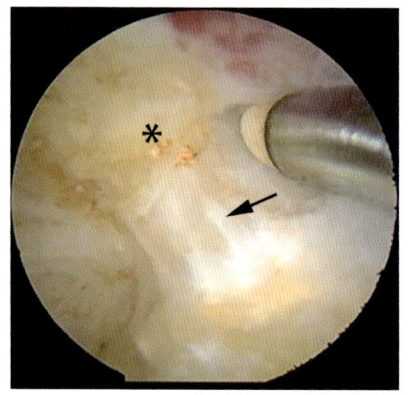

图 1-6-5　显露三角肌挛缩带（箭头）　　图 1-6-6　射频松解三角肌挛缩带

沿肩峰（*）的边缘用射频等离子刀松解三角肌挛缩带（箭头）

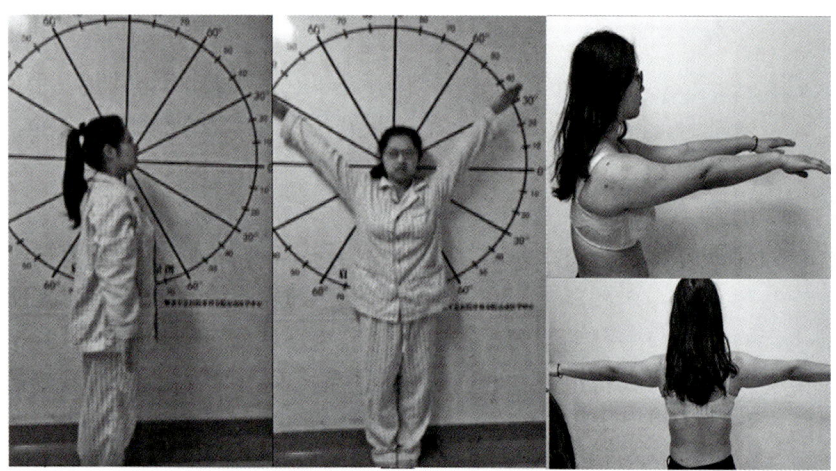

图 1-6-7　术后运动功能检查

参考文献

[1] BANERJI D, DE C, PAL A K, et al. Deltoid contracture: a study of nineteen cases. Indian J Orthop, 2008, 42(2): 188-191.

[2] WANG H J, YAN H, CUI G Q, et al. Arthroscopic release of the deltoid contracture. Chin Med J (Engl), 2010, 123(22): 3243-3246.

[3] MOSER T, LECOURS J, MICHAUD J, et al. The deltoid, a forgotten muscle of the shoulder. Skeletal Radiol, 2013, 42(10): 1361-1375.

（薛　静　刘玉杰）

第七节 关节镜下"C"形松解术治疗注射性臀肌挛缩

关节镜下臀肌挛缩松解术

臀肌挛缩多发生于臀部多次肌内注射的患者，在中国以20世纪80—90年代接受青霉素和苯甲醇溶媒混合注射的青少年患者多发。在某地青年体检中发现臀肌挛缩发病率高达0.7%。

一、临床特点

由于臀部反复肌内注射，造成皮下组织与肌肉筋膜发生粘连，表现为局部皮肤凹陷征（图1-7-1）；侧卧位髋关节内收显示臀部出现沟槽征（图1-7-2）；行走时双下肢外展外旋呈外"八"字步态（图1-7-3）。

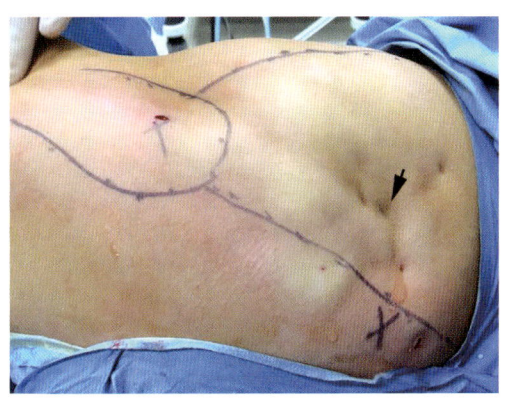

图1-7-1 皮肤凹陷征

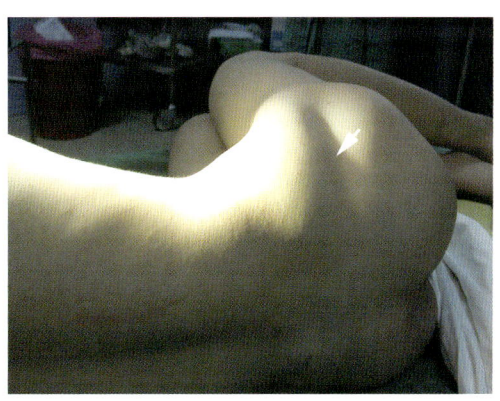

图1-7-2 沟槽征

由于臀肌和髂胫束挛缩带的限制，坐位时腰背部与椅子不能靠近（图1-7-4）；侧卧位或站立位时双膝关节不能靠拢（图1-7-5）；下蹲时髋关节必须外展、外旋，膝关节分开呈蛙式位（图1-7-6），同时髋关节发出咯噔的弹响声并可触及弹跳感。奥伯（Ober）试验阳性（图1-7-7）；坐位时两膝关节不能交叉搭在一起（图1-7-8）。

奥伯试验：患者侧卧，健侧在下，使髋、膝呈屈曲状。检查者一手固定患者骨盆，另一手握住患肢踝部，使膝关节屈曲90°，此时放松握踝的手，奥伯试验阳性表现为患肢无法自然落下，仍处于外展位。

综上所述，可归纳为站姿不正（图1-7-9）、坐姿不端（图1-7-10）、蹲姿不雅（图1-7-11）、卧姿不适（图1-7-12）、形体不美和功能不全。

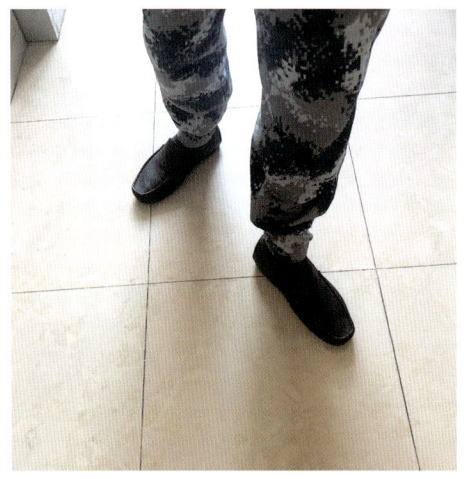

图 1-7-3　臀肌挛缩患者外"八"字步态

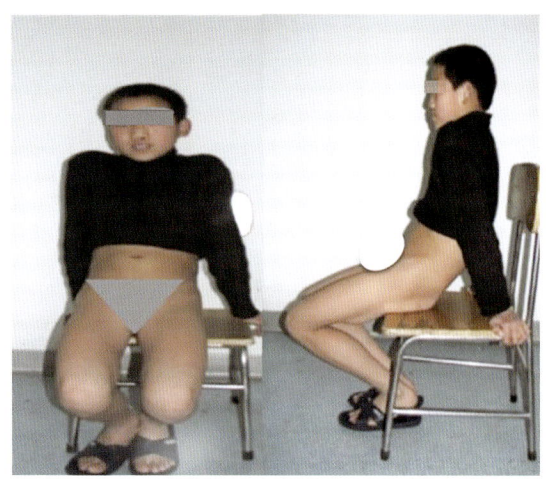

图 1-7-4　臀肌挛缩患者坐位

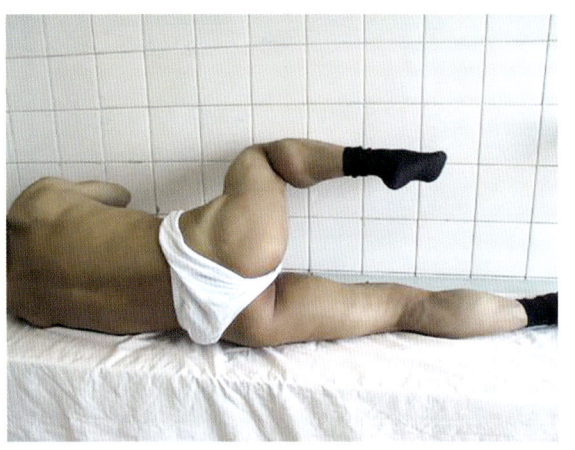

图 1-7-5　臀肌挛缩患者侧卧位

双膝关节不能靠拢

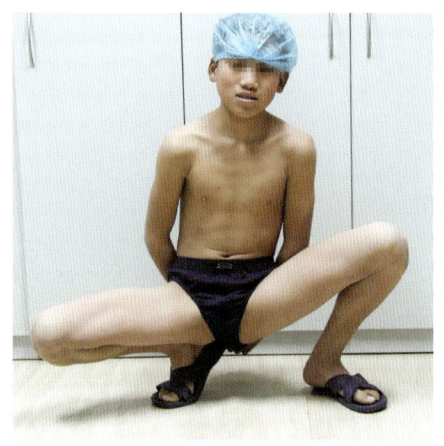

图 1-7-6　臀肌挛缩患者下蹲位

髋关节外展、外旋，膝关节分开呈蛙式位

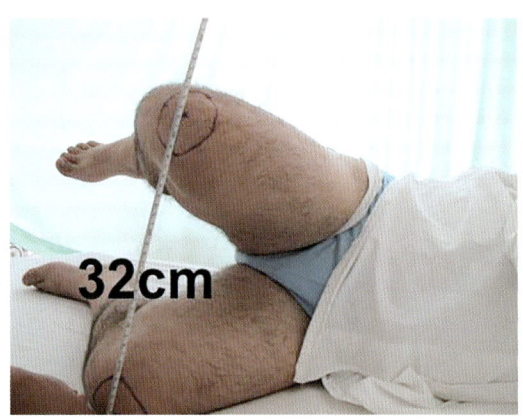

图 1-7-7　Ober 试验阳性

双膝关节不能靠拢

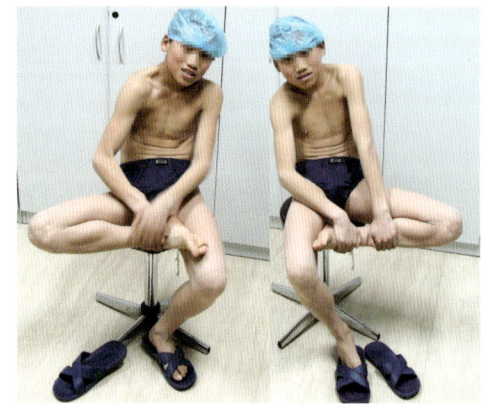

图 1-7-8　臀肌挛缩患者坐位

两膝关节不能交叉搭在一起

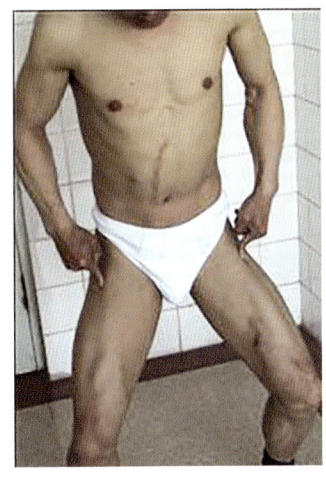 图 1-7-9 臀肌挛缩患者站姿不正
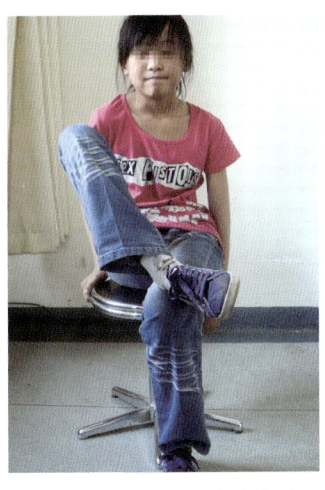 图 1-7-10 臀肌挛缩患者坐姿不端
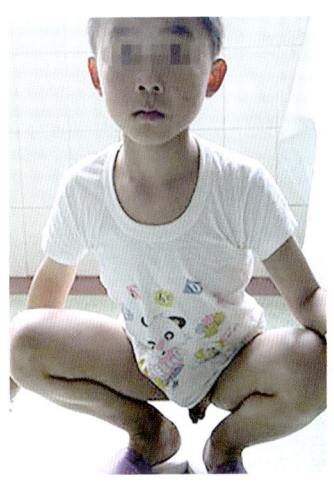 图 1-7-11 臀肌挛缩患者蹲姿不雅

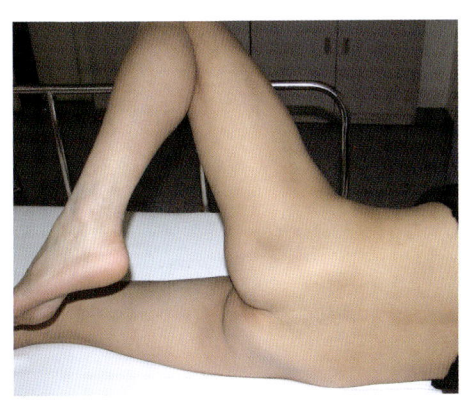
图 1-7-12 臀肌挛缩患者卧姿不适

二、临床分型

根据临床和关节镜下观察,将臀肌挛缩分为4种类型[1,2]。

1. **扇形(fan-shaped)挛缩** 由于注射范围广,臀肌挛缩瘢痕组织主要累及臀肌的外上象限和内上象限,严重者臀肌瘢痕组织纤维化,硬如板状。手术探查发现臀肌挛缩带累及臀肌、阔筋膜张肌,在臀肌的外上象限和内上象限呈扇形分布(图1-7-13)。

2. **条索形(cable strip)挛缩** 臀肌挛缩带在髂嵴与股骨大粗隆之间形成条索状凹陷(图1-7-14),髋关节屈曲活动时挛缩带在股骨大粗隆上滑动伴弹响,挛缩带累及臀大肌的外上象限肌肉全层,有的深达髂骨。

3. **混合型(mixed)挛缩** 又称为三明治型,挛缩带分布于臀大肌、阔筋膜张肌和臀中肌不同深度的层面,挛缩带分层混合在肌肉组织之间,似三明治样(图1-7-15)。

4. **髂胫束挛缩型(iliotibial band contracture)** 挛缩主要分布在阔筋膜张肌,导致髂胫束紧张,髋关节活动时挛缩带在股骨大粗隆上滑动,奥伯试验阳性,髋关节内收活动受限。关节镜下显示髂胫束挛缩带增厚、紧张(图1-7-16)。

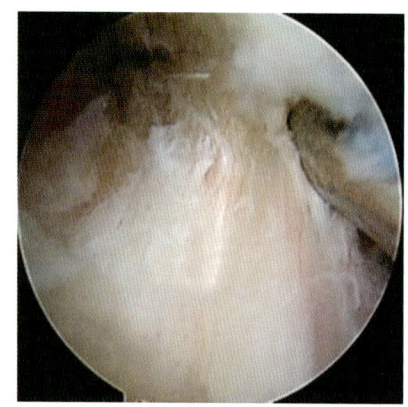

图 1-7-13　扇形挛缩

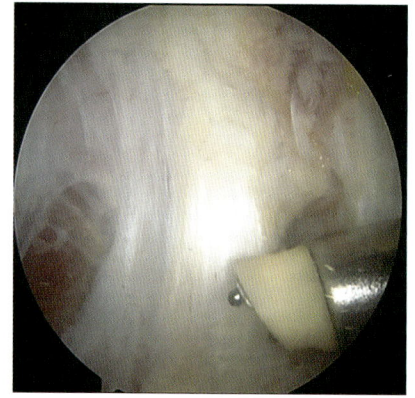

图 1-7-14　条索形挛缩

条索状挛缩带沿髂嵴延伸至股骨大粗隆

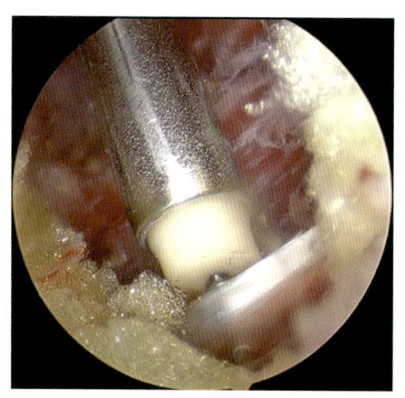

图 1-7-15　混合型挛缩

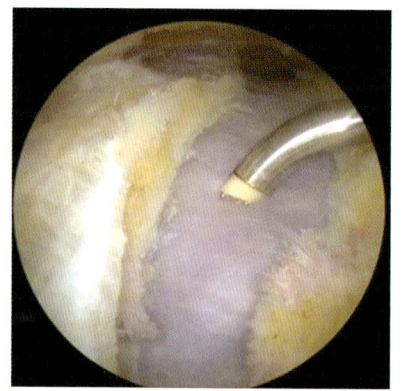

图 1-7-16　射频切断挛缩带

关节镜下显示髂胫束挛缩带增厚、紧张，使用射频刀予以切断

三、手术操作要点[3]

（一）术前准备

采用全身麻醉或硬膜外麻醉。患者取侧卧位，将患侧下肢摆放在臀肌挛缩带最紧张的位置（图 1-7-17），沿股骨大粗隆骨性标记、臀肌挛缩带轮廓和手术入路做标记（图 1-7-18）。消毒、铺单后，沿臀肌挛缩带与筋膜之间注射含有肾上腺素的生理盐水（图 1-7-19），以便达到术中止血的目的。

（二）手术过程

在股骨大粗隆下方做 2 个切口，分别作为关节镜和手术器械入路。从切口内插入穿刺锥或剥离器，沿筋膜和臀肌挛缩带之间进行钝性分离，分别插入关节镜和刨削刀，清理臀肌挛缩带表面的脂肪及纤维组织，制作出关节镜手术工作腔隙（图 1-7-20）。采用射频等离子刀沿股骨大粗隆下方斜行切断髂胫束挛缩带（图 1-7-21），然后

第一章 关节镜技术在关节外的应用

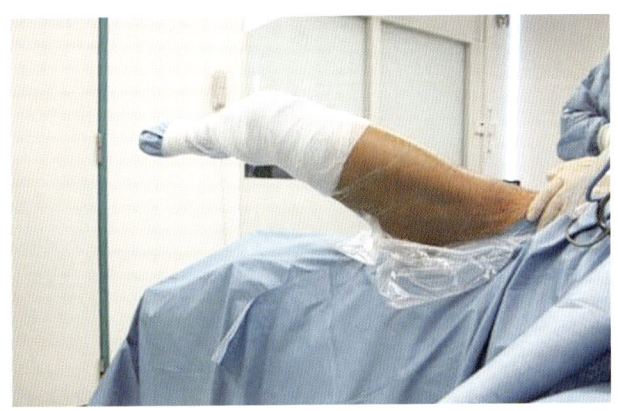

图 1-7-17 手术体位

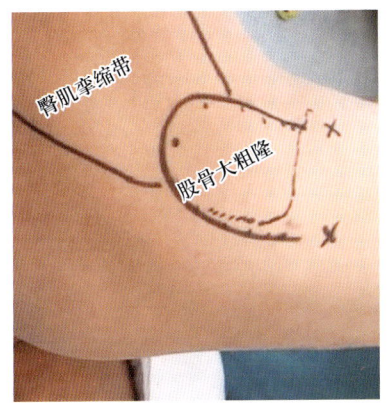

图 1-7-18 术前体表标记
沿股骨大粗隆骨性标记、臀肌挛缩带轮廓和手术入路（×）做标记

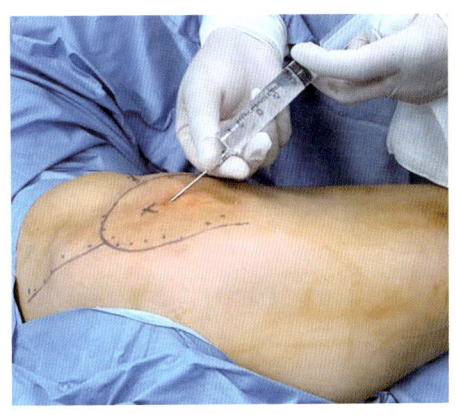

图 1-7-19 注射含肾上腺素的生理盐水于筋膜和臀肌挛缩带之间

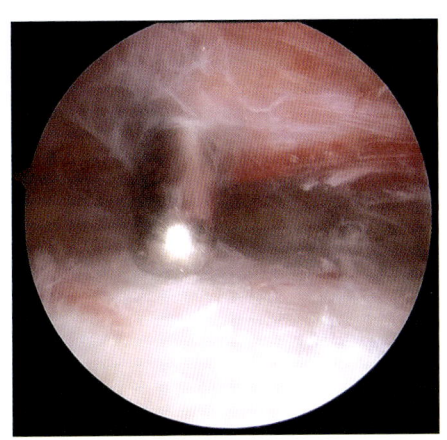

图 1-7-20 关节镜下显示挛缩带

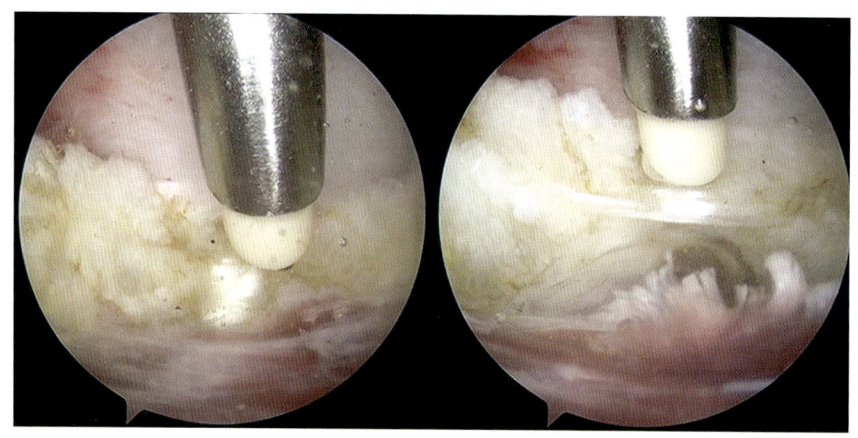

图 1-7-21 射频切断髂胫束挛缩带

沿股骨大粗隆后方纵向松解在髂胫束后外侧附着的臀肌挛缩带，松解挛缩带的路径呈"L"形（图 1-7-22）；推拿、活动髋关节，如仍活动受限，挛缩带比较紧张，则沿股骨大粗隆上方横向松解挛缩带，手术松解路径呈"C"形（图 1-7-23）。后方挛缩带纤维切断后，大粗隆滑囊将露出（图 1-7-24）。松解后在不同方向推拿、活动髋关节，直到髋关节活动自如、无弹响、体格检查奥伯试验阴性。注意臀肌挛缩松解的范围、深度，不要切断松解肌肉，否则容易出血和影响肌力与功能。术中要特别注意坐骨神经、臀上神经的解剖位置，防止损伤。

（三）术后处理及功能康复[4]

由于关节镜手术切口长度只有 4～5 mm（图 1-7-25），一般不需要缝合，也不放置引流管。术后 24～48 h 内会有残留的液体和血液渗出，应注意更换外敷料，保持干燥。术后令患者两侧交替侧卧位，压迫止血。

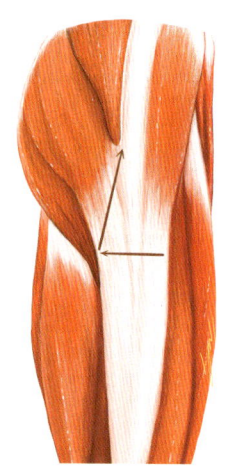 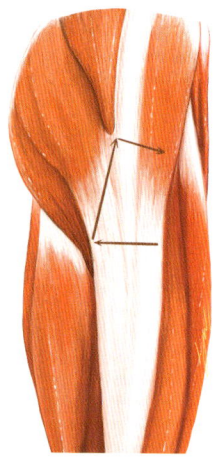

图 1-7-22 "L"形（箭头）松解路径　　图 1-7-23 "C"形（箭头）松解路径

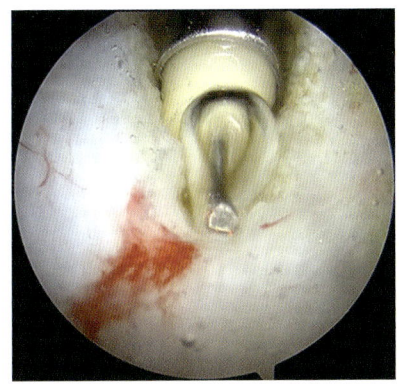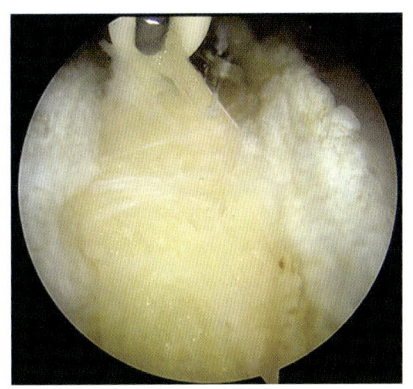

图 1-7-24 挛缩带纤维切断后露出大粗隆滑囊

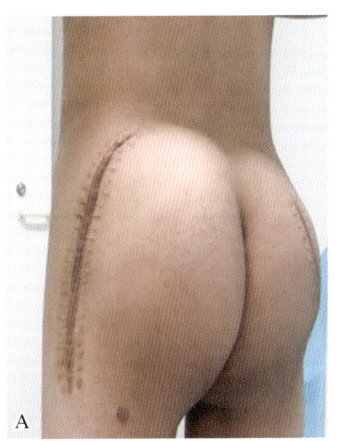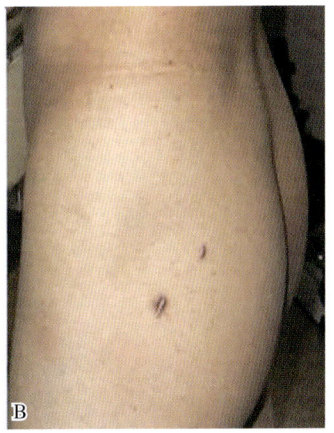

图 1-7-25 切口大小比较

A. 开放手术切口；B. 关节镜手术切口

侧卧位下肢外展练习臀肌力量（图 1-7-26）。麻醉恢复后 6 h 可以下床练习下蹲活动（图 1-7-27）和两下肢交腿活动（图 1-7-28）。

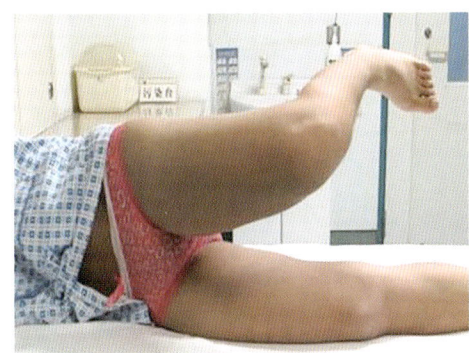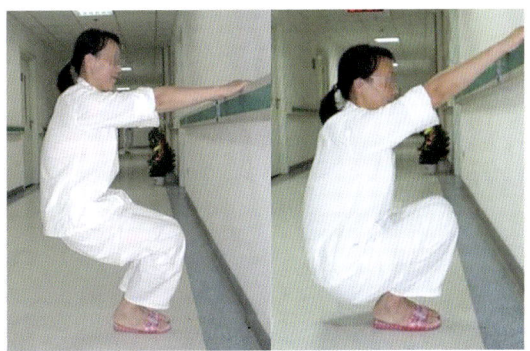

图 1-7-26 侧卧位下肢外展练习臀肌力量　　　　图 1-7-27 下蹲活动练习

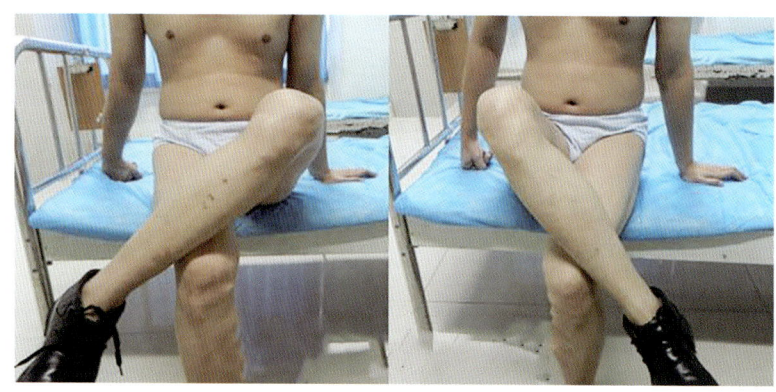

图 1-7-28　交腿活动练习

参考文献

[1] LIU Y J, WANG Z G, WANG J L, et al. Clinical classification of gluteal muscle contracture under arthroscopy. Zhongguo Gu Shang, 2013, 26 (6): 468-470.

[2] 刘玉杰, 王志刚, 李众利, 等. 臀肌挛缩的分型与关节镜微创治疗. 军医进修学院学报, 2010, 31 (10): 947-948.

[3] LIU Y J, WANG Y, XUE J, et al. Arthroscopic gluteal muscle contracture release with radiofrequency energy. Clin Orthop Relat Res, 2009, 467 (3): 799-804.

[4] 冯崴, 代永静, 张明学, 等. 臀肌挛缩症术后家属参与早期康复锻炼分析. 军医进修学院学报, 2010, 31 (7): 697-698.

（薛　静　刘玉杰）

第八节　关节镜下囊内、囊外剥离腘窝囊肿摘除术

一、临床特点

腘窝囊肿（Baker cyst）的发病与半月板损伤、膝骨关节炎和滑膜炎有关。囊肿与关节腔相通，在腘窝处可触及包块。滑液渗出增多时，液体经通道流入腘窝囊肿内，当俯卧位或按压时，囊肿可以缩小。大的囊肿可能影响膝关节活动，有的甚至压迫胫后血管和神经，引起局部胀痛和足底麻木、感觉减退等神经症状。传统治疗腘窝囊肿的方法是采用开放手术，由于腘窝区血管和神经丰富，囊肿位置深且显露困难，手术切口长、创伤大，术后瘢痕不仅影响美观，而且影响膝关节的功能。单纯切除腘窝囊肿术后复发率较高（图1-8-1）。笔者采用局部麻醉关节镜下囊内或囊

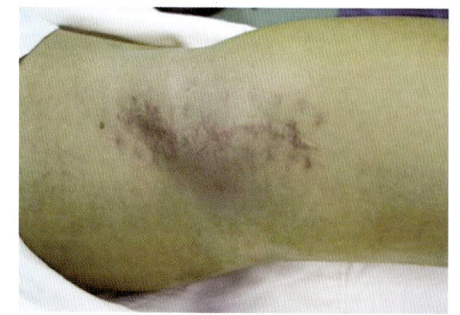

图 1-8-1　腘窝囊肿术后复发

外剥离腘窝囊肿摘除和关节内清理术,收到了良好的疗效[1-3]。

二、影像学表现

关节内造影(图1-8-2)和超声检查(图1-8-3)显示腘窝囊肿位于腘窝的深处,磁共振成像(图1-8-4A)检查显示膝关节内侧半月板、软骨有不同程度的损伤(图1-8-4B)。这些检查从不同的角度显示腘窝囊肿与周围解剖结构的关系,对确定治疗方案具有重要的参考价值。

三、手术操作要点

(一)术前准备

患者取俯卧位,胸部和骨盆垫高,腹部空出。使用记号笔将腘窝囊肿体表轮廓、胫后血管和神经走行及手术入路进行标记(图1-8-5)。常规消毒、铺单,将2%利多卡因20 ml、1%罗哌卡因10 ml、生理盐水30 ml、0.1%肾上腺素6滴混合,进行腘窝囊肿手术入路和关节腔内局部浸润麻醉。

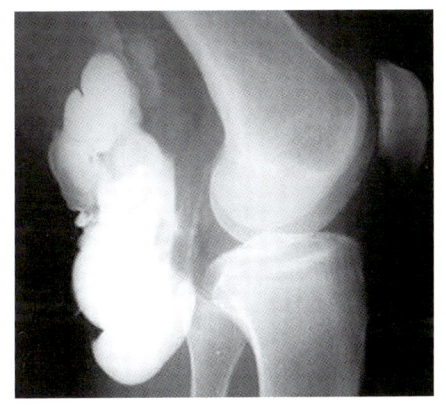

图1-8-2 腘窝囊肿造影

显示腘窝囊肿大小的情况

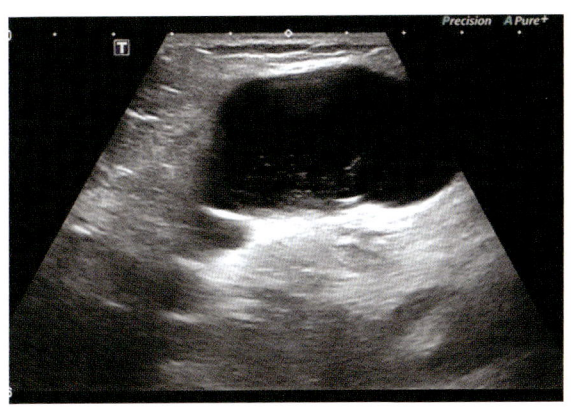

图1-8-3 腘窝囊肿超声检查

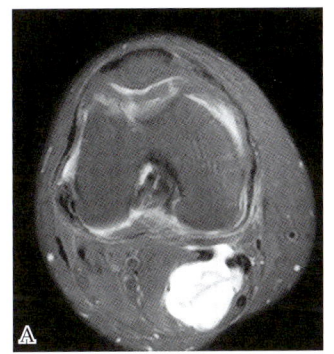

图1-8-4 腘窝囊肿磁共振成像

A.腘窝囊肿与关节腔相通;B.腘窝囊肿合并膝关节内侧半月板后角损伤

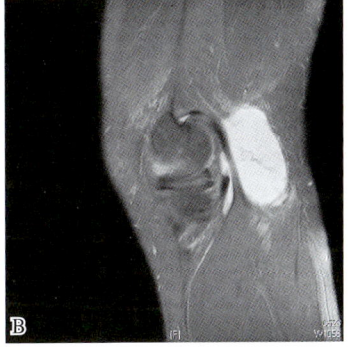

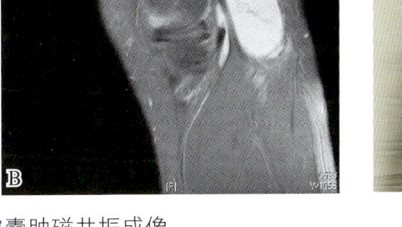

图1-8-5 手术前标记

（二）预制工作腔隙

将腘窝囊肿的远端和近端分别作关节镜观察入路和手术操作入路（图1-8-6）。切开皮肤3 mm，将穿刺锥插入皮下组织与囊肿之间，进行钝性分离，制作关节镜手术操作工作腔隙（图1-8-7），另一个通道为手术器械通道。腘窝囊肿摘除手术分为囊内剥离和囊外剥离两种方式。

（三）囊外剥离

将关节镜插入工作腔隙内，在关节镜监视下，沿囊肿壁与周围软组织之间做钝性剥离（图1-8-8）。囊肿与周围组织完全分离，仅囊肿的蒂部与后关节囊通道相连。刺破囊壁组织，有黏稠的胶冻样囊液流出（图1-8-9），排空囊液后，只剩下囊壁组织（图1-8-10），使用刨削刀将囊壁组织刨削、清理（图1-8-11），也可以用髓核钳将囊壁组织取出（图1-8-12）。检查局部有无出血，使用射频刀进行止血。

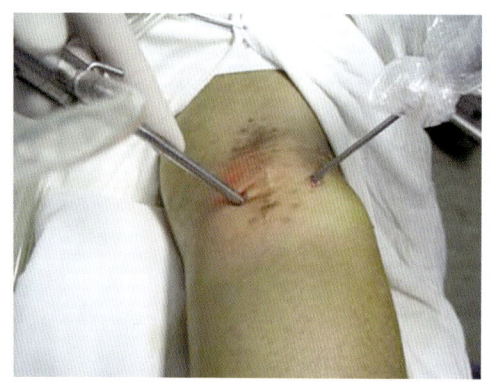

图1-8-6 手术入路与通道建立

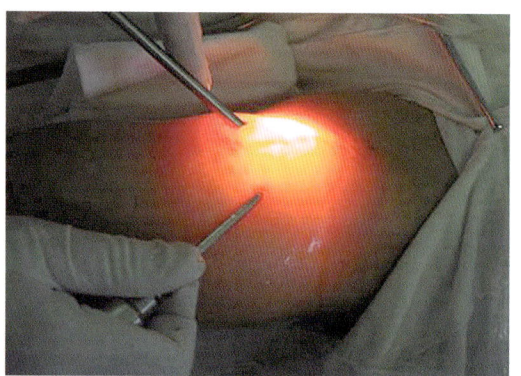

图1-8-7 预制工作腔隙

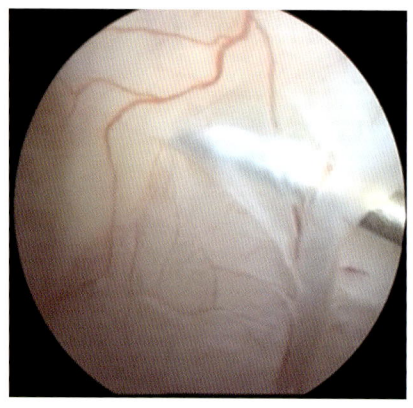

图1-8-8 腘窝囊肿壁剥离

将注射针头穿刺至囊肿壁外侧，注射液体后使囊肿壁钝性剥离

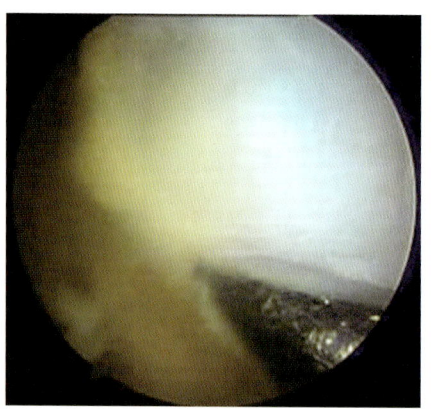

图1-8-9 囊肿内黏稠的胶冻样囊液流出

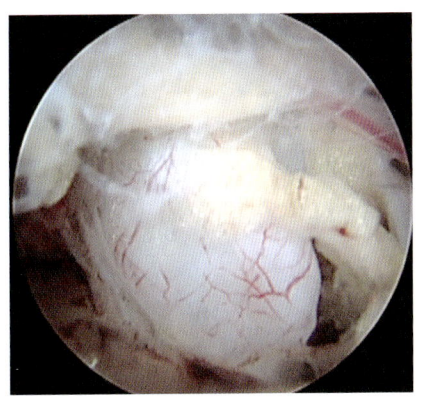
图 1-8-10　排空囊液后只剩下囊壁组织

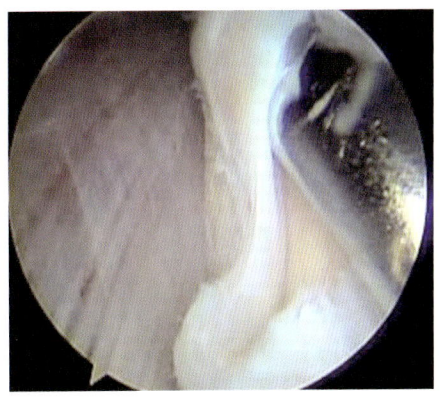
图 1-8-11　使用刨削刀清理囊壁组织

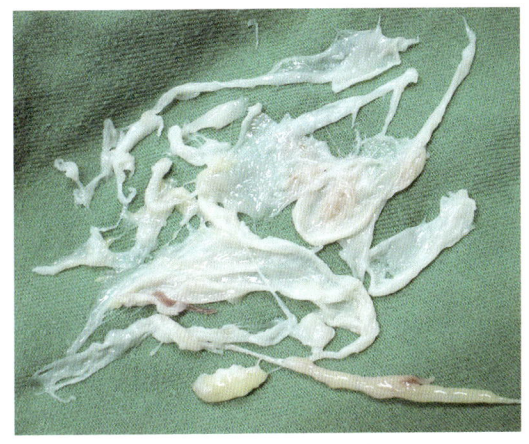
图 1-8-12　使用髓核钳取出囊壁组织

（四）囊内剥离

将关节镜插入腘窝囊肿的腔内，吸出黏稠的胶冻样液体（图 1-8-13）。用生理盐水反复灌洗后，观察囊肿内情况，囊壁呈蜂窝状改变（图 1-8-14），皱襞内呈旋涡状（图 1-8-15），还发现腘窝囊肿与膝关节腔之间有一通道相连（图 1-8-16），囊腔内有小的游离体（图 1-8-17）。

将含有肾上腺素的利多卡因混合液在关节镜监视下注射到腘窝囊肿的囊壁组织内（图 1-8-18），使囊壁组织充盈后便于与周围组织分离（图 1-8-19）。将钝性剥离器插入囊壁与周围组织之间，在关节镜监视下环绕囊肿进行剥离（图 1-8-20），囊壁与周围组织完全剥离后（图 1-8-21），使用髓核钳或刨削刀清理（图 1-8-22），吸出囊壁组织，采用射频汽化进行创面止血。囊肿与通道不需要闭合手术，必要时放入负压引流管引出关节腔内液体。

囊肿摘除后，患者翻身取仰卧位，进行膝关节腔检查清理术，手术发现腘窝囊肿患者多数伴有半月板损伤（图 1-8-23）、骨关节炎（图 1-8-24）和滑膜炎（图 1-8-25）。

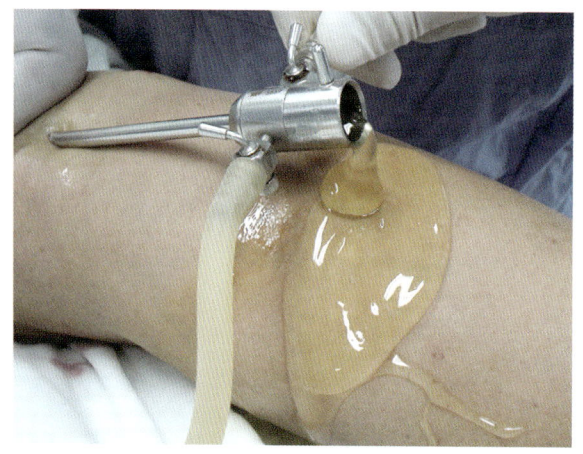

图1-8-13　囊肿内有黏稠的胶冻样囊液流出

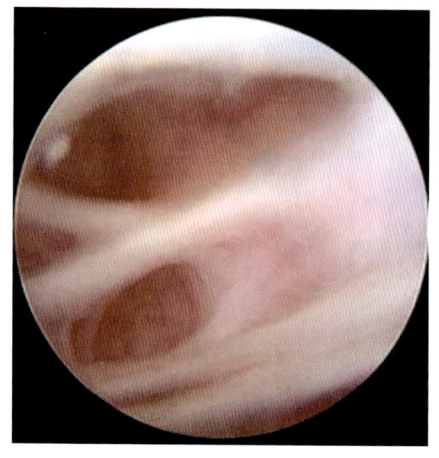

图1-8-14　关节镜下检查发现囊壁呈蜂窝状改变

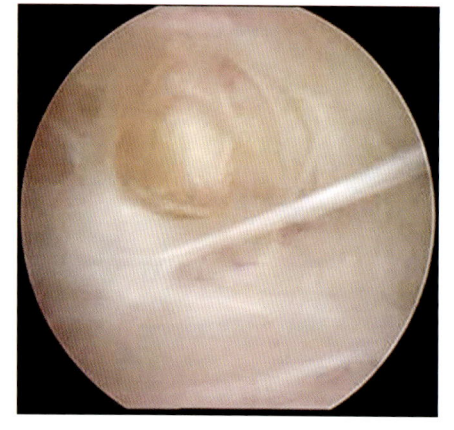

图1-8-15　皱襞内呈旋涡状

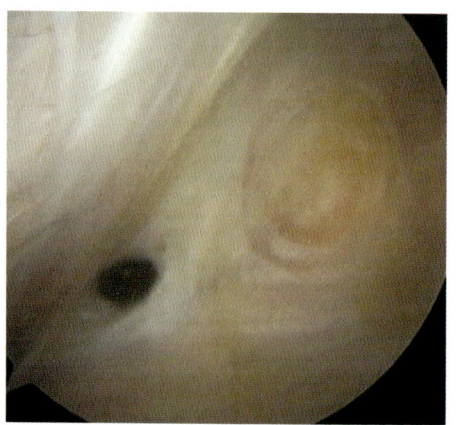

图1-8-16　囊肿与膝关节腔相通

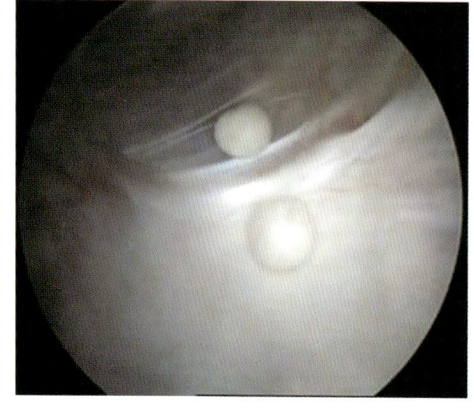

图1-8-17　囊腔内发现有小的游离体

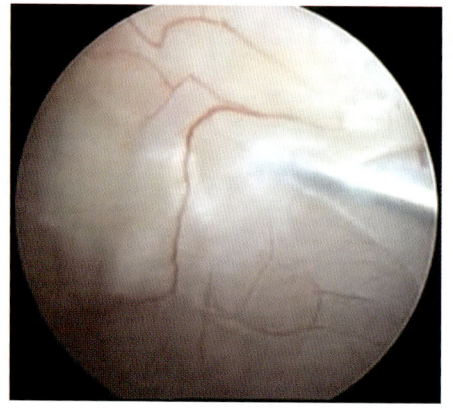

图1-8-18　在关节镜监视下囊壁内注射利多卡因混合液

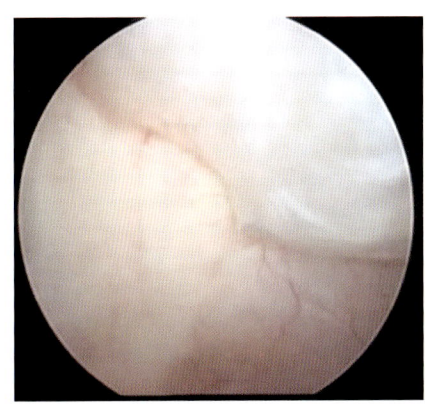

图1-8-19 局部麻醉药注射后囊壁组织充盈，便于剥离

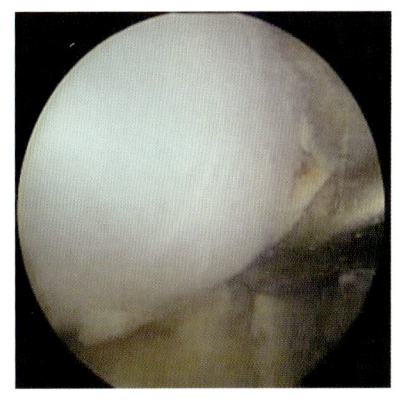

图1-8-20 在关节镜下环绕囊肿进行剥离

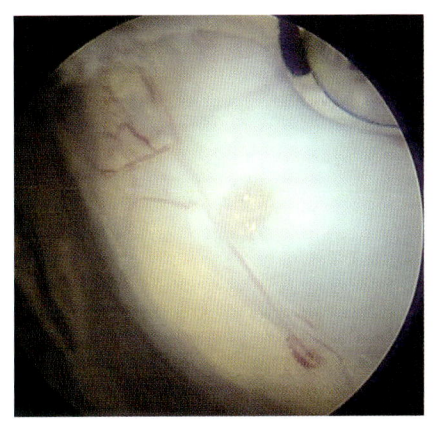

图1-8-21 囊壁组织与周围组织完全分离

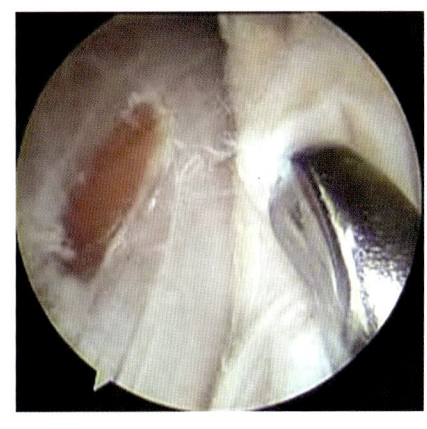

图1-8-22 使用髓核钳或刨削刀清理囊壁组织

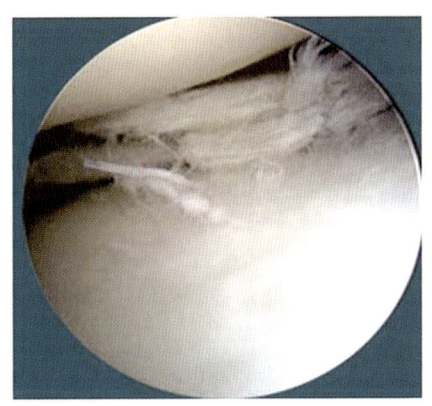

图1-8-23 腘窝囊肿伴半月板损伤

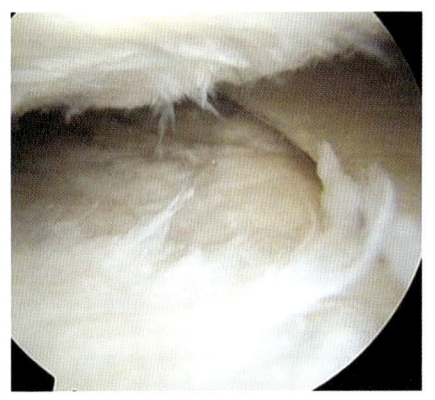

图1-8-24 腘窝囊肿伴骨关节炎

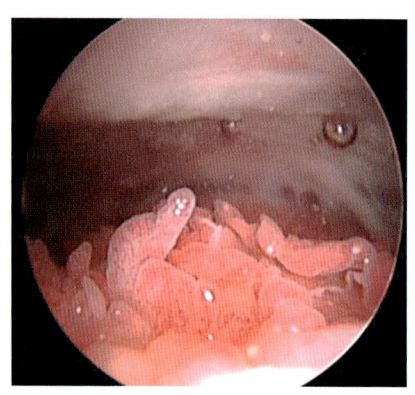

图 1-8-25 膝关节滑膜炎继发腘窝囊肿

四、重要提示

1. 术者应熟悉腘窝区解剖结构，刨削刀的刀口应避开血管和神经，避免误伤。
2. 手术过程中要避开血管和神经，对其不需要刻意显露。
3. 腘窝囊肿清理完毕，应行膝关节腔清理，以免单纯腘窝囊肿摘除术后复发。
4. 可同时进行膝关节腔清理和腘窝囊肿摘除，以免影响局部麻醉效果。

> **参考文献**

[1] 刘玉杰，王志刚，李众利，等. 关节镜监视下射频气化腘窝囊肿摘除术. 中华外科杂志，2004，42（4）：224-226.
[2] 贾金鹏. 关节镜微创技术在关节外的应用与疗效. 中国矫形外科杂志，2004，12（21）：1645-1647.
[3] 刘玉杰，薛静，周密，等. 关节镜微创手术治疗膝骨性关节病伴 Baker's 囊肿的价值. 第三军医大学学报，2008，30（15）：1408-1410.

（李海鹏　刘玉杰）

第九节　关节镜下刮除良性骨肿瘤

一、临床特点

良性骨肿瘤常采用开放手术，局部刮除或植骨术，特别是在显露病灶的过程中，手术创伤大、出血多。采用关节镜微创技术能精确地清除病灶，对病灶周围组织损伤小。良性骨肿瘤采用关节镜监视下病灶刮除植骨术，使用碳酸化羟基磷灰石充填病灶，可取得良好的疗效[1]。

二、影像学表现

术前对病变部位进行 X 线检查（图 1-9-1）、CT 扫描并测 CT 值（图 1-9-2）、MRI 检查（图 1-9-3），有助于对病灶的初步诊断，进一步了解病灶范围，评估需要植骨的量，有利于指导手术。必要时准备 X 线透视机，供术中定位。

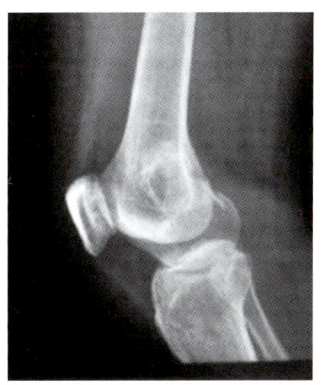

图 1-9-1 术前 X 线检查

显示病灶位于股骨远端

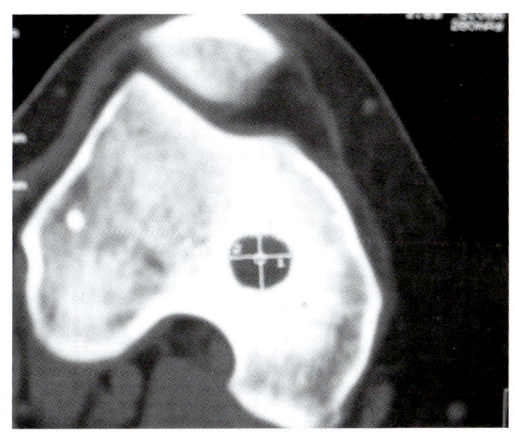

图 1-9-2 术前 CT 扫描

显示病灶的部位、形状、大小

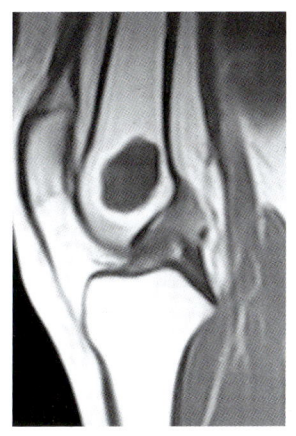

图 1-9-3 术前 MRI 检查

T1 加权像显示病灶内为低信号

三、手术操作要点

常规采用全身麻醉或硬膜外阻滞，消毒、铺单。在 X 线透视下，将克氏针经皮钻入骨内病灶（图 1-9-4）。置入空心钻，沿导针钻透骨壁（图 1-9-5）[2, 3]。使用直径为

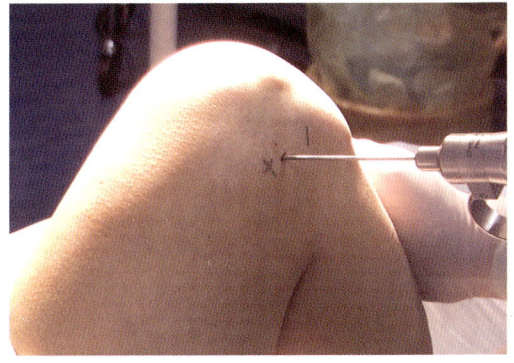

图 1-9-4 穿刺

在 X 线透视下，将克氏针经皮钻入骨内病灶

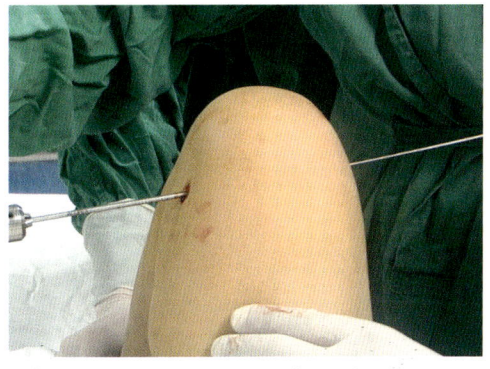

图 1-9-5 置入空心钻

使空心钻沿导针钻入骨肿瘤病灶

5 mm 的环形钻钻取病变组织供病理检查用（图 1-9-6）。将关节镜插入病灶内，观察病灶情况（图 1-9-7）[4]，使用刮匙刮除骨肿瘤组织（图 1-9-8），采用磨钻磨削肿瘤骨壁（图 1-9-9），采用射频烧灼肿瘤病灶骨壁（图 1-9-10），其目的是减少肿瘤复发的机会[5, 6]。

为了防止肿瘤刮除后骨壁变薄导致病理性塌陷骨折，可以在清理完成后，在关节镜监视下将碳酸化羟基磷灰石填充于骨肿瘤病灶内（图 1-9-11）。

填充碳酸化羟基磷灰石的优点是可以充填任意形状和大小的骨缺损区[6, 7, 8]，术后患者可以早期下床活动（图 1-9-12），减少卧床引起的并发症。小范围的骨缺损也可以采用关节镜监视下植入自体骨或异体骨（图 1-9-13）。

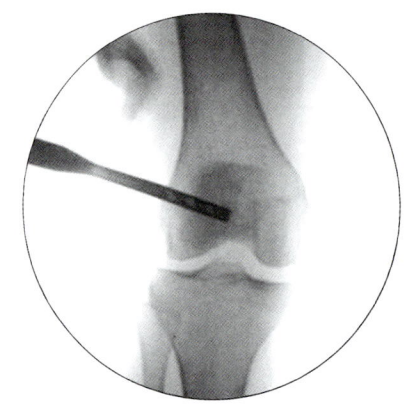

图 1-9-6 使用环形钻钻取肿瘤病灶组织

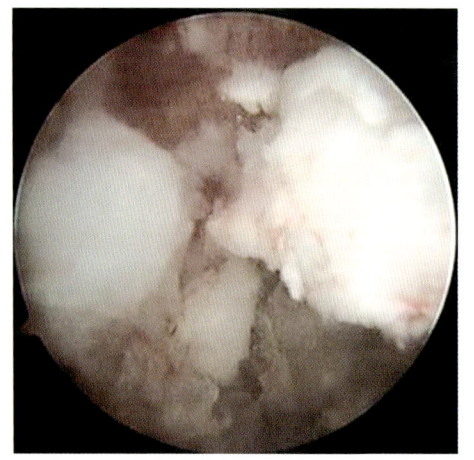

图 1-9-7 将关节镜插入肿瘤病灶内进行观察

可见空腔与破碎组织

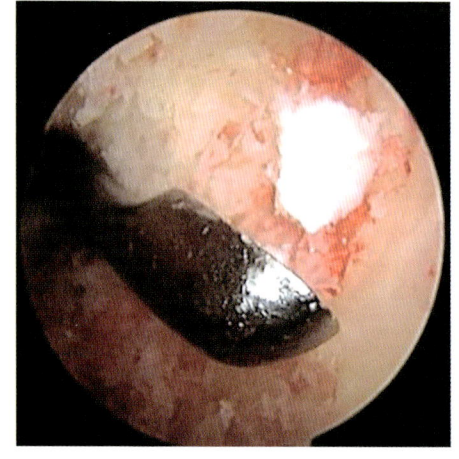

图 1-9-8 病灶清除

刮除骨肿瘤组织

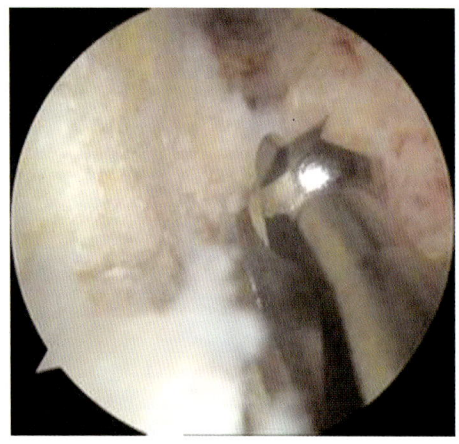

图 1-9-9 扩大清理

在关节镜监视下磨削肿瘤骨壁组织

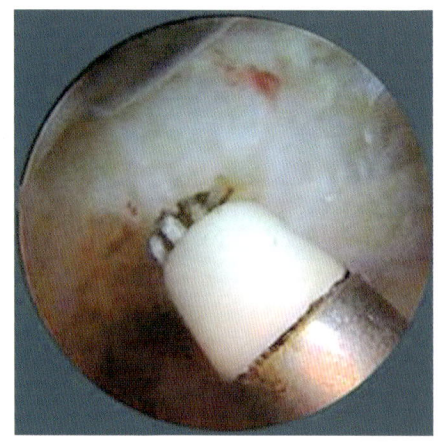

图 1-9-10 采用射频烧灼病灶骨壁

第一章 关节镜技术在关节外的应用

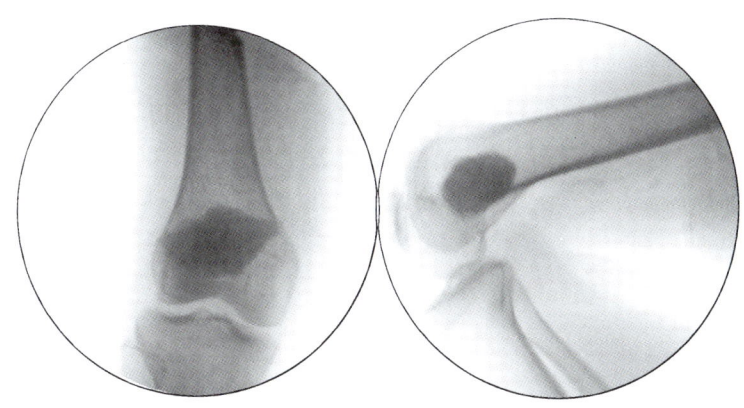

图1-9-11 股骨下端缺损区填充后X线表现

股骨下端骨肿瘤病灶清除后骨缺损区充填碳酸化羟基磷灰石

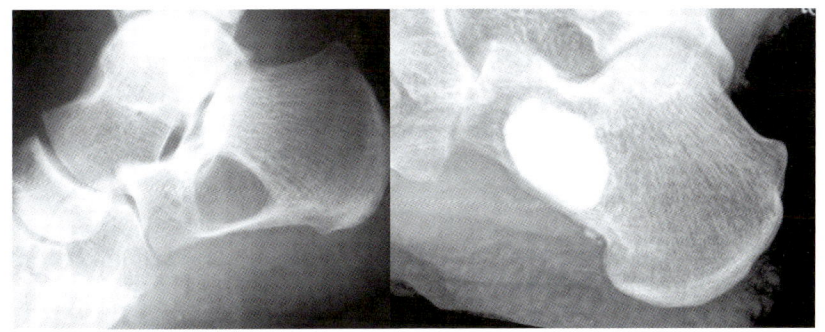

图1-9-12 跟骨缺损区填充后X线表现

跟骨骨肿瘤关节镜下刮除后充填碳酸化羟基磷灰石，术后患者可以早期下床活动

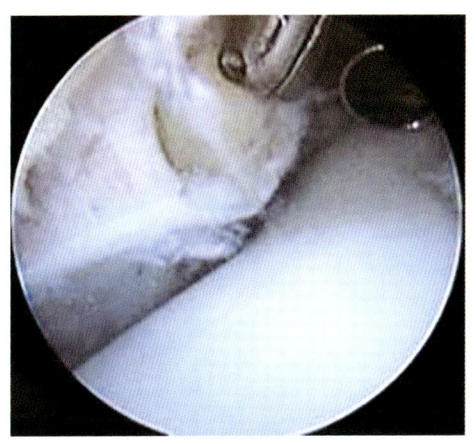

图1-9-13 踝关节胫骨远端骨肿瘤

在关节镜监视下病灶刮除后植入自体骨块

四、重要提示

1. 术前必须明确病灶的性质，确定为良性骨肿瘤方可选用关节镜下手术。
2. 手术前须用 X 线透视定位，将导针打入骨肿瘤病灶，用环形钻开窗后再将关节镜插入病灶。
3. 根据病灶空腔的大小选择植骨的量和材料，碳酸化羟基磷灰石可以充填任意形态和大小的病灶。

参考文献

[1] CASSIDY C, JUPITER J B, COHEN M, et al. Norian SRS cement compared with conventional fixation in distal radial fractures. A randomized study.Am J Bone Joint Surg, 2003, 85-A（11）: 2127-2137.

[2] WESTENDORFF C, HOFFMANN J, TROITZSCH D, et al. Ossifying fibroma of the skull: interactive image-guided minimally invasive localization and resection. J Craniofac Surg, 2004, 15（5）: 854-858.

[3] El-MOWAFI H, REFAAT H, KOTB S. Percutaneous destruction and alcoholisation for the management of osteoid osteoma. Acta Orthop Belg, 2003, 69（5）: 447-451.

[4] MUCKLEY T, SCHUTZ T, SCHMIDT M H, et al. The role of thoracoscopic spinal surgery in the management of pyogenic vertebral osteomyelitis. Spine（Phila Pa 1976）, 2004, 29（11）: E227-E233.

[5] WIEDEMAYER H, SANDALCIOGLU I E, WIEDEMAYER H, et al. The supraorbital keyhole approach via an eyebrow incision for resection of tumors around the sella and the anterior skull base. Minim Invasive Neurosurg, 2004, 47（4）: 221-225.

[6] 刘玉杰, 王志刚, 李众利, 等. 关节镜技术在关节外手术的临床应用. 解放军医学杂志, 2003, 3: 275-276.

[7] 毛克亚, 郝立波, 唐佩福, 等. 粉体粒径对碳酸化羟基磷灰石水泥固化时间和压缩强度的影响. 医用生物力学, 2004, 1: 6-9.

[8] 毛克亚, 唐佩福, 郝立波, 等. 碳酸化羟基磷灰石水泥复合活性多肽修复骨缺损的研究. 中华创伤骨科杂志, 2004, 3: 64-67.

（曲　峰　刘玉杰）

第十节　关节镜下钢板螺钉取出术

一、临床特点

四肢长管状骨骨折多采用钢板螺钉固定治疗。骨折愈合后，常规采用开放手术逐层切开皮肤、皮下组织和肌肉组织，完整显露钢板螺钉（图 1-10-1），分别将其取出。笔者2001年设计并开展了关节镜下四肢长管状骨骨折钢板螺钉取出术[1]。关节镜下钢板螺钉取出术出血少，视野清晰，手术创伤小，缩短了住院时间，术后功能恢复快，无神经、血管损伤等手术并发症。该技术丰富了微创外科的内涵，拓宽了关节镜的应用领域。

二、手术操作要点

（一）术前准备

关节镜下钢板螺钉取出术采用全身麻醉或神经阻滞麻醉。备气囊止血带。手术区常规消毒、铺无菌单。为了避免术中出血，确保手术视野清晰，术前沿钢板与软组织之间注射含有肾上腺素的生理盐水（0.1%肾上腺素0.2 ml+生理盐水50 ml）。术中采用生理盐水3000 ml + 0.1%肾上腺素1 ml持续灌注。

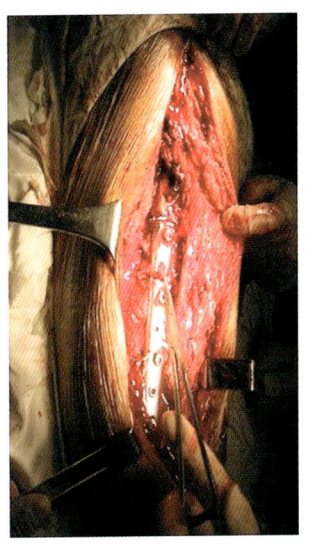

图 1-10-1 开放手术钢板螺钉取出术的切口

（二）预制工作腔隙

在原手术切口的一端切开皮肤3～4 mm，插入剥离器，沿钢板剥离制作关节镜手术工作腔隙（图1-10-2），插入关节镜（图1-10-3），另一端插入刨削刀，清理影响手术视野的组织（图1-10-4）。采用骨膜剥离器沿钢板表面剥离骨痂及瘢痕组织（图1-10-5），射频清理螺钉孔周围的骨痂组织（图1-10-6）[2]，将螺钉孔显示清楚。

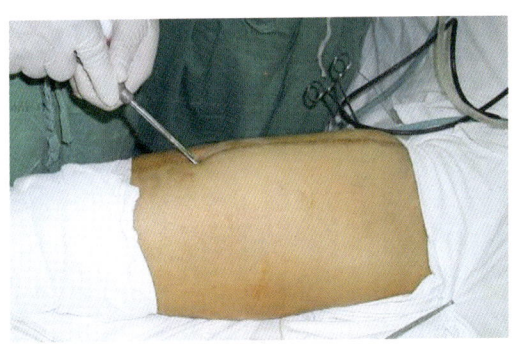

图 1-10-2 预制工作腔隙

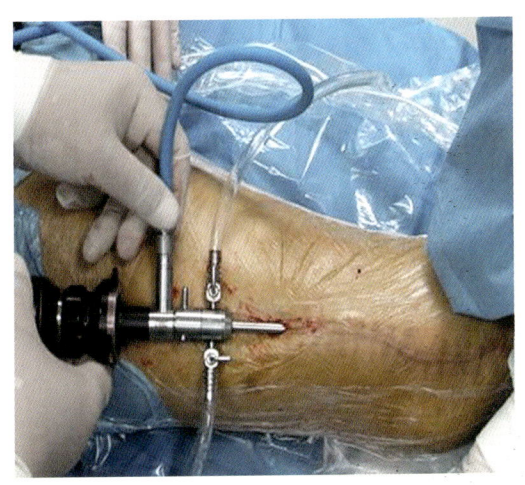

图 1-10-3 建立观察入路

在钢板的一端插入关节镜，进行观察

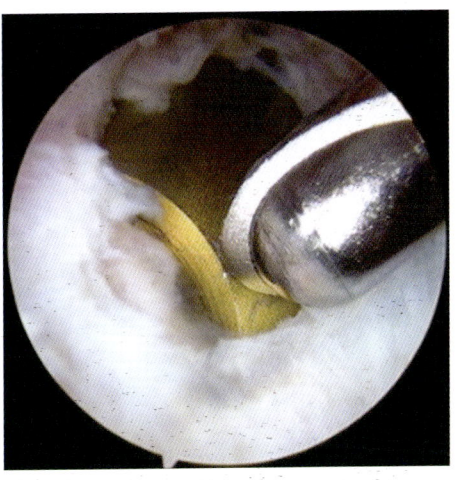

图 1-10-4 使用刨削刀清理影响手术视野的组织

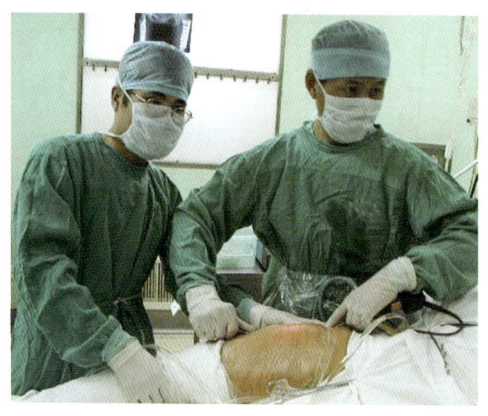

图 1-10-5　使用骨膜剥离器沿钢板表面剥离骨痂及瘢痕组织

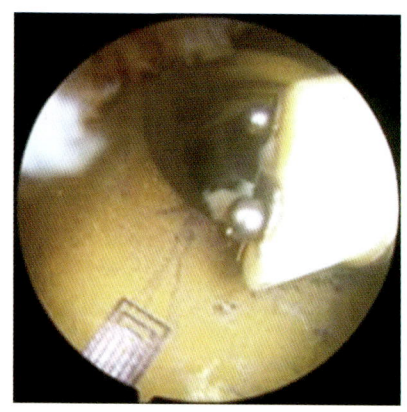

图 1-10-6　射频清理螺钉孔周围的骨痂组织

（三）螺钉取出

在关节镜监视下，垂直插入取螺钉的改锥，与螺钉帽衔接好（图1-10-7），旋转改锥，将螺钉逐个取出（图1-10-8）。关节镜通道与手术器械操作通道两者可以互换交替使用，每个切口通道可以取出螺钉3～4枚。螺钉全部取出后，用骨膜剥离器插入钢板的一端，撬起钢板松动后，从另一端切口抽出钢板（图1-10-9）。根据皮肤切口的大小选择缝合或不缝合（图1-10-10），手术完毕加压包扎。术后1个月内扶拐在保护下活动。

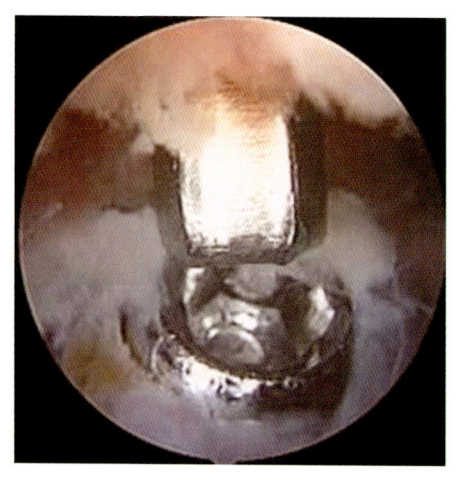

图 1-10-7　将改锥与螺钉帽衔接好

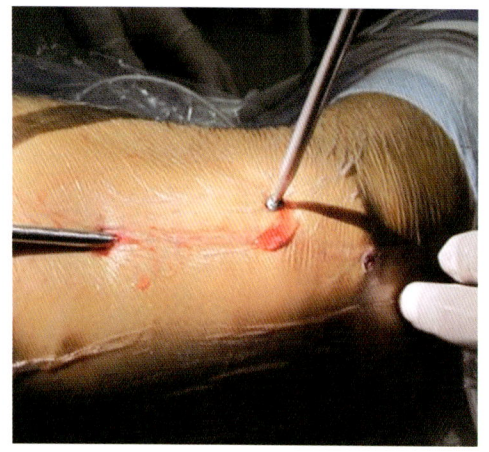

图 1-10-8　取出螺钉

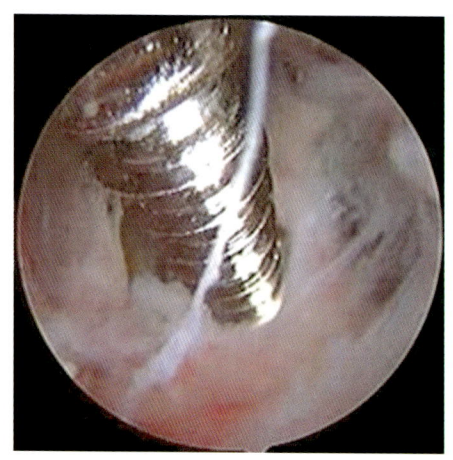

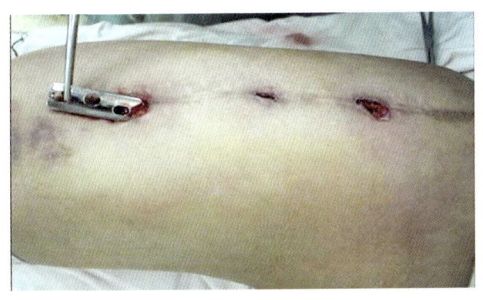
图 1-10-9　从另一端切口抽出钢板

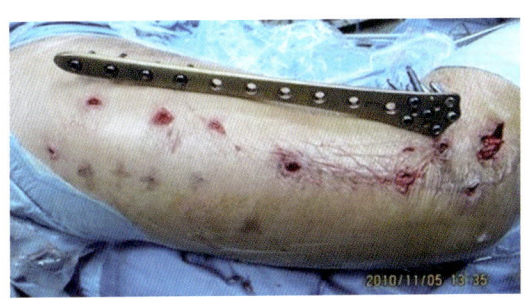
图 1-10-10　取钢板后的皮肤切口

参考文献

［1］刘玉杰，王志刚，李众力，等. 关节镜技术在关节外手术的临床应用. 解放军医学杂志，2003，28（3）：275-276.
［2］贾金鹏. 关节镜微创技术在关节外的应用与疗效. 中国矫形外科杂志，2004，12（21）：1645-1647.

（李海鹏　刘玉杰）

第十一节　关节镜微创技术治疗跟骨跟腱止点末端病

关节镜微创治疗跟腱止点末端病

一、临床特点

跟腱由腓肠肌和比目鱼肌的肌腱联合部分延续并附着在跟骨结节上（图1-11-1），是人体中最强大的肌腱，承载和传导身体的载荷[1, 2]。跟骨跟腱止点末端病可能与运动负荷过大、反复积累的慢性疲劳损伤导致跟腱纤维慢性损伤有关[3]。

据文献[4]报道，24.0%～45.5%的跟腱炎保守治疗无效。常规采用开放手术行钙化灶清理、射频消融、骨突（Haglund结节）切除和跟腱止点固定手术。笔者2004年设计并开展了的关节镜监视下射频消融、清理、骨赘磨削术治疗本病，收到了良好的临床疗效。这项技术避免了开放手术后组织瘢痕化和腱周组织的血运损伤[5]，有利于病灶愈合和早期功能康复。

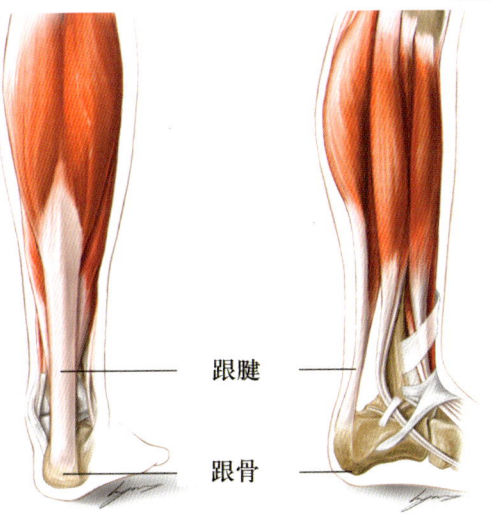
图 1-11-1　跟腱的大体解剖结构

二、影像学表现

X线检查显示跟骨结节骨质增生（图1-11-2），跟腱内有钙化影（图1-11-3）。CT检查显示跟腱附着处跟骨的皮质虫蚀样改变（图1-11-4）。MRI检查显示跟腱内混杂信号（图1-11-5）。超声检查显示跟腱纤维部分断裂、滑囊及腱周组织异常回声区。

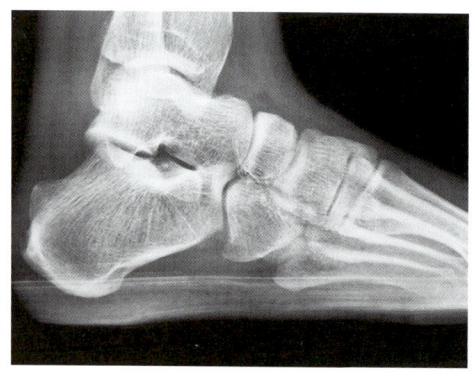

图1-11-2 X线检查显示跟骨结节骨质增生

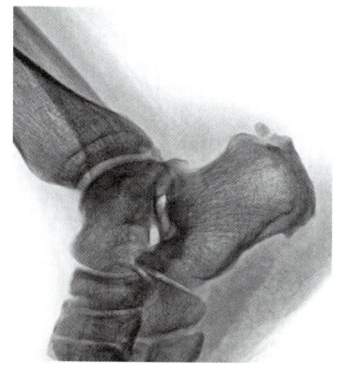

图1-11-3 踝关节X线检查侧位像

显示跟腱附着处有增生钙化阴影

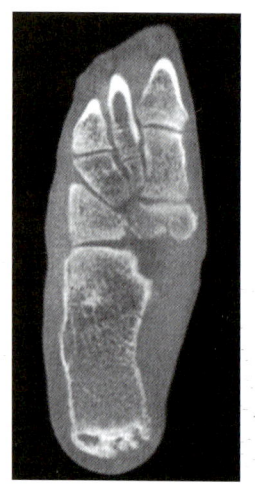

图1-11-4 CT检查

跟腱附着处跟骨的皮质呈虫蚀样改变

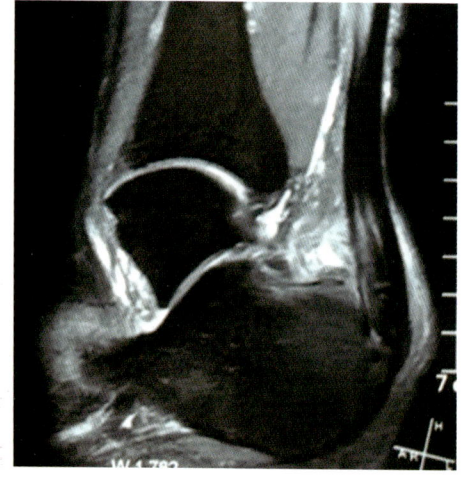

图1-11-5 MRI检查

显示跟腱内混杂信号

三、临床分型

根据跟骨跟腱止点末端病的临床表现、影像学检查和关节镜下所见，将其分为钙化结节型（图1-11-3）、纤维撕裂型（图1-11-6）、增生肥大型（图1-11-7）和跟骨结节增生型（Haglund畸形）（图1-11-8）[5]。

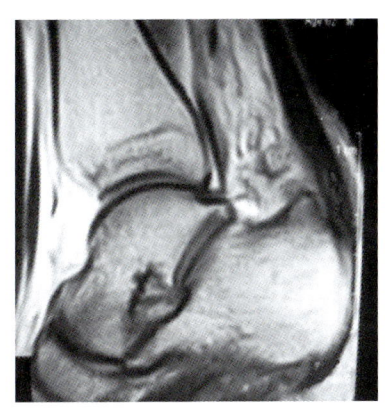

图 1-11-6 纤维撕裂型

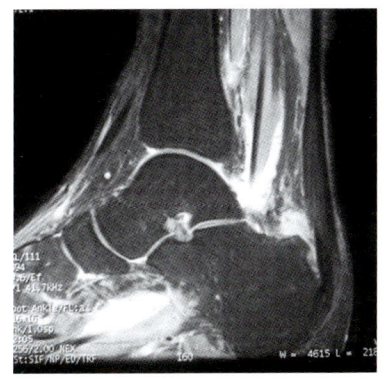 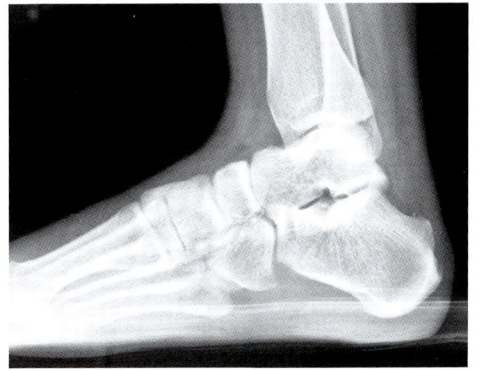

图 1-11-7 增生肥大型　　图 1-11-8 跟骨结节增生型（Haglund 畸形）

可见较大的跟骨后上结节

四、手术操作要点

（一）术前准备

术前准备直径 2.7 mm 的 30° 广角关节镜、射频等离子刀主机和计时器，TOPAZ® 射频汽化电极刀头（图 1-11-9）。术前标记跟腱解剖轮廓、痛点部位及手术入路（图 1-11-10），使用 2% 利多卡因在病灶周围及手术入路做局部浸润麻醉（图 1-11-11），在跟腱痛点的近端 20 mm 处向两侧旁开 10 mm，分别建立关节镜和手术工具通道（图 1-11-12）[6]，在关节镜监视下进行手术操作。

（二）不同分型与手术要点

1. 钙化结节型　患者多为突然发病，疼痛剧烈，有时在夜间发作，局部不能触碰。X 线检查显示跟腱组织与跟骨结节附着处有密度增高的钙化阴影（图 1-11-13），MRI 检查显示跟腱组织内为条状高信号钙化灶（图 1-11-14）。关节镜探查发现腱膜表面为玫瑰红色充血水肿（图 1-11-15）。打开腱膜深层为白色似石灰渣样钙化物质（图 1-11-16），与肩关节钙化性冈上肌腱炎的钙化物质类似。

关节镜下刨削清理后，使用大量生理盐水冲洗出钙化物质，然后用等离子刀清理跟腱钙化病灶边缘的组织（图 1-11-17）。钙化物质清理后，患者的疼痛症状可明显减轻。术后使用石膏托或踝关节支具制动 3 周，以使损伤的跟腱纤维组织愈合，有助于功能康复。

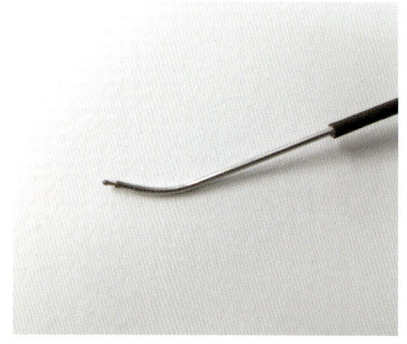

图 1-11-9　TOPAZ® 射频汽化电极刀头

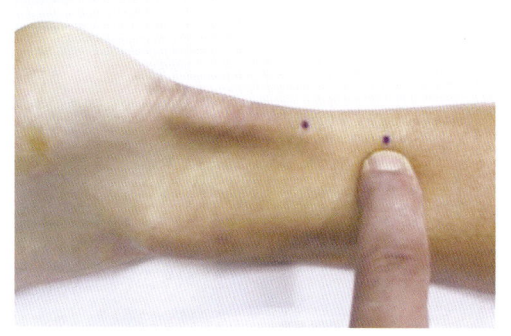

图 1-11-10　术前标记

根据跟腱的解剖轮廓及痛点，标记手术入路

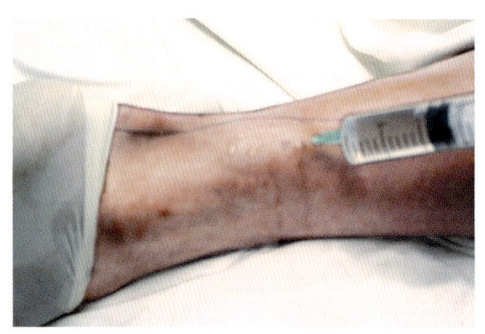

图 1-11-11　局部浸润麻醉

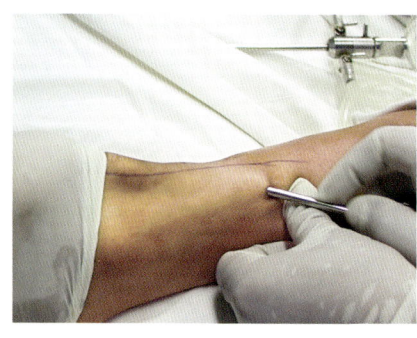

图 1-11-12　建立关节镜和手术工具通道

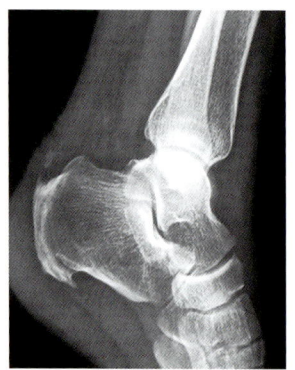

图 1-11-13　钙化结节型 X 线检查

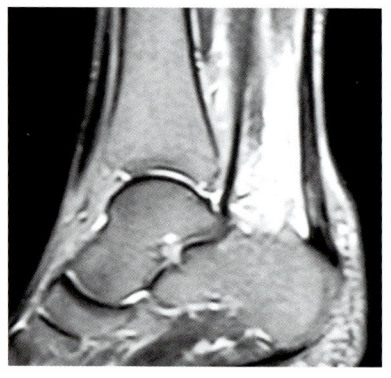

图 1-11-14　钙化结节型 MRI 检查

第一章 关节镜技术在关节外的应用

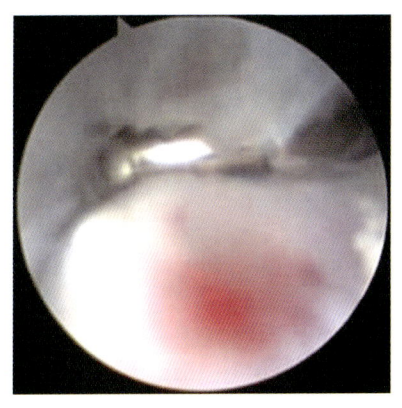 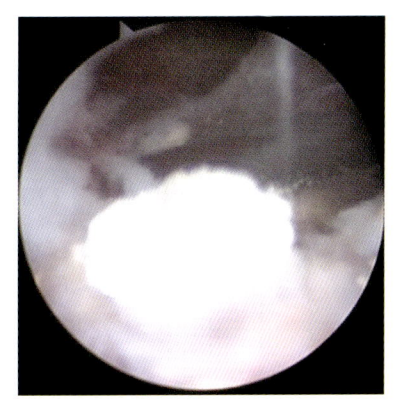

图1-11-15 钙化结节型关节镜探查　　图1-11-16 跟腱内为白色似石灰渣样钙化物质

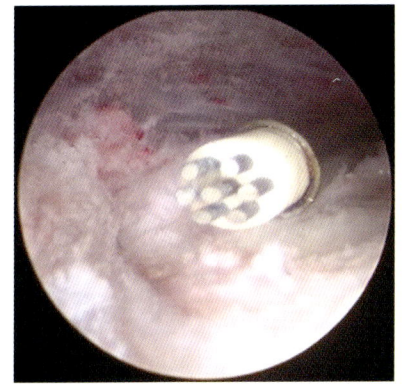

图1-11-17 使用等离子刀清理跟腱钙化病灶边缘组织

2. **纤维撕裂型**　该类型多为运动损伤所致，发生在跟腱的中1/3部分，X线检查和CT扫描多无明显的阳性表现。MRI检查显示跟腱组织损伤区结构紊乱，为高信号（图1-11-18）。关节镜探查发现跟腱光泽消失，纤维组织卷曲，结构杂乱（图1-11-19A），部分跟腱纤维组织断裂缺损（图1-11-19B），深层的连续性存在。在关节镜监视下使用刨削刀清理断裂、毛糙、卷曲的纤维和增生的瘢痕组织。然后采用射频消融术（图1-11-20），术后使用石膏或支具制动3～4周。

3. **增生肥大型**　病变主要发生于跟骨结节跟腱附着处的组织。临床表现为皮肤粗糙、龟裂、有色素沉着，跟骨结节周围增生肥大（图1-11-26A）。X线检查和CT扫描显示跟骨结节骨质增生或虫蚀样改变。MRI检查显示跟腱结构紊乱，信号异常（图1-11-21），跟骨结节处虫蚀样改变。关节镜探查发现跟骨结节跟腱附着处的组织结构紊乱（图1-11-22A），部分跟腱组织的纤维断裂和瘢痕增生（图1-11-22B）。

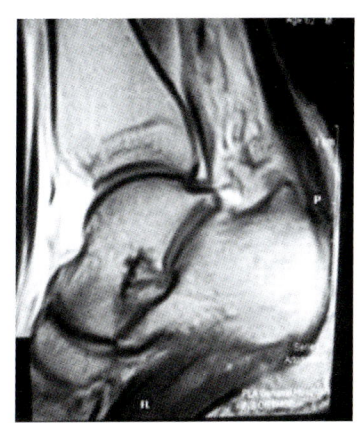

图1-11-18 纤维撕裂型MRI检查
跟腱纤维撕裂结构紊乱、组织水肿

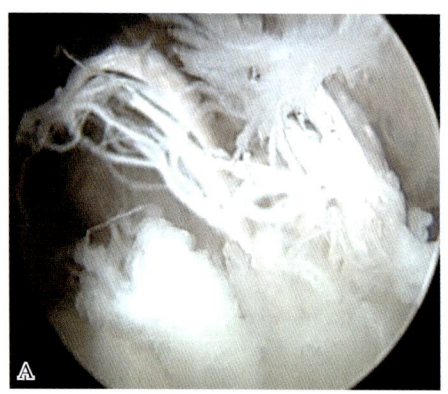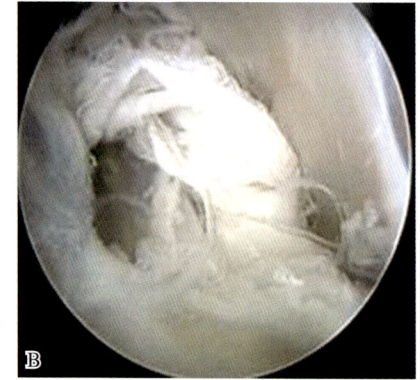

图 1-11-19 纤维撕裂型关节镜探查

A. 跟腱组织部分断裂，纤维组织卷曲，结构杂乱；B. 部分跟腱纤维组织断裂缺损

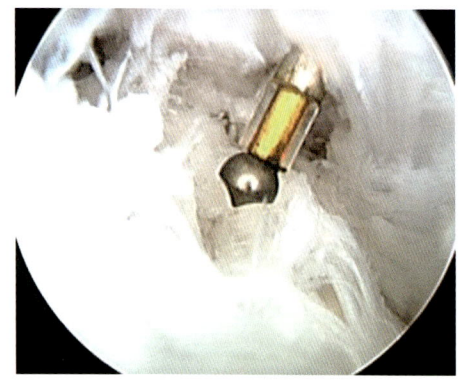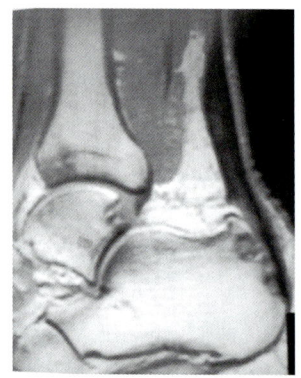

图 1-11-20 射频消融术　　　　图 1-11-21 增生肥大型 MRI 检查

跟腱在跟骨结节附着处虫蚀样改变和信号异常

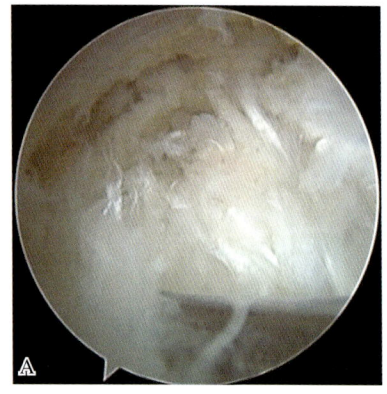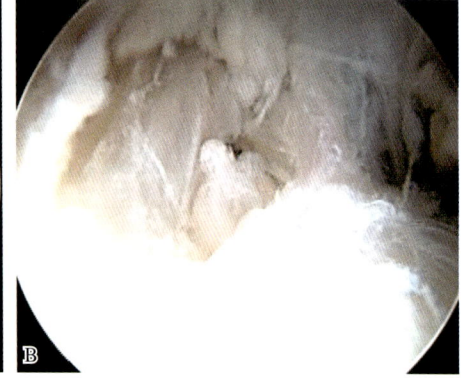

图 1-11-22 增生肥大型关节镜探查

A. 跟骨结节跟腱附着处的组织结构紊乱；B. 部分跟腱组织纤维断裂和瘢痕增生

关节镜下使用刨削刀清理跟腱表面增生的纤维瘢痕组织（图 1-11-23），在跟腱附着处采用 TOPAZ® 行射频消融术（图 1-11-24），垂直刺入跟腱深层达跟骨结节，每隔 3 mm 作为一个治疗点，每个治疗点治疗时间为 0.5 s，压力为 5 ~ 8 g，治疗后的病灶区外观呈网眼状（图 1-11-25）[7]。切口 3 mm，无须缝合，使用敷料包扎，佩戴踝关节支具制动 3 周。术后循序渐进地进行功能康复训练。术后 6 周跟骨结节处跟腱组织肿胀消退（图 1-11-26）。

4. 跟骨结节增生型（Haglund 畸形） 是指跟骨后上结节的异常突出，同时伴跟腱止点周围炎症，属于跟骨跟腱止点末端病的一种类型。临床表现为跟腱后方肿胀、压痛和足背伸活动受限，CT 检查显示跟骨后上方突起，MRI 检查显示跟腱充血、水肿。

患者取俯卧位，足踝部位于手术床远侧，便于术中被动活动踝关节（图 1-11-27）。标记内踝、外踝远端，跟腱内缘、外缘，关节镜下处理 Haglund 畸形采用后外及后内入路，常规选择后踝关节镜入路稍高于跟骨。

先建立后外入路（图 1-11-28），使用尖刀切开皮肤后，用钝圆头穿刺锥及套管

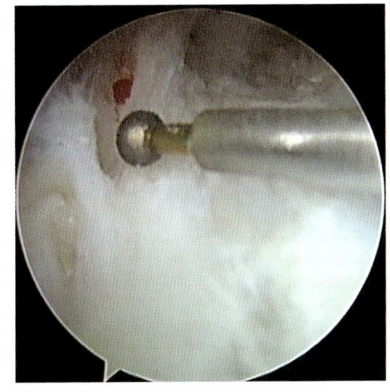

图 1-11-23　清理跟腱增生的纤维瘢痕组织

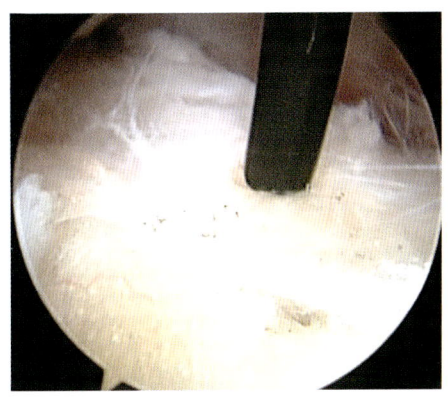

图 1-11-24　采用 TOPAZ® 行射频消融术垂直刺入跟腱深层达跟骨结节

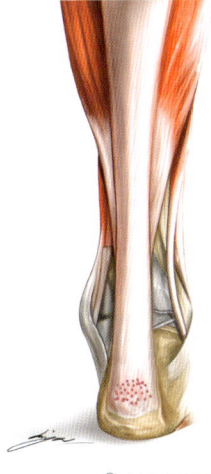

图 1-11-25　TOPAZ® 射频消融后局部呈网眼状

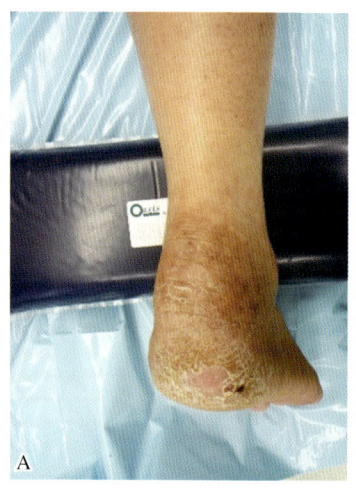
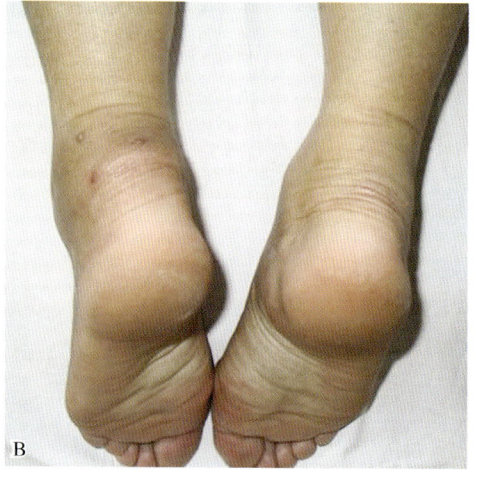

图 1-11-26　增生肥大型治疗前后对比

A. 治疗前右足跟肿胀，皮肤粗糙；B. 术后 6 周跟骨结节周围肿胀消退

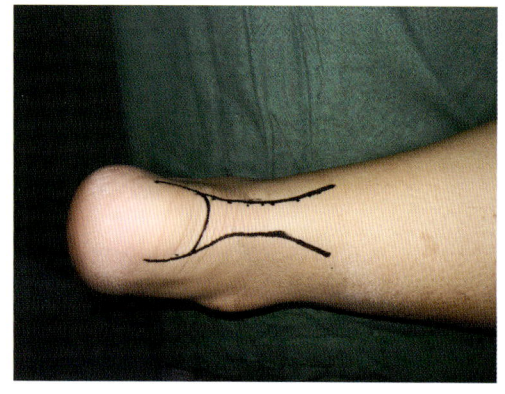
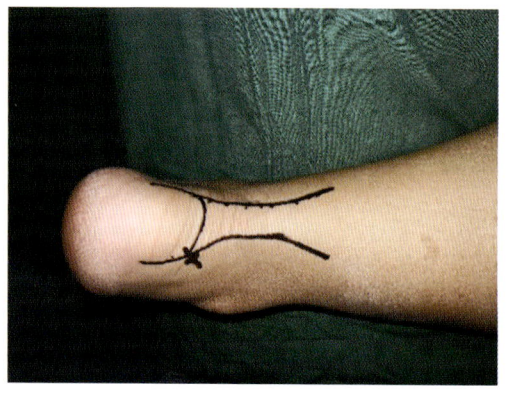

图 1-11-27　手术体位　　　　　　　图 1-11-28　后外入路位置

指向跟骨后上结节的方向穿刺，插入直径 4 mm、倾角 30°的关节镜。在关节镜监视下建立后内入路，先使用注射器针头穿刺，确认位置和角度合适（图 1-11-29），切开皮肤 3 mm，然后于跟腱下的脂肪组织中分离出腔隙（图 1-11-30）。充水后置入刨削刀头，清理跟腱下方的脂肪组织，充分显露跟腱、跟腱滑囊和跟骨后上突（图 1-11-31）。清理跟腱前方充血、变性的滑囊，被动活动踝关节，观察跟骨后上结节与跟腱的撞击情况。在关节镜监视下于跟腱后方刺入注射器针头至跟骨后上结节（图 1-11-32），透视下定位确定跟骨成形骨赘切除的区域（图 1-11-33），磨除骨突部分（图 1-11-34），进行撞击试验和后足内翻撞击试验均为阴性为止（图 1-11-35）。将跟腱浅层的病变也一并处理。注意跟骨后上结节成形术时容易在后外或后内入路处残留骨赘（图 1-11-36），导致术后症状残留[8]。

五、重要提示

1. MRI 等影像学检查对术前跟骨跟腱止点末端病的诊断和治疗方案的制订非常重要。

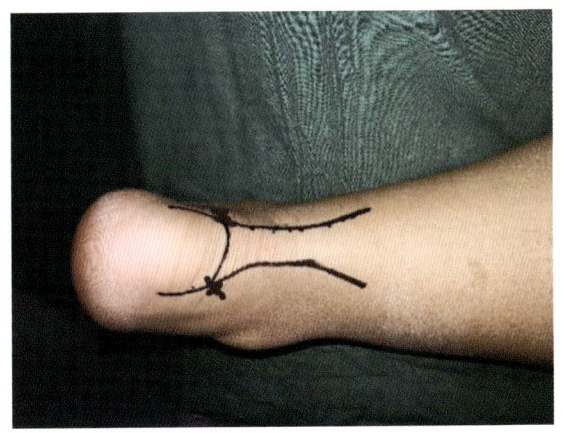

图 1-11-29　后内入路位置

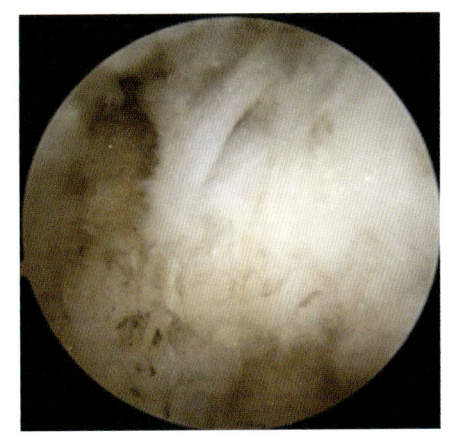

图 1-11-30　预制工作腔隙

在后踝剥离制作出工作腔隙

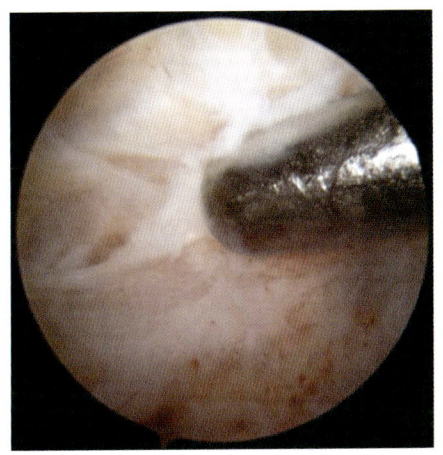

图 1-11-31　清理

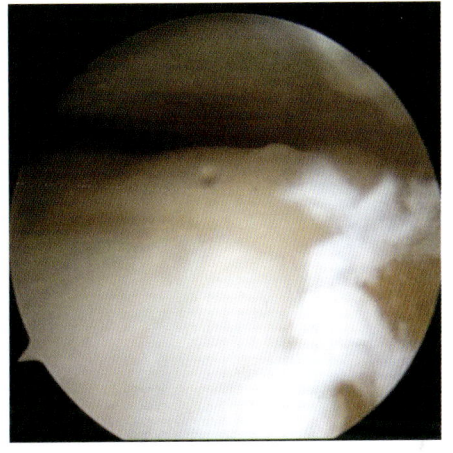

图 1-11-32　确认跟骨后上结节位置

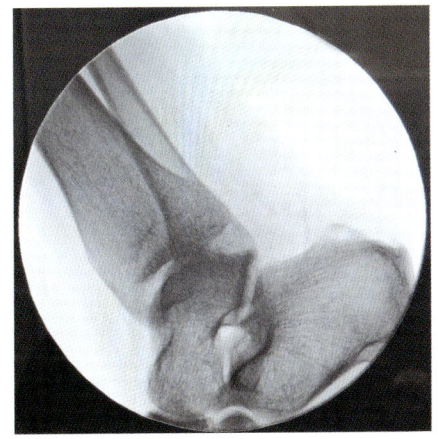

图 1-11-33　透视下定位跟骨后上结节位置

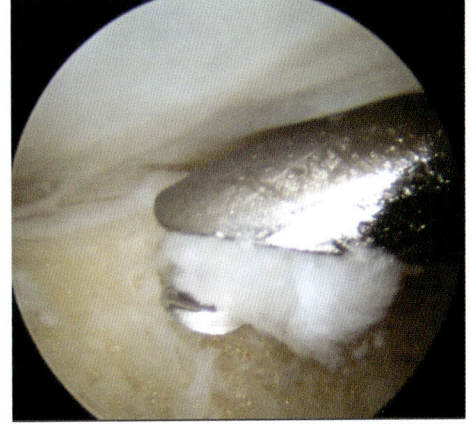

图 1-11-34　骨突清除

使用磨钻磨除跟骨后上结节骨突部分

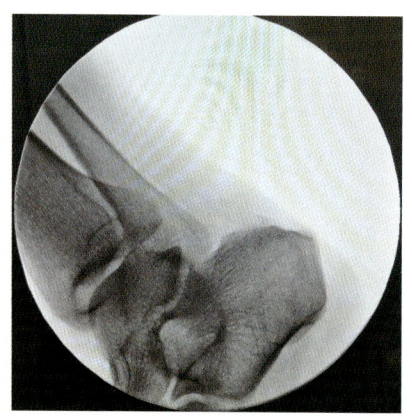

图 1-11-35 跟骨后上结节成形术后 X 线检查

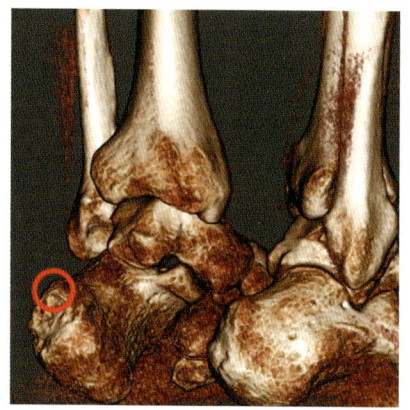

图 1-11-36 CT 三维重建
显示残留骨赘

2. Haglund 畸形术前 CT 三维重建可以显示骨突的范围和位置，便于术中清除病灶。
3. 经常进行局部激素封闭治疗的患者容易发生跟腱断裂或切口不愈合。
4. 跟腱纤维撕裂型由于跟腱组织强度降低，术后要制动 4~6 周防止断裂。

参考文献

［1］SILVA R T, TAKAHASHI R, BERRA B, et al. Medical assistance at the Brazilian juniors tennis circuit-a one-year prospective study. J Sci Med Sport, 2003, 6: 14-18.

［2］JARDE O, HAVET E, MERTL P, et al. Surgical treatment of chronic achilles tendinopathies: Report of 52 cases. Rev Chir Orthop Reparatrice Appar Mot, 2000, 86 (7): 718-723.

［3］THERMANN H, BENETOS I S, PANELLI C, et al. Endoscopic treatment of chronic mid-portion Achilles tendinopathy: novel technique with short-term results. Knee Surg Sports Trauma Arthrosc, 2009, 17 (10): 1264-1269.

［4］MAQUIRRIAIN J, AYERZA M, COSTA-PAZ M, et al. Endoscopic surgery in chronic achilles tendinopathies: A preliminary report. Arthroscopy, 2002, 18 (3): 298.

［5］刘玉杰，王志刚，李众利，等. 关节镜下等离子刀治疗慢性跟腱炎. 中华外科杂志, 2008, 46 (2): 101-103.

［6］MCALLISTER J E, HYER C F. Safety of achilles detachment and reattachment using a standard midline approach to insertional enthesophytes. J Foot Ankle Surg, 2015, 54 (2): 214-219.

［7］JAMES P, TASTO J P, CUMMINGS J, et al. Microtenotomy using a radiofrequency probe to treat lateral epicondylitis. Arthroscopy, 2005, 21: 851-860.

［8］ROTH K E, MUELLER R, SCHWAND E, et al. Open versus endoscopic bone resection of the dorsolateral calcaneal edge: a cadaveric analysis comparing three dimensional CT scans. J Foot Ankle Res，2014，7（1）：56.

（曲　峰　李海鹏　刘玉杰）

第十二节　关节镜下经皮跟腱断裂缝合术

跟腱是维持人体直立、行走、奔跑、跳跃等功能的重要解剖结构。跟腱断裂多因体育运动弹跳落地时牵拉损伤或局部外伤所致，多发生在跟腱与跟骨连接部（图 1-12-1A），也可发生在跟腱与肌腹连接处（图 1-12-1B）。自发性跟腱断裂多发生在运动时，足跟部似受到钝器打击感，或听到突然断裂的响声，患者立即感到疼痛并行走障碍。

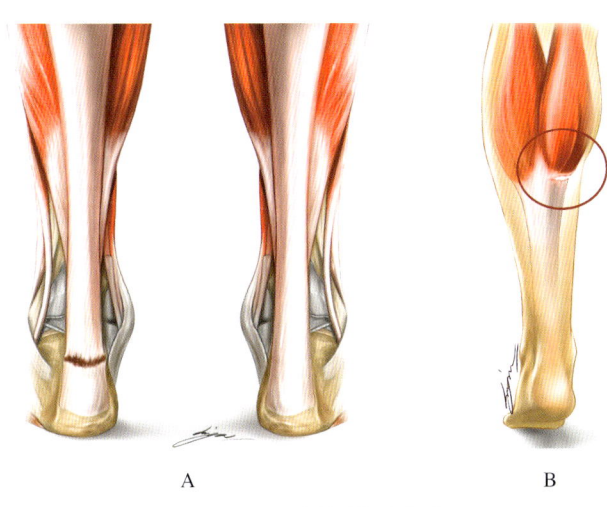

图 1-12-1　跟腱断裂好发部位
A．跟腱与跟骨连接部；B．跟腱与肌腹连接处

一、临床特点

体格检查跟腱断裂处肿胀，局部有淤血及瘀斑，触诊跟腱断裂处有凹陷征。患者取俯卧位屈膝 90°，医师挤压小腿三头肌，跟腱无张力，踝关节不能跖屈即为汤普森（Thompson）试验阳性（图 1-12-2），患者不能单足踮足提踵。超声、MRI 等影像学检查有助于诊断（图 1-12-3）[1]。

二、手术操作要点

跟腱断裂如采用保守治疗，外固定时间长达 6~8 周，跟腱不愈合和再断裂的概率较高。如采用开放手术，会破坏跟腱周围解剖结构、影响血液供应，瘢痕粘连、切口不愈合、延迟愈合及感染较为常见[2]。采用关节镜下经皮跟腱断裂缝合术创伤小（图 1-12-4），避免了开放手术局部解剖结构的损伤和瘢痕增生（图 1-12-5）[3]。

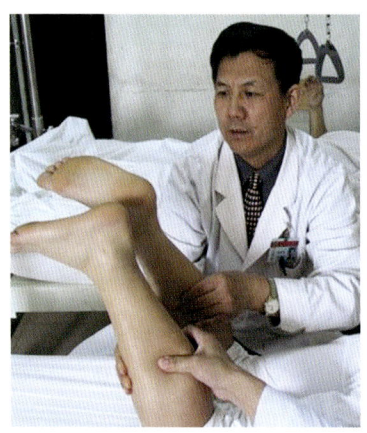

图 1-12-2　汤普森试验

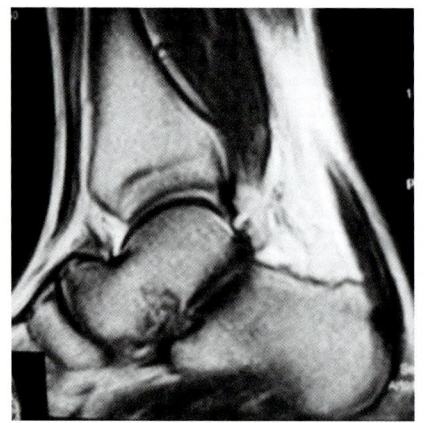

图 1-12-3　MRI 检查

显示跟腱信号不连续

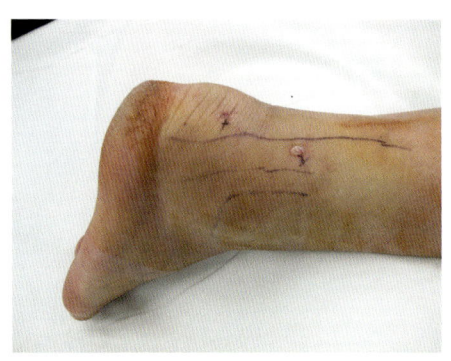

图 1-12-4　皮肤切口

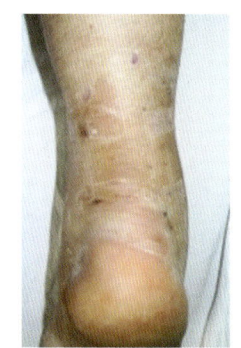

图 1-12-5　关节镜下手术术后外观

避免了局部瘢痕组织增生

（一）术前准备

患者取俯卧位，胸部、骨盆及踝关节垫高，足踝关节放置在手术床的尾端，便于手术操作。为便于术中观察，术前将跟腱外形、断裂部位及手术入路标出（图 1-12-6）。

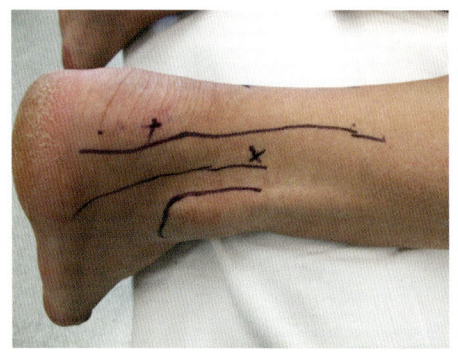

图 1-12-6　术前标记

（二）手术过程

在跟腱断裂的近端约 5 cm 处做两个长约 3 mm 的皮肤切口，分别作为关节镜和手术器械的工作通道（图 1-12-7）。插入穿刺锥，在皮下组织与跟腱之间钝性剥离，预制工作腔隙，然后将关节镜插入跟腱断端之间，发现内有凝血块（图 1-12-8A），关节镜下清除凝血块，显示跟腱两端回缩后形成较大的空腔（图 1-12-8B），跟腱断端参差不齐（图 1-12-8C）。

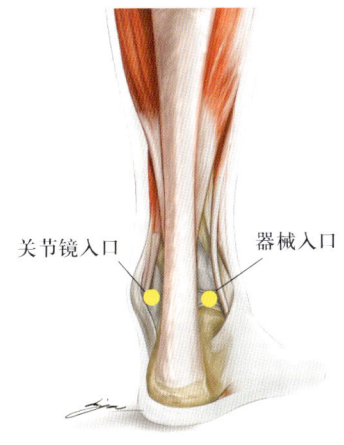

图 1-12-7　关节镜和手术器械工作通道

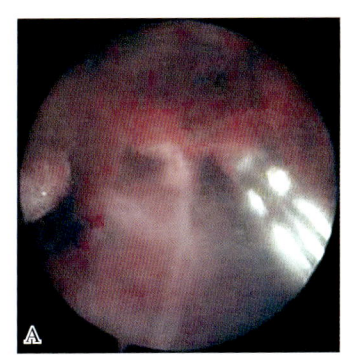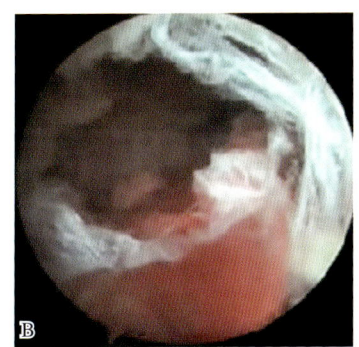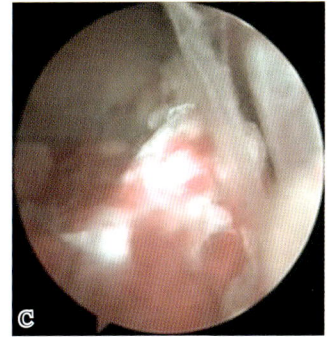

图 1-12-8　关节镜检查

A. 跟腱断端有凝血块；B. 跟腱两端回缩后形成空腔；C. 清除积血后跟腱断端参差不齐

关节镜下清理断端血肿及跟腱残端组织（图 1-12-9），然后将膝关节屈曲 90°、踝关节跖屈 45°，使跟腱两断端靠拢（图 1-12-10），采用改良凯斯勒（Kessler）缝合术进行跟腱缝合（图 1-12-11）。于跟腱断端的近侧 20 mm 和跟腱远端的断端 20 mm，分别垂直跟腱的纵轴，将硬膜外针头经皮横穿跟腱，将不可吸收的高强度缝合线经针孔穿过跟腱的远近两端，将缝合线分别拉紧后打结固定（图 1-12-12）。关节镜下检查缝合后的跟腱断端是否接触并对合好（图 1-12-13），术后采用跖屈位，使用支具或石膏托固定 4~6 周，分期、逐渐将足踝关节置于功能位，再使用跟腱靴支具保护，部分负重活动至术后 8 周，逐渐进行跖屈与行走活动，术后 3 个月可以练习提踵运动。

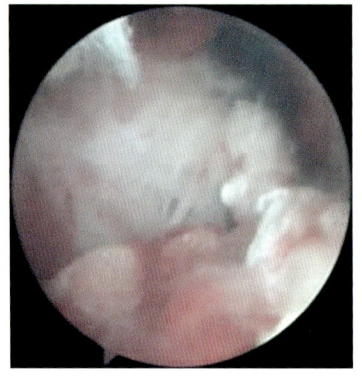

图 1-12-9　关节镜下清理断端血肿及跟腱残端组织

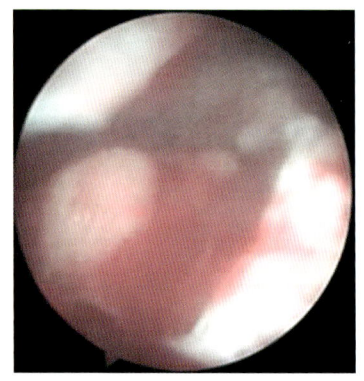

图 1-12-10　踝关节跖屈使跟腱两断端靠拢

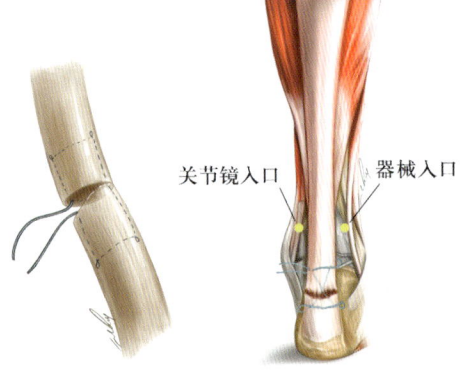

图 1-12-11　跟腱缝合

使用改良凯斯勒（Kessler）缝合术经皮跟腱缝合

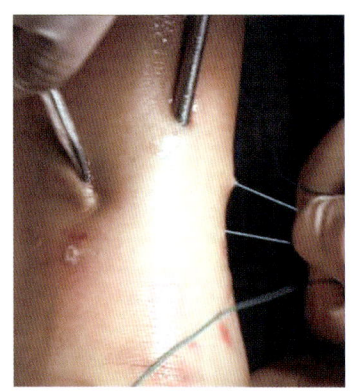

图 1-12-12　打结

在体外将缝合线拉紧打结

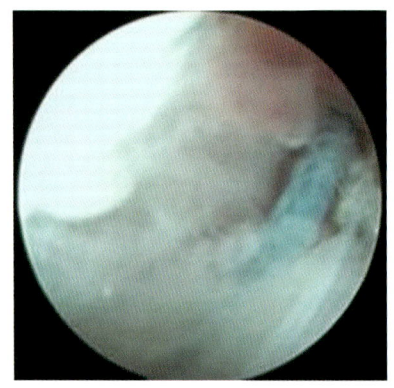

图 1-12-13　关节镜检查

显示跟腱缝合后两断端接触良好

三、重要提示

1. 关节镜下经皮跟腱断裂缝合术适用于急性跟腱断裂，最好在伤后1周左右手术，以免跟腱挛缩对位困难。由于陈旧性跟腱断裂跟腱挛缩张力大，难以将断端对拢，不适合该方法。

2. 注意勿损伤踝关节内侧的胫后血管、神经和外侧的腓肠皮神经。

3. 采用改良凯斯勒缝合法，可以根据断端接触情况，必要时进行加强缝合。术后必须使用石膏或支具保护，防止断端缝线断裂。

4. 关节镜下经皮跟腱断裂缝合术技术要求较高，应由有专科经验的医师完成手术操作。

参考文献

［1］AKTAS S, KOCAOGLU B. Open versus minimal invasive repair with achillon device. Foot Ankle Int, 2009, 30（5）: 391-397.

［2］JUNG H G, LEE K B, CHO S G, et al. Outcome of achilles tendon ruptures treated by a limited open technique. Foot Ankle Int, 2008, 29（8）: 803-807.

［3］刘玉杰, 王志刚, 李众利, 等. 关节镜技术在关节外手术的临床应用. 解放军医学杂志, 2003, 3: 275-276.

［4］LIM J, DALAL R, WASEEM M. Percutaneous vs. open repair of the ruptured achilles tendon-a prospective randomized controlled study. Foot Ankle Int, 2001, 22（7）: 559-568.

（曲　峰　刘玉杰）

第十三节　关节镜微创手术治疗踇囊炎及踇外翻

一、临床特点

踇外翻畸形主要表现为第一跖骨内收、踇趾外翻、第二趾骑跨踇趾（图1-13-1）；第二、三跖骨头下沉，前足横弓塌陷，足底痛性胼胝（图1-13-2）[1,2]。由于以上畸形改变，常引起踇趾和第二、三跖趾关节疼痛，严重者影响穿鞋和行走[3]。

二、影像学表现

足的正侧位X线检查可用于评估第一跖趾关节有无关节炎。踇外翻角（hallux valgus angle, HVA）正常为15°~16°（图1-13-3）；第一至第二跖骨间角（intermetatarsal angle, IMA）正常为8°~10°（图1-13-4）；跖骨远端关节角（distal metatarsal articular angle, DMAA）正常为5°~7°（图1-13-5）；籽骨位置（sesamoid position, SP）对判断踇外翻也具有一定的价值（图1-13-6）。足负重位CT扫描对踇外翻的影像学检查也逐渐应用于临床[4-6]。

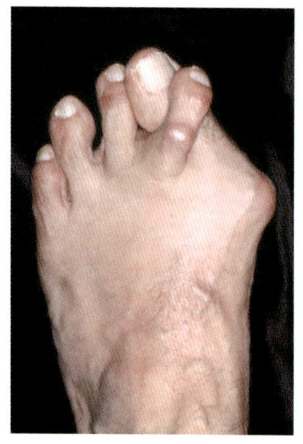
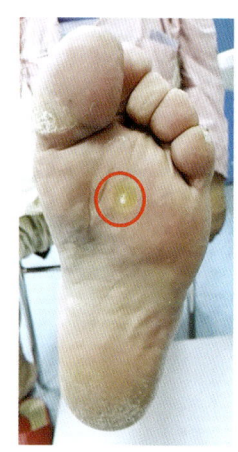

图 1-13-1　第二趾骑跨跨趾　　图 1-13-2　足底痛性胼胝

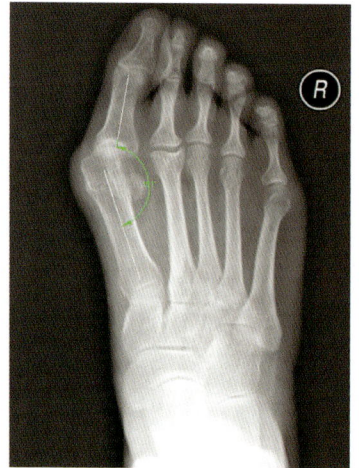
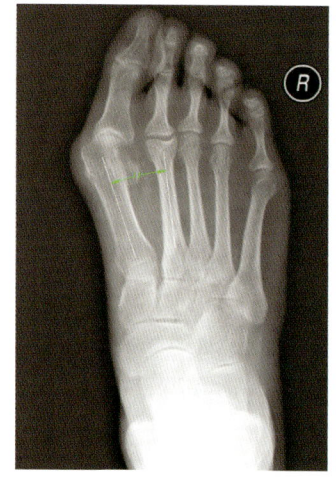

图 1-13-3　跨外翻角　　　　图 1-13-4　第一至第二跖骨间角
（跖骨和趾骨间成角）　　　（第一至第二跖骨间成角）

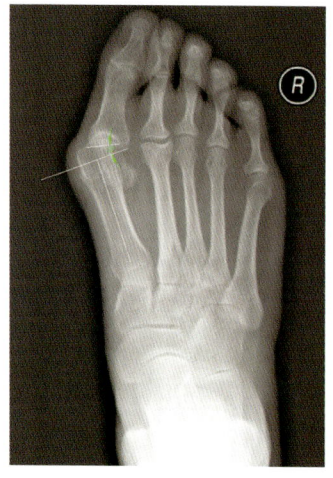
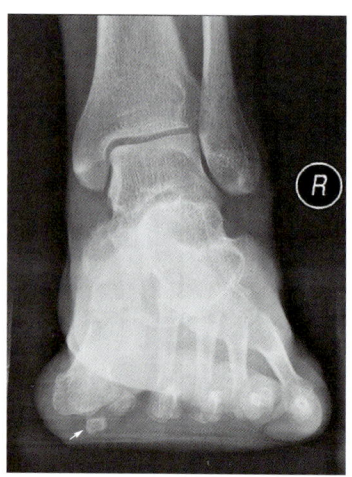

图 1-13-5　跖骨远端关节角　　图 1-13-6　跨外翻籽骨位置
　　　　　　　　　　　　　　　　　　　　明显向外侧移位

根据测量的角度,将跗外翻分为轻、中、重度:轻度为 HVA ≤ 20°,IMA ≤ 13°;中度为 20° < HVA ≤ 40°,13° < IMA ≤ 16°;重度为 HVA > 40°,IMA > 16°[7, 8]。

三、跗外翻开放手术

跗外翻常规采用开放手术,采用以 McBride 术式、Du Vries-Mann 术式和 Silver 术式等为代表的软组织术式[9],通过切除跗趾内侧的骨赘、跗收肌松解术和跗囊炎清理,达到矫正跗外翻畸形的目的[10, 11]。

跗外翻畸形严重者须进行跖趾关节炎清理术和截骨矫形术,常用的术式有 Akin 术、Chevron 术、Scarf 术、Ludloff 术、Lapidus 术、Reverdin 术、Weil 术、Keller 术,以及跖趾关节融合术[12-14],以矫正第一至第二跖骨间角(IMA)及 DMAA。

四、关节镜下跗外翻手术

(一) 适应证

关节镜下跗外翻手术适合于早期以跗囊炎和跗外翻轻度畸形为主要表现者(图 1-13-7),HVA ≤ 20°,IMA ≤ 13°;跖趾关节软骨基本正常,无严重的骨关节炎,关节活动度好,屈趾及伸趾功能正常者。

(二) 禁忌证

以下情况均不适合行关节镜下微创手术[15, 16]:严重的跗外翻畸形、HVA > 25° 或存在一个或多个足趾的锤状趾者(图 1-13-8);跖趾关节脱位伴骨关节炎者;跖趾关节僵直,活动受限者;第一跖趾关节有手术史,局部皮肤瘢痕粘连关节镜难以进入者;局部皮肤破溃感染或足真菌感染者;糖尿病足、下肢血管性疾病足血运不良,影响切口愈合者。

(三) 麻醉与体位

患者取仰卧位,常规消毒,铺无菌单。使用 2% 利多卡因、生理盐水、0.75% 罗哌卡因 1:1:1 混合液 10 ~ 15 ml 进行局部浸润麻醉,以第一跖趾关节为中心进行局部皮肤浸润麻醉(图 1-13-9)和关节腔内麻醉,麻醉范围呈菱形(图 1-13-10)。

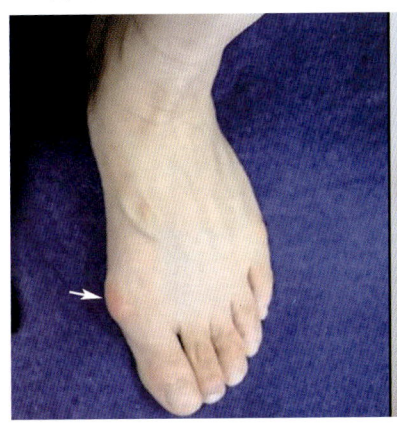
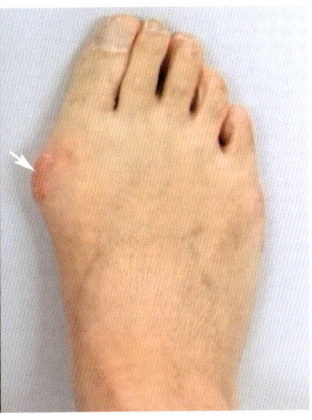
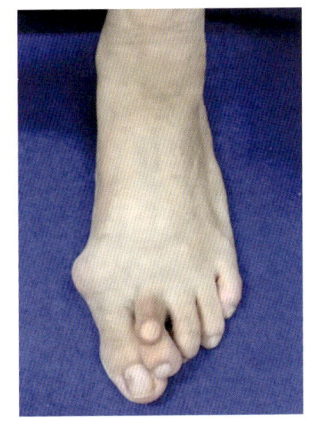

图 1-13-7 轻度跗外翻伴跗囊炎　　　　图 1-13-8 严重跗外翻畸形伴锤状趾

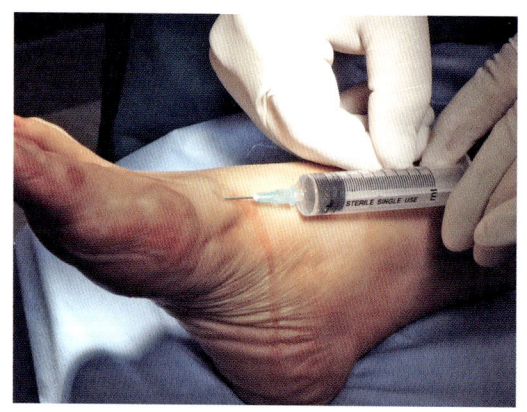

图 1-13-9　麻醉进针点

以第一跖趾关节为中心进行局部浸润麻醉

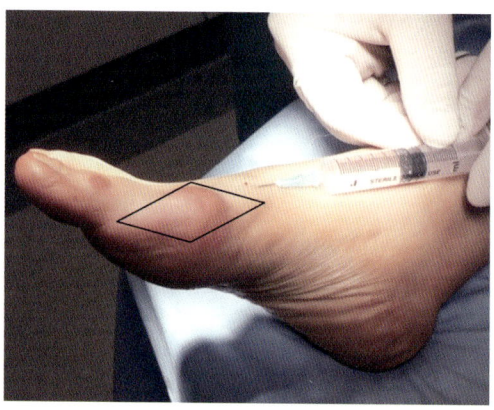

图 1-13-10　局部麻醉范围呈菱形

准备直径 1.9～2.7 mm 的 30°广角关节镜、微型刨削刀和磨钻头。于第一跖骨头近侧 3 cm 处分别做两个手术入路，通过穿刺锥将关节镜插入关节腔（图 1-13-11），在关节镜监视下建立手术器械工作通道（图 1-13-12）。由于第一跖趾关节的间隙狭小，排水较困难，影响视野，可插入一枚粗注射针头，增加液体灌注和循环（图 1-13-13），使视野更清晰[17, 18]。

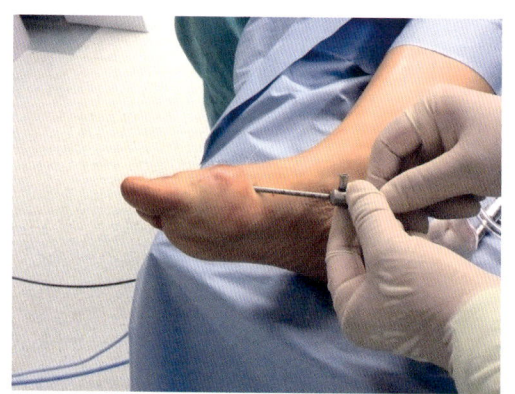

图 1-13-11　将穿刺锥插入关节腔

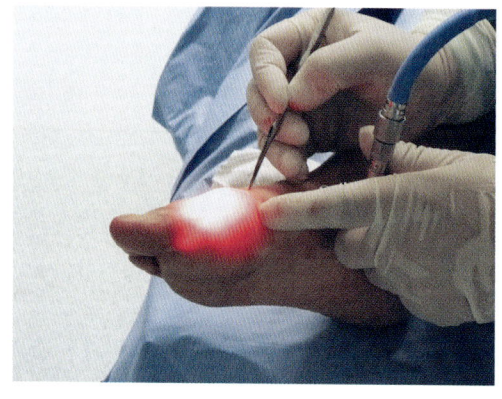

图 1-13-12　在关节镜监视下建立工作通道

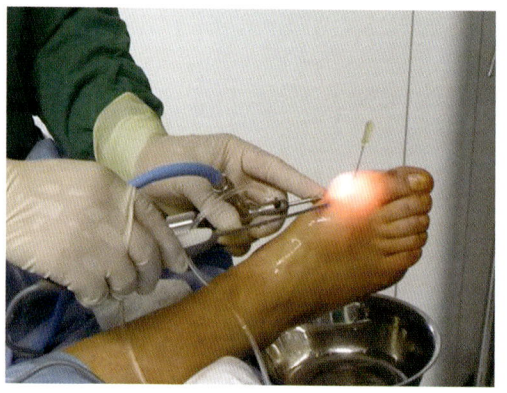

图 1-13-13　在第一跖趾关节间隙插入一枚粗注射针头

关节镜下探查，发现跚囊炎呈蜂窝状（图1-13-14），第一跖趾关节骨赘增生（图1-13-15）。采用射频等离子刀清理增生的滑膜组织（图1-13-16），用刨削刀和磨钻清理第一跖趾关节增生的骨赘（图1-13-17），探查磨削后的骨赘创面是否平整（图1-13-18）。手术时，要特别注意保护好跖趾关节附近的血管和神经，以免损伤（图1-13-19）。

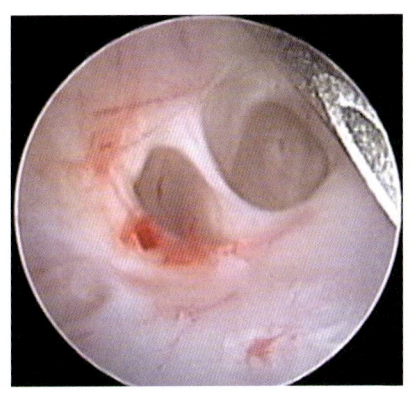

图1-13-14 跖趾关节跚囊炎

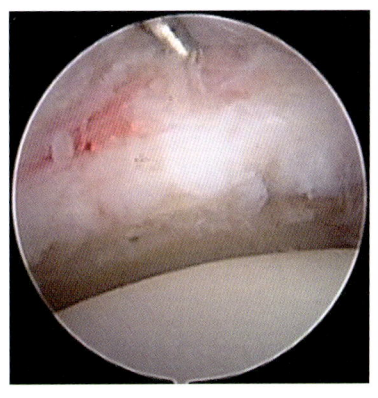

图1-13-15 第一跖趾关节骨赘增生

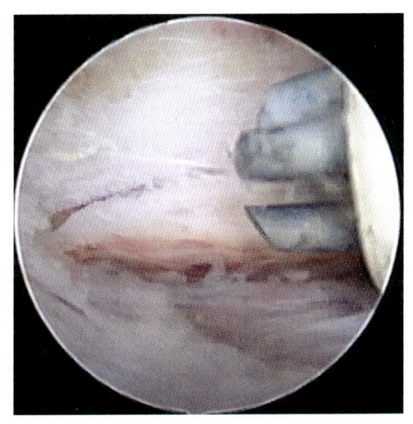

图1-13-16 使用等离子刀清理增生的第一跖趾关节滑膜炎

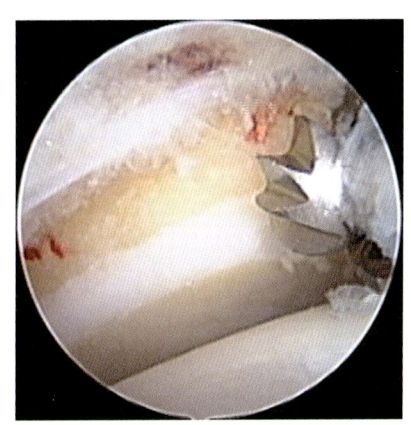

图1-13-17 使用磨钻磨削第一跖趾关节增生的骨赘

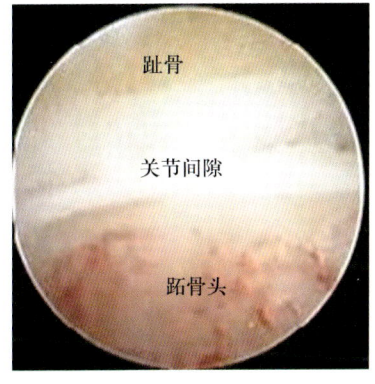

图1-13-18 骨赘磨削后骨面平整

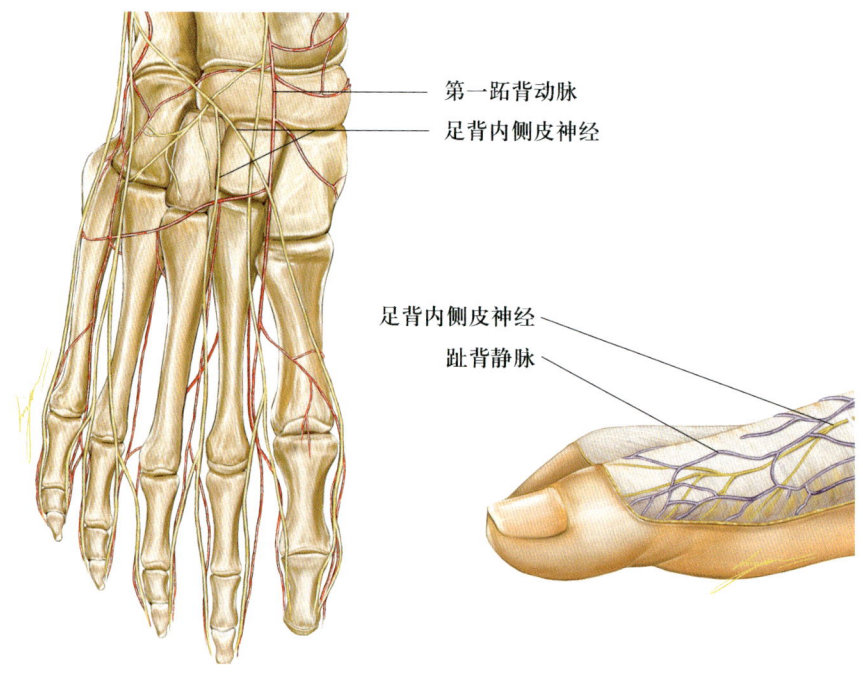

图1-13-19 跗趾关节附近的血管和神经示意图

在第一及第二趾间背侧切一小口,进行姆内收肌切断松解,切口无须缝合,手术完毕用纱布包扎,使用"8"字绷带或矫形带(图1-13-20)固定在姆内翻位。

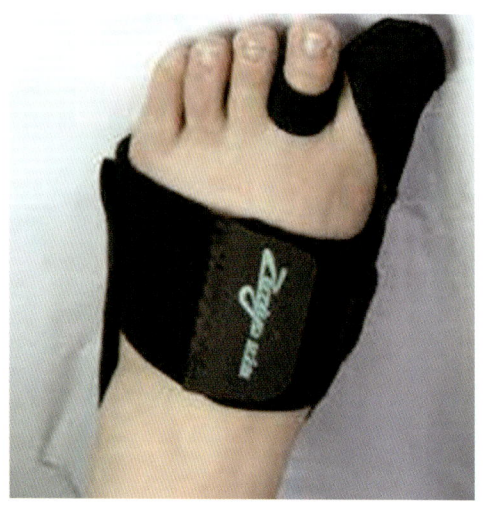

图1-13-20 姆外翻术后矫形带固定

五、重要提示

1. 术前选择以姆囊炎为主伴轻度姆外翻为手术适应证,不能盲目扩大手术适应证。
2. 注意保护好跗趾关节附近的血管和神经,避免损伤。

参考文献

[1] CANALE S T, BEATY J H. Campbell's Operative Orthopaedics. 13 th ed. Philadelphia: Elsevier, 2013: 3805-3806.

[2] 王正义, 张建中, 俞光荣. 足踝外科学. 北京: 人民卫生出版社, 2006: 471.

[3] COUGHLIN M J. Hallux valgus. Am J Bone Joint Surg, 1996, 78: 932-966.

[4] COUGHLIN MJ, ROGER A, MANN AWARD. Juvenile hallux valgus: etiology and treatment. Foot Ankle Int, 1995, 16(11): 682-697.

[5] GENG X, WANG C, MA X, et al. Mobility of the first metatarsal cuneiform joint in patients with and without hallux valgus: in vivo three-dimensional analysis using computerized tomography scan. J Orthop Surg Res, 2015, 10: 140.

[6] DHINSA B, WALKER R, JONES I. Technique to test flexor hallucis longus after Akin osteotomy. Ann R Coll Surg Engl, 2016, 98(2): 156.

[7] DEENIK A R, DE VISSER E, LOUWERENS J W, et al. Hallux valgus angle as main predictor for correction of hallux valgus. BMC Musculoskelet Disord, 2008, 9(1): 70.

[8] 王正义, 姜保国, 唐康来, 等. 踇外翻外科治疗专家共识. 中华骨与关节外科杂志, 2018, 11(2): 87-95.

[9] CEMIL K, HASAN O, HALUK A, et al. The effectiveness of distal soft tissue procedures in hallux valgus. J Orthop Trauma, 2008, 9: 117-121.

[10] 盛锟锟, 王宸. 踇外翻的手术治疗. 中国矫形外科杂志, 2009, 17(21): 1636-1638.

[11] 李泽芹. 踇外翻的手术治疗进展. 医学理论与实践, 2010, 23(6): 658-659.

[12] SWANSON A B, de groot swanson g. Use of grommets for flexible hinge implant arthroplasty of the great toe. Clin Orthop Relat Ras, 1997, 34(10): 87-94.

[13] 金今, 李其一, 林进, 等. 第一跖趾关节Swanson人工假体置换术及其疗效评价. 中华医学会杂志, 2005, 85(29): 2050-2053.

[14] MROCZEK K J, MILLER S D. The modified oblique Keller procedure: a technique for dorsal approach interposition arthroplasty sparing the flexor tendons. Foot Ankle Int, 2003, 24(7): 521.

[15] LUI T H, NG S, CHAN K B. Endoscopic distal soft tissue procedure in hallux valgus surgery. Arthroscopy, 2005, 21(11): 1403.

[16] LUI T H, CHAN K B, NG S. Arthroscopic Lapidus Arthrodesis. Arthroscopy, 2006, 21(12): 1516.

[17] LUI T H, CHAN K B, CHAN L K, et al. Endoscopic distal soft-tissue release in the treatment of hallux valgus: a cadaveric study. Arthroscopy, 2010, 26(8): 1111-1116.

[18] LUI T H. Arthroscopy and endoscopy of the foot and ankle indications for new techniques. Arthroscopy, 2007, 23 (8): 889-902.

(曲　峰　刘玉杰)

第二章 关节镜微创技术治疗关节内骨折

第一节 关节镜下撬拨复位固定治疗肱骨大结节骨折

肱骨大结节骨折
合并肩关节脱位
关节镜下手术

一、临床特点

肩关节肱骨大结节骨折的发生率为15%~30%[1-3]。根据骨折移位情况可分为移位骨折和无移位骨折。Neer对移位>1 cm的肱骨大结节骨折,采用开放手术复位内固定治疗。研究表明,即使肱骨大结节骨折块轻度移位,在肩关节运动的情况下也会发生肩峰撞击。关节镜下撬拨复位内固定手术创伤小,有助于早期功能康复[4, 5]。

二、影像学表现

肩关节正侧位及轴位X线检查可明确诊断(图2-1-1);CT三维重建有助于了解骨折移位的情况(图2-1-2);肩关节MRI检查有助于Bankart损伤或肩袖损伤的诊断[1, 3, 6, 7]。

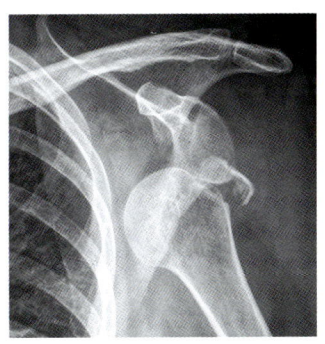

图2-1-1 肩关节X线检查
显示肩关节前脱位

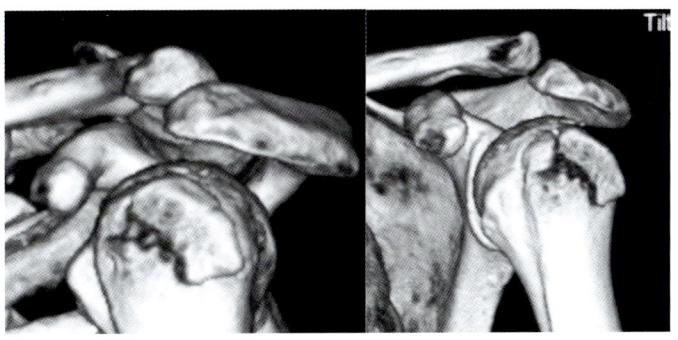

图2-1-2 肩关节CT三维重建检查
显示肱骨大结节撕脱骨折移位

三、手术操作要点

(一)术前准备

采用全身麻醉,患者取侧卧位,患肢外展60°,牵引重量为3~4 kg。术前使用记号笔标记肩峰、喙突、肱骨大结节等骨性标志和关节镜手术入路。为便于术中视野清楚,灌注液每3000 ml生理盐水含0.1%肾上腺素1 ml,进行持续灌洗。

（二）手术入路

以肩峰后外侧角向下 10 mm 再向内 10 mm 即肩关节后方的"软点"作为关节镜后方入路（图 2-1-3），肩关节侧方入路或前方入路为手术操作通道。注意肩峰下 4~5 cm 处有腋神经通过（图 2-1-4），防止损伤。

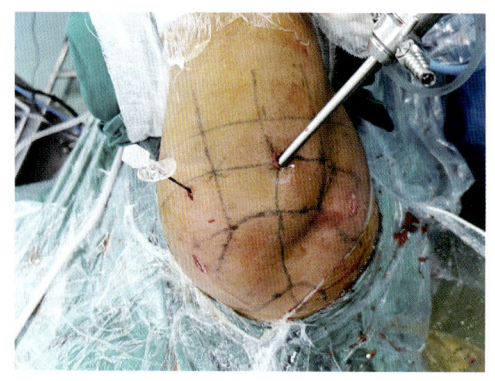

图 2-1-3　肩关节镜手术后方入路

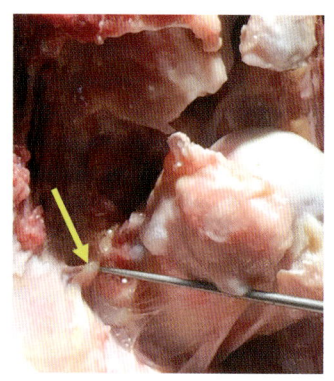

图 2-1-4　腋神经（箭头）解剖

（三）手术过程

1. **探查**　关节镜下探查肩盂、肩袖有无损伤；探查骨折部位、骨折块大小及移位情况。陈旧性骨折需进行创面新鲜化，清理瘢痕组织，以利于骨折愈合。在关节镜监视下撬拨骨折块进行复位（图 2-1-5）。注意保护肩袖组织以免损伤。骨折解剖复位后，经皮将克氏针钻入肱骨大结节，克氏针与肱骨干呈 45°，临时固定骨折块，通过 X 线透视观察克氏针进入骨内的深度和角度，选择合适长度的钛合金空心螺钉固定（图 2-1-6），将螺钉沿克氏针拧入骨折块内。为增加螺钉的把持强度，螺钉要咬住骨折对侧的骨皮质。

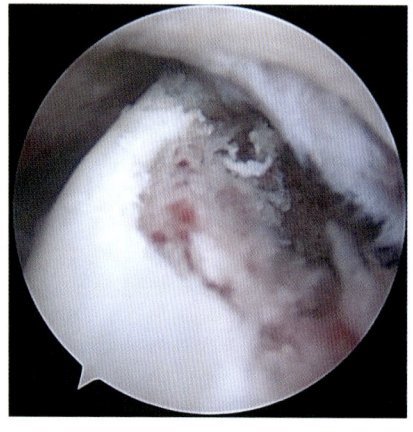

图 2-1-5　骨折块撬拨复位

在关节镜监视下进行骨折块撬拨复位，
注意保护肩袖组织以免损伤

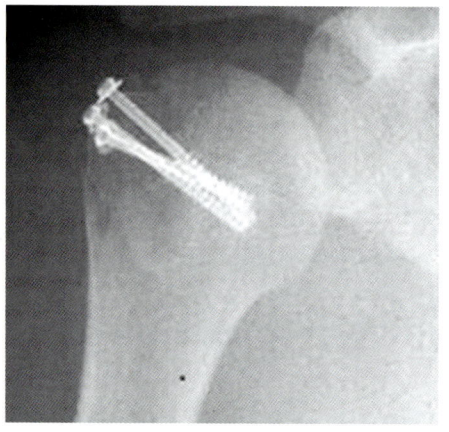

图 2-1-6　空心螺钉固定

根据透视情况，选择合适长度的空心螺钉固定

2. 缝合锚钉固定治疗肱骨大结节骨折 骨折块复位后,将克氏针交叉钻入骨折块,作为临时固定,在肱骨大结节骨折端内侧骨质结构。使缝线穿过肩袖组织,将肩袖和骨折块一起呈桥式网状固定(图2-1-7),缝线的另一端用外排锚钉固定(图2-1-8)。经检查确认骨折块解剖复位并固定良好(图2-1-9),手术完毕,上肢使用悬吊带或支具制动。术后患肢常规悬吊制动4～6周,此期间可被动进行肩关节外展、抬举、前屈和旋转活动。术后第7～10日被动抬高30°～45°并进行悬吊钟摆活动,6周内避免肩关节主动抬举、外展及负重提物[1,2,8]。

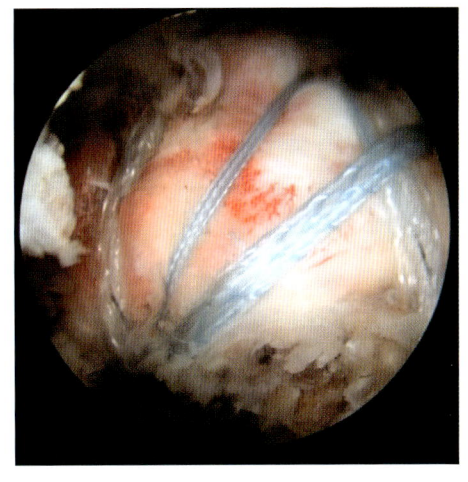

图2-1-7 桥式网状固定法

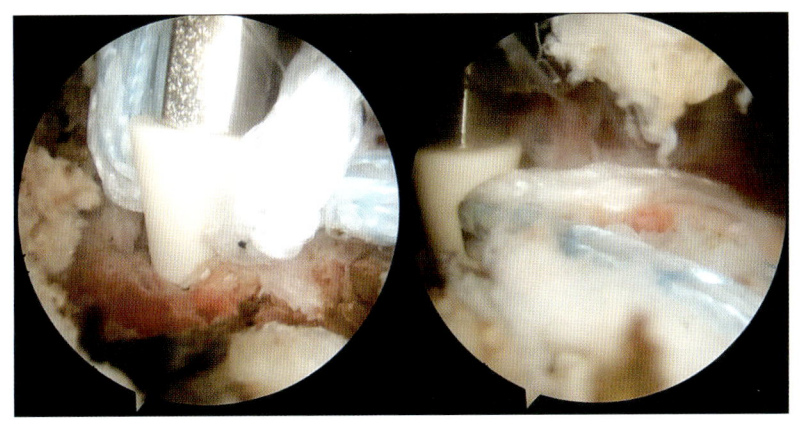

图2-1-8 外排锚钉植入

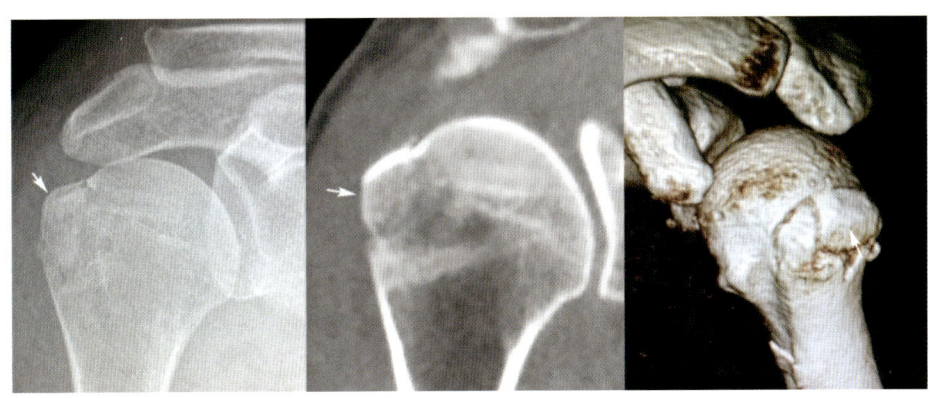

图2-1-9 术后影像学检查

骨折复位良好

四、重要提示

1. 关节内骨折必须解剖复位，以免肱骨大结节骨折块移位与肩峰发生撞击。
2. 撬拨复位和固定时，避免将骨折块与肩袖组织分离。
3. 锚钉固定应避开骨质疏松区，以免锚钉拔出。
4. 螺钉或锚钉植入时防止穿透肱骨头关节面，以免造成肩关节骨软骨划损伤。
5. 外排锚钉植入时注意防止腋神经损伤。

（黄长明　刘玉杰　丁少华）

参考文献

[1] JI J H, KIM W Y, RA K H. Arthroscopic double-row suture anchor fixation of minimally displaced greater tuberosity fractures.Arthroscopy, 2007, 23 (10): 1133.e1-e4.

[2] HYUN S S, GERALD R, WILLIAMS J R. Arthroscopic reduction and fixation with suture-bridge technique for displaced or comminuted greater tuberosity fractures. Arthroscopy, 2008, 24 (8): 956-960.

[3] EDUARDO F C, MARCELO H M, NICOLA A N, et al. Fixation of greater tuberosity fractures.Arthroscopy, 2004, 20 (8): 109-111.

[4] Meier S W, Meier J D. The effect of double-row fixation on initial repair strength in rotator cuff repair: A biomechanical study. Arthroscopy, 2006, 22 (11): 1168-1173.

[5] PLATZER P, THALHAMMER G, OBERLEITNER G, et al. Displaced fractures of the greater tuberosity: A comparison of operative and nonoperative treatment. J Trauma, 2008, 65 (4): 843-848.

[6] BHATIA D N, DE BEER J F, VAN ROOYEN K S, et al. The bony partial articular surface tendon avulsion lesion: an arthroscopic technique for fixation of the partially avulsed greater tuberosity fracture. Arthroscopy, 2007, 23 (7): 786.e1-786.e6.

[7] BAHRS C, LINGENFELTER E, FISCHER F, et al. Mechanism of injury and morphology of the greater tuberosity fracture. J Shoulder Elbow Surg, 2006, 15 (2): 140-147.

[8] JI J H, SHAFI M, SONG I S, et al. Arthroscopic fixation technique for comminuted, displaced greater tuberosity fracture. Arthroscopy, 2010, 26 (5): 600-609.

第二节　关节镜下复位固定治疗骨性 Bankart 损伤

一、临床特点

肩关节前下脱位（图 2-2-1）常发生于训练伤或运动损伤，常合并肩盂骨折，即骨性 Bankart 损伤。该种损伤占盂肱关节创伤性不稳的 5.4%~70%[1-4]，严重影响肩关节的稳定性。

二、影像学表现

由于肱骨头的遮挡，X线检查难以判断肩盂前方骨折的情况，肩关节CT三维重建有助于对肩关节盂唇损伤和缺损程度进行判断（图2-2-2）。MRI检查有助于对肱骨头压缩骨折、缺损程度和肩袖损伤的诊断（图2-2-3）[5]。

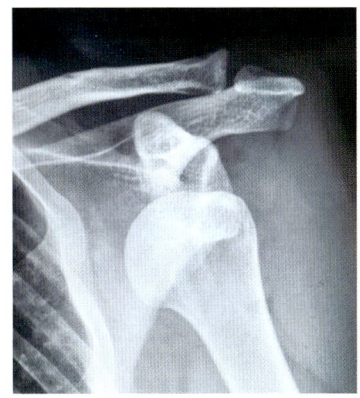

图2-2-1　肩关节X线检查

显示肩关节前下脱位

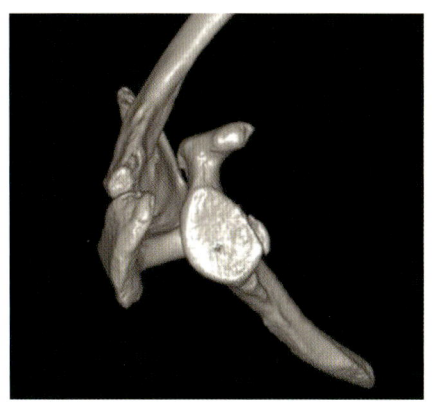

图2-2-2　肩关节CT三维重建

提示肩盂前下缘骨性Bankart损伤

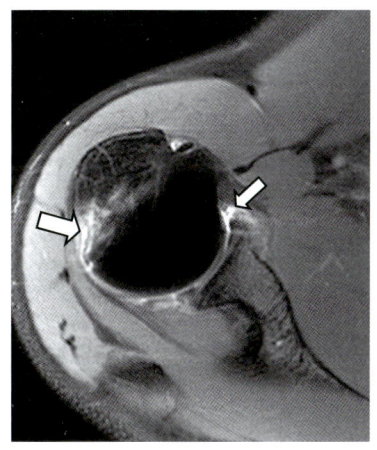

图2-2-3　肩关节MRI检查

显示Bankart损伤伴肱骨头骨挫伤（Hill-Sachs损伤）

三、手术操作要点

（一）麻醉、体位与手术入路

采用全身麻醉。患者取沙滩椅位（图2-2-4）或侧卧牵引位（图2-2-5），牵引重量为3~5 kg。首先建立标准的后方入路（图2-2-6），即将肩峰后外侧角向下15 mm再向内移15 mm后方的软点处作为关节镜观察通道[6]。

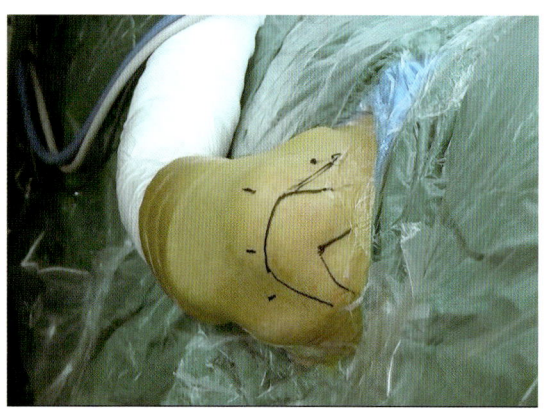

图 2-2-4　沙滩椅位

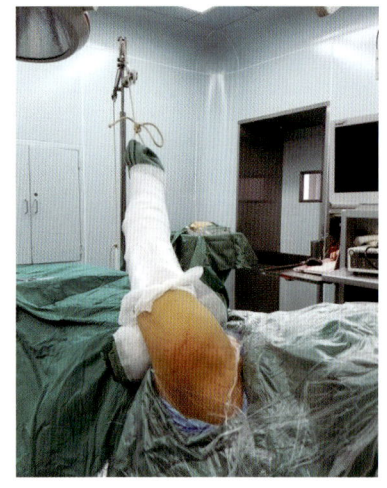

图 2-2-5　侧卧牵引位

肩关节外展 30°～45° 牵引，放置腋下垫

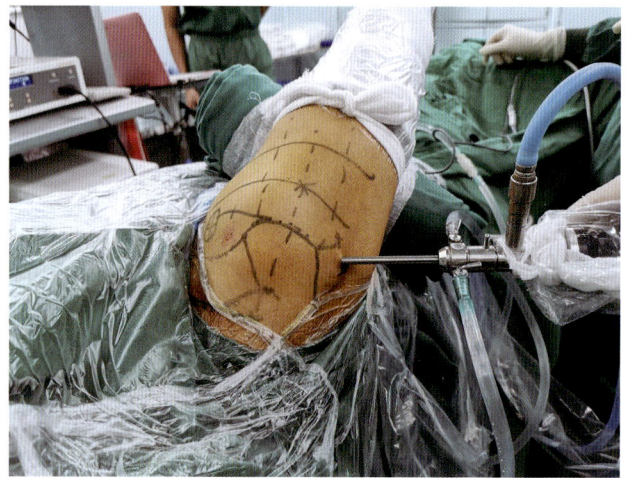

图 2-2-6　建立后方入路

（二）肩关节探查

关节镜下探查肩袖及盂肱关节的解剖结构是否完整，观察肱骨头后上方有无 Hill-Sachs 损伤（图 2-2-7）、肩盂骨性 Bankart 损伤（图 2-2-8）和 SLAP 损伤（图 2-2-9）。在关节镜监视下建立前上入路和前下入路。通过前上入路便于观察盂唇复合体损伤、骨块移位，还可以进行 Bankart 损伤软组织松解、骨块复位和锚钉植入（图 2-2-10）。

（三）骨性 Bankart 损伤修复重建术

如果 Bankart 损伤伴后方不稳和肱骨头压缩骨折（Hill-Sachs 损伤），则应先修复后方不稳，进行 Hill-Sachs 损伤创面处理，先植入锚钉，然后再处理前方骨性 Bankart 损伤。

对骨性 Bankart 损伤进行盂唇缝合修复术时，应根据盂唇损伤骨折情况和患者的职业情况，进行评估和设计修复方案。一般肩盂骨缺损 < 25%，可行盂唇缝合修复 Bankart 损伤；如果肩盂骨缺损 > 25%，则需要进行骨块移植术，即 Bristow-Latarjet 手术[7-9]。

第二章 关节镜微创技术治疗关节内骨折

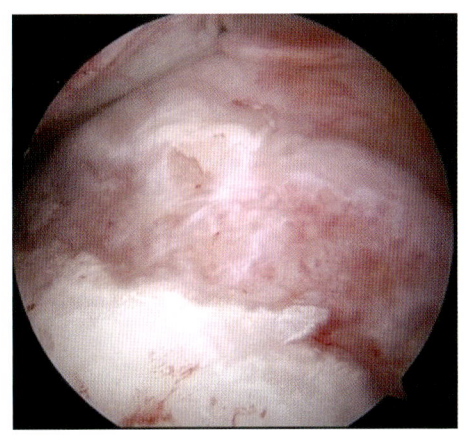 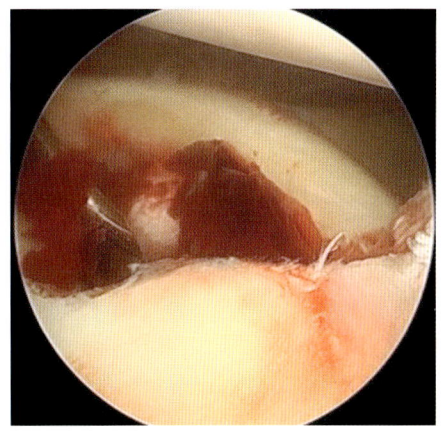

图 2-2-7　Hill-Sachs 损伤
关节镜下见肱骨头压缩骨折

图 2-2-8　骨性 Bankart 损伤
关节镜下见关节盂前方骨折，骨折块移位

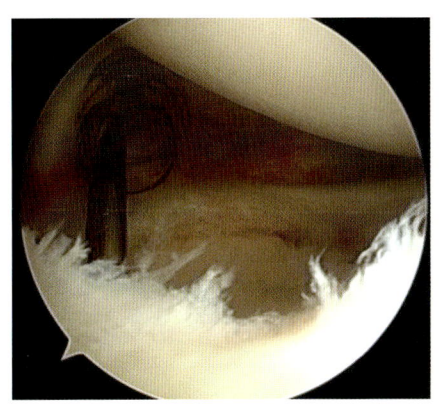 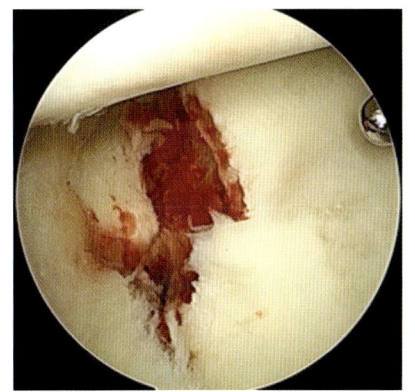

图 2-2-9　SLAP 损伤
关节镜下见上盂唇复位体从前向后损伤

图 2-2-10　前上入路观察
关节镜下可清晰观察 Bankart 损伤情况

修复骨性 Bankart 损伤时应先清理瘢痕组织，再进行软组织松解（图 2-2-11）。为了利于肩盂和软组织愈合，清除肩盂缘软骨 3 mm，再将骨折面新鲜化。在肩盂边缘钻孔植入缝合锚钉，一般由下向上固定撕脱的骨折块，在骨折块的下方将缝线穿过或绕过骨折块及软组织进行打结固定。第一枚锚钉先固定骨折块下缘，第二枚锚钉固定骨折块中部，第三枚锚钉固定骨折块上缘。

可用缝合钩带缝线绕过骨折块（图 2-2-12），将缝线捆扎骨折块进行固定（图 2-2-13）。也可以用无结锚钉固定捆扎缝线（图 2-2-14）。手术完毕，分别从后方入路（图 2-2-15）或前上入路（图 2-2-16）观察骨折复位与固定情

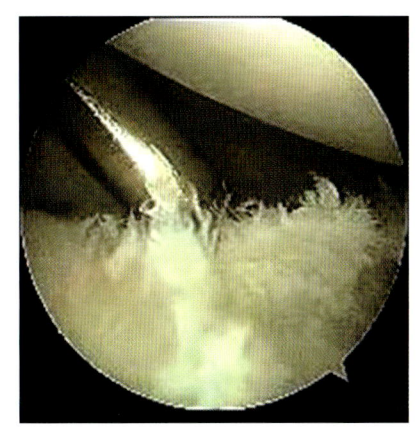

图 2-2-11　清理与松解

况。如骨折块较大，缝合钩难以绕过骨折块，可用克氏针在骨折块上钻孔，缝线穿过骨折块打结固定。关于锚钉的数量，应根据骨折的情况决定，一般采用3~4枚锚钉即可。如果存在SLAP损伤，则可以同期进行修复（图2-2-17）。

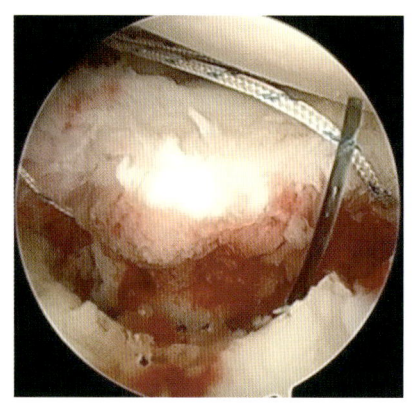

图 2-2-12　骨折块过线

通过缝合钩，用PDS线带锚钉缝线绕过骨折块备用

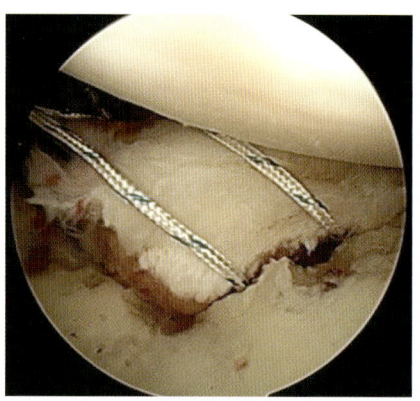

图 2-2-13　骨折块缝合

PDS线将缝线绕骨折块进行打结固定

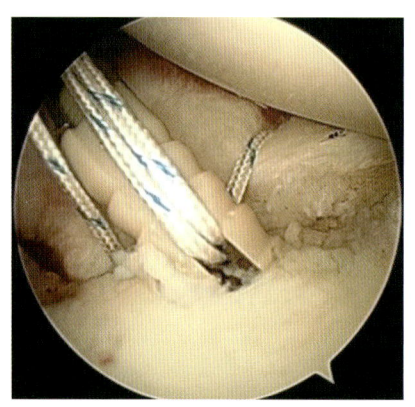

图 2-2-14　骨折块固定

使用无结锚钉固定捆扎骨折块的缝线

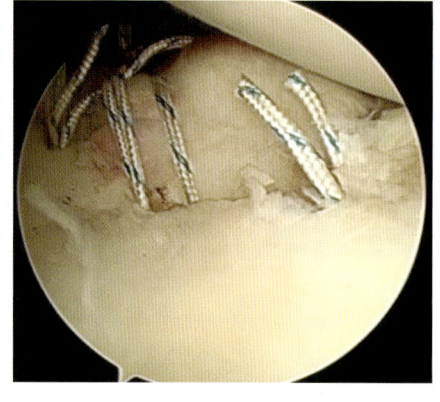

图 2-2-15　从后方入路观察骨折块固定情况

显示骨性Bankart损伤骨折块复位固定满意

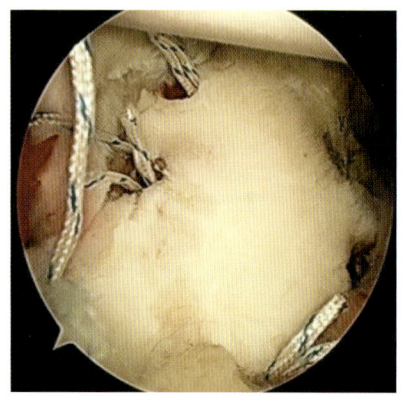

图 2-2-16　从前上入路观察

从前上入路观察肩关节前后不稳修复后情况

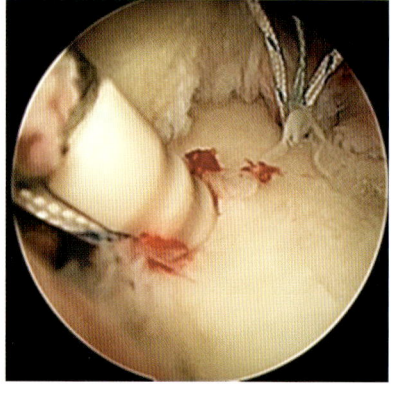

图 2-2-17　SLAP修复

使用无结锚钉进行SLAP损伤缝合固定

（四）术后处理

术后常规复查 CT 三维重建（图 2-2-18），以明确锚钉的位置。观察骨折复位及骨折愈合的情况（图 2-2-19）。

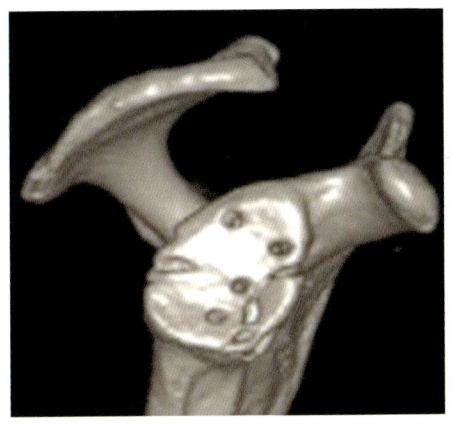 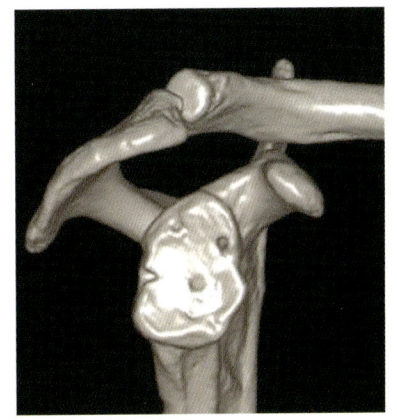

图 2-2-18　术后 CT 三维重建图像　　　图 2-2-19　术后 4 年 CT 三维重建图像

显示锚钉位置与骨折复位情况　　　　　　显示关节面平整，骨折愈合良好

术后按照康复程序进行功能锻炼，正确的康复训练有助于防止肩关节粘连，促进功能恢复。使用悬吊带或三角巾悬吊患肢保护 4~6 周。术后 1 周开始做摆臂训练，术后 2 周逐渐进行被动外展及抬举肩关节训练。

参考文献

[1] PORCELLINI G, CAMPI F, PALADINI P. Arthroscopic approach to acute bony Bankart lesion. Arthroscopy, 2002, 18（7）: 764-769.

[2] MOLOGNE T S, PROVENCHER M T, MENZEL K A, et al. Arthroscopic stabilization in patients with inverted pear glenoid: results in patients with bone loss of the anterior glenoid. Am J Sports Med, 2007, 35（8）: 1276-1283.

[3] MILLETT P J, HORAN M P, MARTETSCHLAGER F. The 'bony Bankart bridge' technique for restoration of anterior shoulder stability. Am J Sports Med, 2013, 41（3）: 608-614.

[4] CAMERON S E. Arthroscopic reduction and internal fixation of an anterior glenoid fracture. Arthroscopy, 1998, 14（7）: 743-746.

[5] BIGLIANI L U, NEWTON P M, STEINMANN S P, et al. Glenoid rim lesions associated with recurrent anterior dislocation of the shoulder. Am J Sports Med, 1998, 26（1）: 41-45.

[6] KIM Y K, CHO S H, SON W S, et al. Arthroscopic repair of small and medium-sized bony Bankart lesions. Am J Sports Med, 2014, 42（1）: 86-94.

[7] SUGAYA H, MORIISHI J, KANISAWA I, et al. Arthroscopic osseous Bankart repair for chronic recurrent traumatic anterior glenohumeral instability: surgical technique. Am J Bone Joint Surg, 2006, 88（Suppl 1）（Pt 2）: 159-169.

[8] SUGAYA H, MORIISHI J, KANISAWA I, et al. Arthroscopic osseous Bankart repair

for chronic recurrent traumatic anterior glenohumeral instability.Am J Bone Joint Surg，2005，87：1752-1760.

[9] BOILEAU P，VILLALBA M，HERY J Y，et al. Risk factors for recurrence of shoulder instability after arthroscopic Bankart repair. Arthroscopy，2006，88（8）：1755-1763.

（黄长明　刘玉杰）

第三节　关节镜下撬拨复位克氏针固定治疗桡骨头骨折

一、临床特点

桡骨头骨折多为跌倒时前臂旋前，肘关节伸直外翻位手掌撑地（图 2-3-1），纵向暴力传导至肘关节，桡骨头与肱骨头发生撞击，导致桡骨头颈骨折[1-3]（图 2-3-2）。

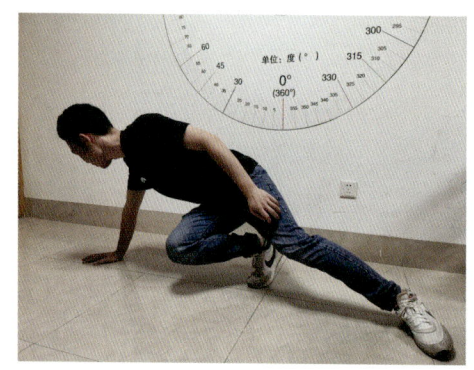

图 2-3-1　外伤机制
手掌撑地，暴力纵向传导，肱骨头与桡骨头撞击，发生骨折

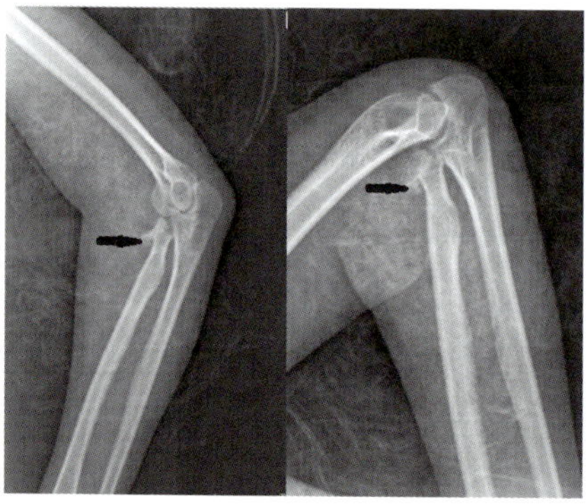

图 2-3-2　肘关节 X 线检查
显示桡骨头颈骨折移位

桡骨头骨折闭合复位困难，外固定难以维持解剖位置，有的骨折复位固定困难，还需要开放手术治疗[4-9]。有的甚至需要行桡骨头切除术。切开复位钢板螺钉内固定后，严重影响肘关节的旋转活动。

关节镜下撬拨复位，可以直接观察骨折情况。通过撬拨达到解剖复位后采用细克氏针固定，可以收到良好的临床疗效。

二、影像学特点

X 线检查显示桡骨头骨折移位呈歪戴帽状（图 2-3-2）、桡骨头劈裂骨折（图 2-3-3A）或向外下方移位（图 2-3-3B）。

三、桡骨头骨折的分型

1954 年，Mason 根据骨折的严重程度及骨折块的移位情况，将桡骨头骨折分为 4 种类型（图 2-3-4）。

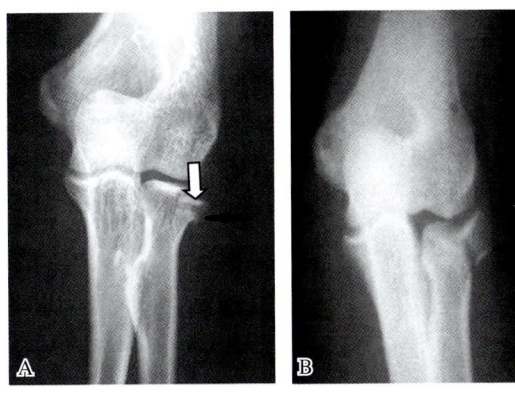

图 2-3-3　肘关节 X 线检查
A. 显示桡骨头劈裂骨折；B. 显示桡骨头向外下方移位

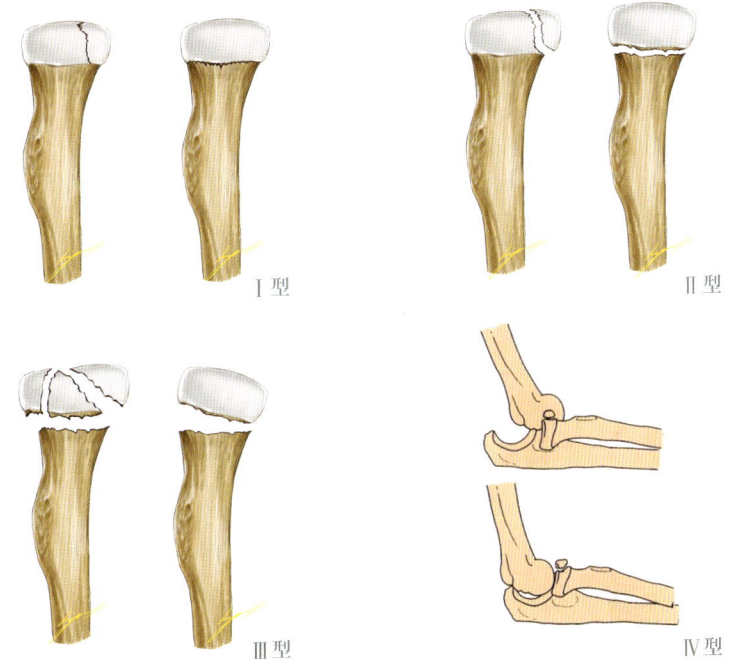

图 2-3-4　Mason 桡骨头骨折分型

（1）Ⅰ型：骨折块较小或边缘骨折，无移位或轻度移位，骨折线通过桡骨头边缘或劈裂，也可能斜行通过关节面。

（2）Ⅱ型：边缘骨折，有移位，骨折范围超过 30%，骨折间隙可能嵌夹有小的骨片或软骨碎屑。

（3）Ⅲ型：桡骨头粉碎性骨折，桡骨头常呈爆裂状向四周移位，也可发生塌陷性骨折。

（4）Ⅳ型：桡骨头粉碎性骨折并发肘关节脱位。

Mason 建议桡骨头骨折Ⅰ型采用非手术治疗，Ⅲ型采用桡骨头切除术，因为它很容易对前臂旋转形成机械性阻挡[6-8, 10, 11]。

四、手术操作要点

(一) 麻醉与体位

采用全身麻醉或神经阻滞麻醉。患者取侧卧位或俯卧位（图2-3-5）。术前标记肘关节骨性标志、神经和血管的走行及关节镜入路[12]（图2-3-6）。

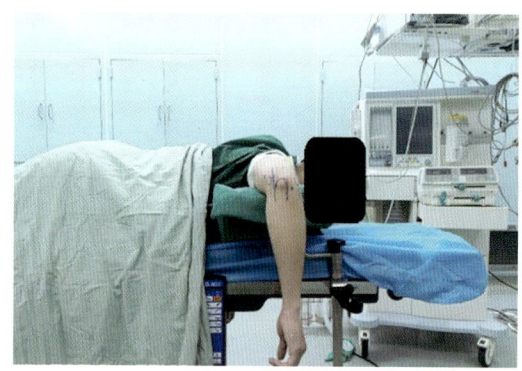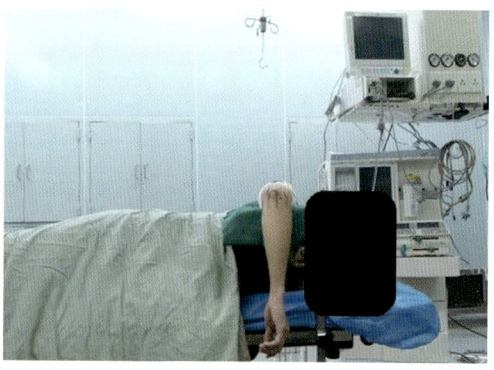

图 2-3-5　手术体位

(二) 手术入路

桡骨头、肱骨外上髁与尺骨鹰嘴构成的等腰三角形的中间为软点，在此处建立肘关节外侧入路（图2-3-7），可作为肘关节镜探查和手术操作的通道。在关节镜监视下，利用Inside-out技术，通过交换棒的引导建立前内侧入路。将关节镜置于前内侧入路，探查桡骨头、肱骨小头、滑车、冠状突（图2-3-8）和内外侧关节囊组织的损伤情况。通过前臂旋转活动进一步观察桡骨头骨折移位情况（图2-3-9），并对手术全程进行监控。

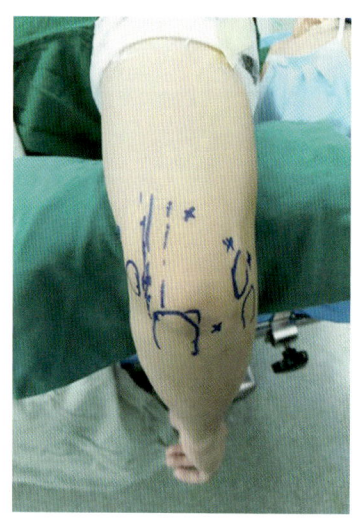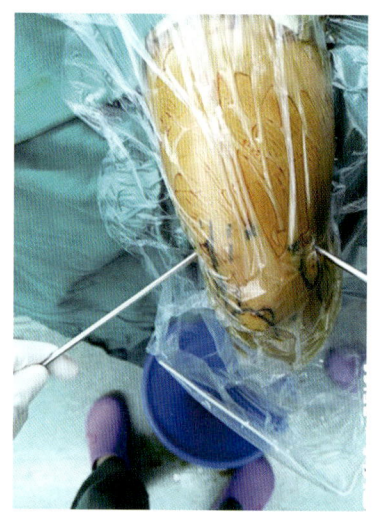

图 2-3-6　术前标记　　　图 2-3-7　肘关节外侧入路

　　　　　　　　　　　　桡骨头、肱骨外上髁与尺骨鹰嘴构成的等腰三角形中点

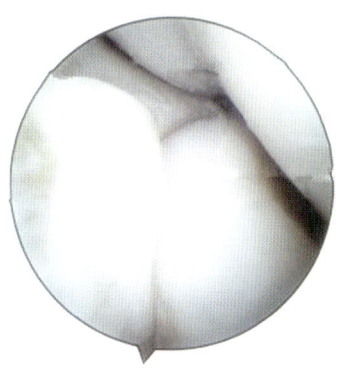

图 2-3-8 前内侧入路观察

关节镜下可见桡骨头、肱骨小头情况

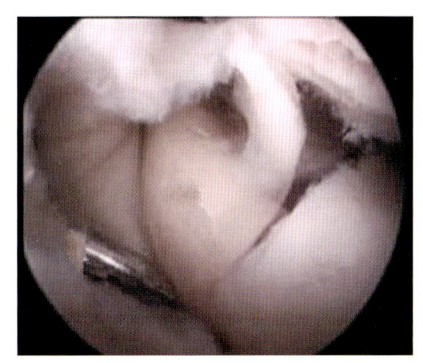

图 2-3-9 骨折显露

关节镜下显示桡骨头骨折

（三）桡骨头骨折撬拨复位及固定

通过肘关节外侧入路，利用撬拨器械对桡骨头骨折移位进行撬拨复位（图 2-3-10）。关节镜下观察桡骨头骨折复位情况（图 2-3-11）。如果关节软骨面解剖复位，则采用经皮插入 1~2 枚直径为 1.2 mm 的克氏针进行骨折块固定（图 2-3-12）。不建议采用钢板螺钉固定，否则将影响肘关节的屈伸和旋转活动（图 2-3-13）。

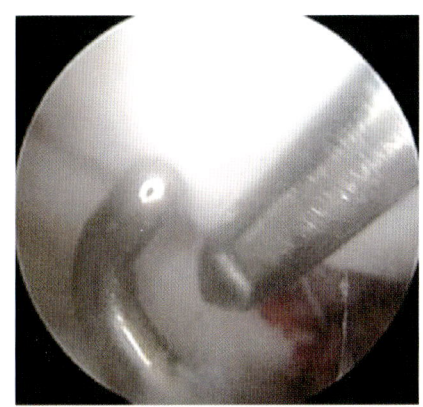

图 2-3-10 撬拨复位

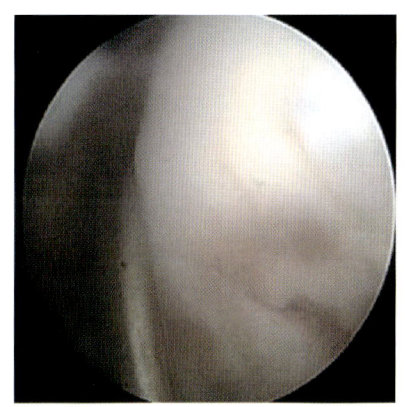

图 2-3-11 桡骨头骨折撬拨复位后

显示关节软骨面平整

关节镜下冲洗、清理关节腔内碎骨屑，拍摄肘关节正侧位 X 线片复查，术后采用支具或石膏固定在功能位，每周复查一次，并指导功能锻炼（图 2-3-14）。

五、重要提示

1. 桡骨头骨折撬拨复位时注意避免损伤环状韧带和桡神经肌支。
2. 桡骨头粉碎性骨折无法解剖复位者可行桡骨头切除或置换术，不建议使用钢板螺钉固定。

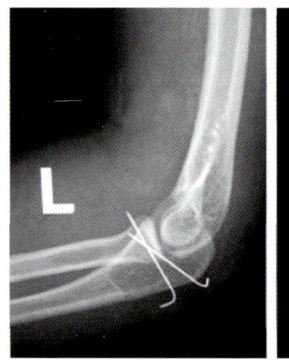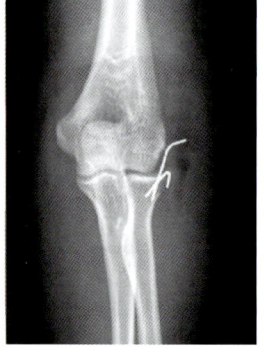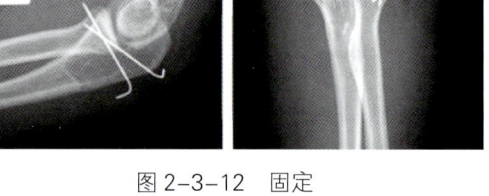

图 2-3-12　固定

经前外侧入路经皮使用 2 枚交叉克氏针垂直骨折线固定

图 2-3-13　钢板螺钉固定后 X 线检查图像

常存在肘关节活动受限

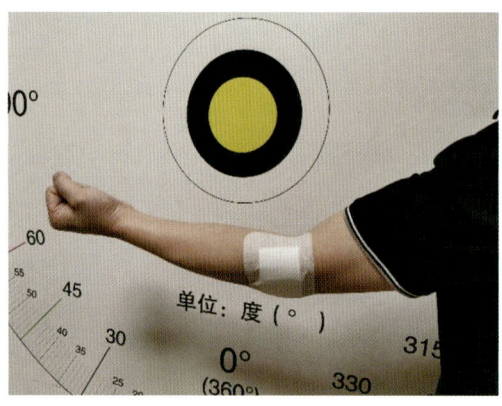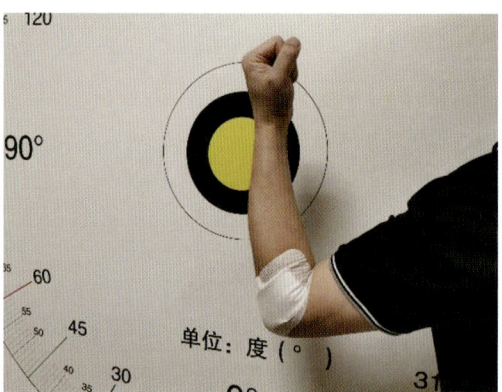

图 2-3-14　术后康复

关节活动度恢复良好

3. 术后使用支具或石膏保护，每周定期复查，指导患者进行功能锻炼，防止肘关节僵硬。

参考文献

[1] DODSON C, NHO S, WILLIAMS R J, et al. Elbow arthroscopy. Am J Acad Orthop Surg, 2008, 16（10）: 574-585.

[2] HADDAD N, CHEBIL M, MILI W, et al. Technique and indications of elbow arthroscopy.A twelve-cases report.Tunis Med, 2009, 87（2）: 120-122.

[3] MICHELS F, POULIART N, HANDELBERG F. Arthroscopic management of Mason type 2 radial head fractures.Knee Surg Sports Trauma Arthrosc, 2007, 15（1）: 1244-1250.

[4] IKEDA M, SUGIYAMA K, KANG C, et al.Comminuted fractures of the radial head, Comparison of resection and internal fixation.Am J Bonc Joint Surg, 2005, 87（1）: 76-84.

[5] ERTILRER E, SECKIN F, AKMAN S, et al.The results of open reduction and screw or K-wire fixation for isolated type Ⅲ radial head fractures.Acta Orthop Trauma Ture,

2010, 44 (1): 20-26.
[6] BURKHART K J, NOWAK T E, APPELMANN P, et al. Screw fixation of radial head fractures: Compression screw versus lag screw-A biomechanical comparison.Injury, 2010, 4 (10): 1015-1019.
[7] OZKAN Y. OZTRK A, OZDCMIR R M, et al.Open reduction and internal fixation of radial head fractures.Ulus Travma Acil Cerrahi Derg, 2009, 15 (3): 249-255.
[8] NALBAOTOGLU U, KOCAOGLU B, GERELI A, et al. Open reduction and internal fixation of Mason type Ⅲ radial head fractures with and without an associated elbow dislocation.Hand Surg (Am), 2007, 32 (10): 1560-1568.
[9] BUSINGER A, RUEDI T P, SOMMER C. On-table reconstruction of comminuted fractures of the radial head.Injury, 2010, 4 (6): 583-588.
[10] MÜLLER M C, BURGER C, WIRTZ D C, et al. Replacement of the comminuted radial head fracture by a bipolar radial head prosthesis.Oper Orthop Trauma, 2011, 23 (1): 37-45.
[11] HOTCHKISS R N. Displace fractures of the radial head: internal fixation or excision? Am J Acad Orthop Surg, 1997, 5: 1-10.
[12] ATESOK K, DORAL MN, WHIPPLE T, et al. Arthroscopy-assisted fracture fixation. Knee Surg Sports Trauma Arthrosc, 2011, 19 (2): 320-329.

（刘玉杰　黄长明）

第四节　关节镜下胫骨髁间棘骨折修复手术

一、胫骨髁间棘骨折分型

1959年Meyers和Mckeever[1]根据胫骨髁间棘骨折的移位情况提出了骨折的分型（图2-4-1）。

（1）Ⅰ型：胫骨髁间棘骨折无明显移位，骨折块的前缘仅有抬高。

（2）Ⅱ型：胫骨髁间棘骨折块前1/3或1/2自基底部抬高，侧位X线片上呈"鸟嘴"状翘起。

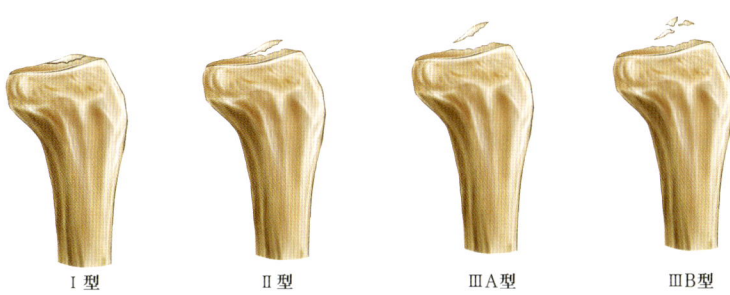

图2-4-1　Meyers-Mckeever胫骨髁间棘骨折分型示意图

（3）ⅢA型：整个胫骨髁间棘位于基底部之上，与胫骨失去接触。

（4）ⅢB型：整个胫骨髁间棘抬高并有旋转移位。

二、常规手术治疗方法

胫骨髁间棘骨折畸形愈合或不愈合的发生率为50%~90%[2,3]。由于前交叉韧带松弛，造成膝关节不稳定，畸形愈合的骨折块容易与髁间窝发生撞击（图2-4-2）。1982年McLennan[4]首次报道了关节镜下复位固定治疗胫骨髁间棘骨折。早期多采用钢丝固定，主要的问题是钢丝切割骨块、钢丝断裂和固定失效[5,6]。使用螺钉固定时，由于胫骨髁为骨松质，螺钉固定容易松动和拔出，导致固定失效。目前，螺钉和钢丝固定法已逐渐被其他固定方法所替代。青少年胫骨髁间棘骨折可采用高强度缝线张力带固定法。该方法对骨骺板的损伤小，也可用于粉碎性骨折，缝线无须再次手术取出[4]。

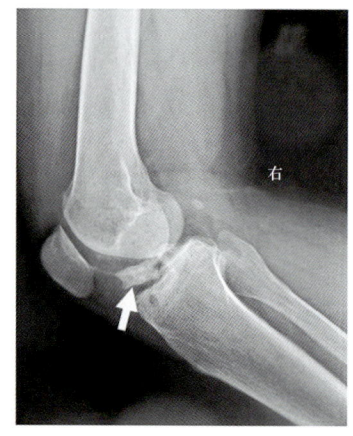

图2-4-2　骨折畸形愈合X线图像

骨折块导致髁间窝撞击

三、手术操作要点

（一）麻醉与体位

采用全身麻醉或硬膜外阻滞。患者取仰卧位，患膝屈曲90°下垂于床尾。

（二）关节镜探查

膝关节镜下检查关节内情况，清理陈旧的积血和碎骨屑（图2-4-3），探查发现半月板前角、膝横韧带嵌入骨折间隙，影响骨折复位（图2-4-4）。在关节镜下使用探钩轻轻地将其牵开、撬拨，骨折块即可复位（图2-4-5）。

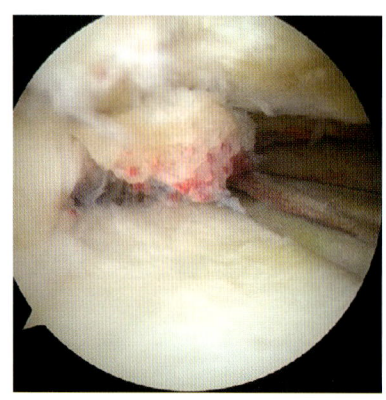

图2-4-3　关节镜下探查关节内大体情况

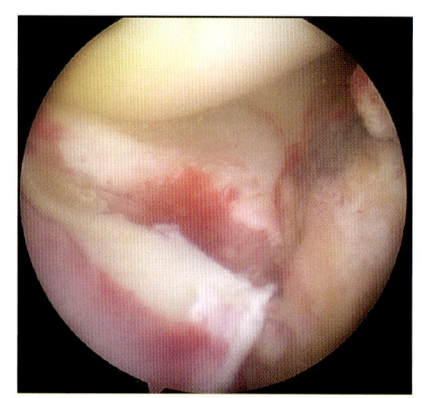

图2-4-4　关节镜下探查

半月板前角、膝横韧带嵌入骨折间隙，影响骨折复位

（三）编织线领带结套扎固定技术

于前交叉韧带附着处的两侧分别用前交叉韧带胫骨隧道定位器（图 2-4-6），从胫骨结节两旁使用直径为 2.2 mm 的导针钻取隧道备用。采用肩关节缝合器，绕过前交叉韧带（ACL）后方在 ACL 与骨块蒂部交界处穿过（图 2-4-7），将 5 号爱惜邦（Ethibond）缝线带过（图 2-4-8），将双股缝线似领带结样环形套扎在 ACL 与骨块交界处（图 2-4-9），将两根线分别从骨折块两侧胫骨隧道穿出，拉紧缝线，在胫骨结节两侧打结固定。根据撕脱骨折情况，可采用单领带结或双领带结套扎固定。一般骨折块较大，采用单领带结套扎固定法（图 2-4-9），粉碎性骨折采用双领带结固定技术（图 2-4-10）。

（四）术后处理

手术完毕，在关节镜下探查固定后骨折的稳定情况，术后使用卡盘支具保护，按照康复程序进行功能训练。复查膝关节正侧位 X 线片（图 2-4-11）和 MRI。

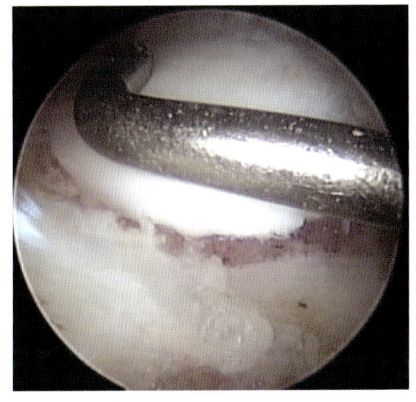

图 2-4-5　关节镜下骨折块复位处理

将半月板前角和膝横韧带牵开，撬拨复位

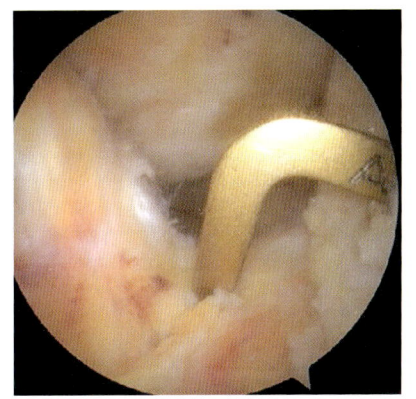

图 2-4-6　胫骨隧道的定位

使用前交叉韧带胫骨隧道定位器预制钻取胫骨隧道

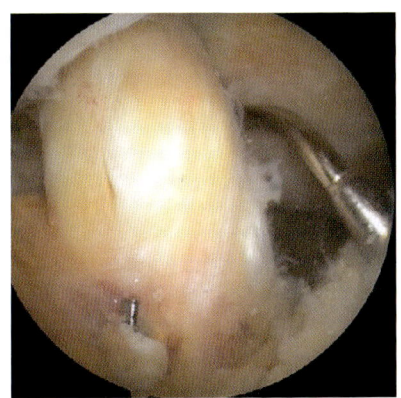

图 2-4-7　固定骨折块

使用缝合器绕过 ACL 后方与骨块之间穿出

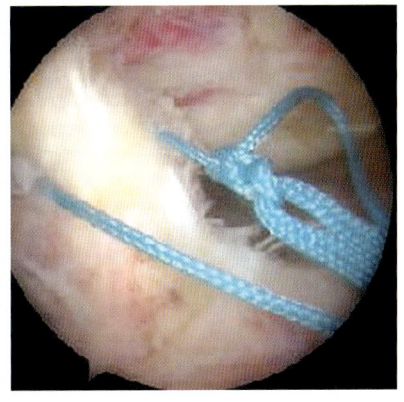

图 2-4-8　穿线套扎骨折块

将 5 号爱惜邦缝线穿过 ACL 的后方套扎固定

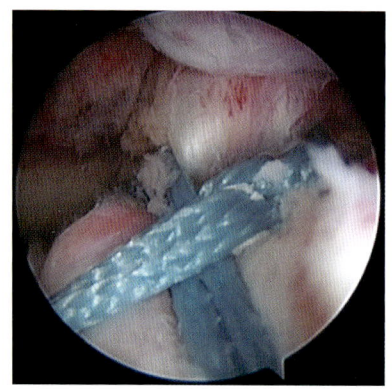

图 2-4-9　单领带结最终固定效果

可见单领带结套扎固定骨折块

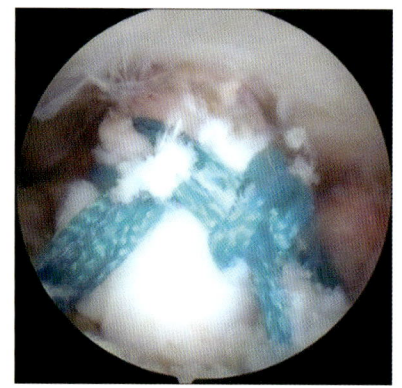

图 2-4-10　双领带结最终固定效果

可见粉碎性骨折用双领带结固定

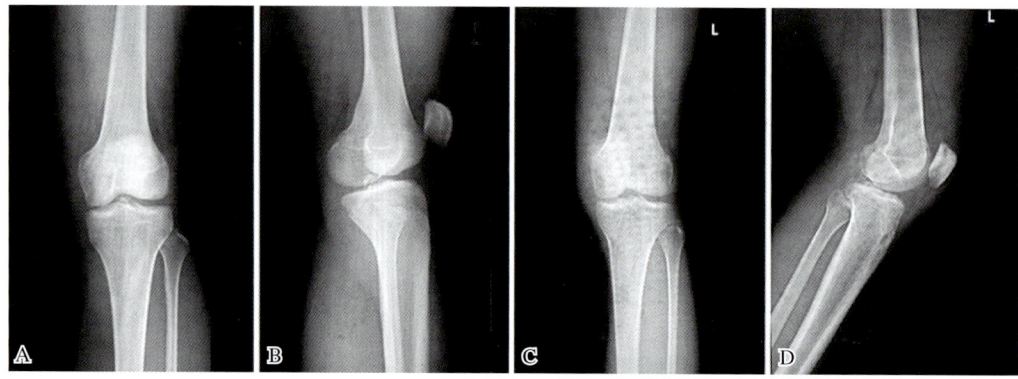

图 2-4-11　术后 X 线复查显示骨折复位良好

A、B. 术前正侧位片；C、D. 术后正侧位片

参考文献

[1] MEYERS M H, MCKEEVER F M. Fracture of the intercondylar eminence of the tibia. Am J Bone Joint Surg, 1959, 41-A (2): 209-222.

[2] BOGUNOVIC L, TARABICHI M, HARRIS D, et al. Treatment of tibial eminence fractures: a systematic review. The journal of knee surgery, 2015, 28: 255-262.

[3] OSTI L, BUDA M, SOLDATI F, et al. Arthroscopic treatment of tibial eminence fracture: a systematic review of different fixation methods. British medical bulletin, 2016, 118: 73-90.

[4] MCLENNAN J G. The role of arthroscopic surgery in the treatment of fractures of the intercondylar eminence of the tibia. Br J Bone Joint Surg, 1982, 64 (4): 477-480.

[5] ABDELHAMID M M, BAYOUMY M A, ELKADY H A, et al. Arthroscopic reduction and fixation of tibial spine avulsion fractures by a stainless steel wiring technique. Arthrosc tech, 2017, 6: e2289-e2294.

[6] 刘玉杰, 王俊良, 齐玮, 等. 不可吸收缝线领带结套扎固定技术治疗胫骨髁间隆突撕脱骨折. 中国修复重建外科杂志, 2011, 25: 903-906.

(李春宝 刘玉杰)

第五节 关节镜下撬拨复位固定治疗胫骨平台骨折

胫骨平台骨折关节镜辅助手术技术

一、临床特点

文献报道胫骨平台骨折约占全身骨折的4%, 合并前交叉韧带损伤者占32%, 合并半月板损伤者占47%[1-6]。胫骨平台骨折常发生于交通伤、高处坠落伤及运动损伤。如处理不当, 容易合并血管和神经损伤、筋膜间室综合征和膝关节韧带损伤, 严重影响功能。膝关节X线检查有助于诊断(图2-5-1), 但是难以判断骨折塌陷、移位和关节面损伤情况。CT三维重建能精确地评估胫骨平台骨折情况(图2-5-2A), 可以观察关节面塌陷和骨块移位的程度(图2-5-2B)。MRI检查不仅可以观察骨折的情况, 还可以对半月板、交叉韧带、内侧副韧带及外侧副韧带等软组织损伤情况进行判断(图2-5-3)。有时候需要以上几种影像学检查联合确定诊治方案。

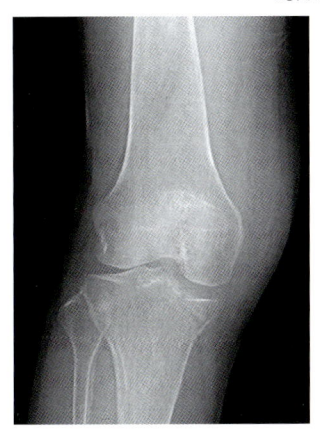

图 2-5-1 X线检查
显示胫骨平台骨折

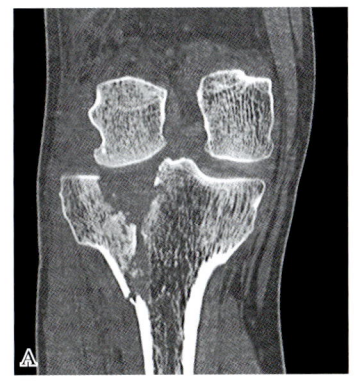
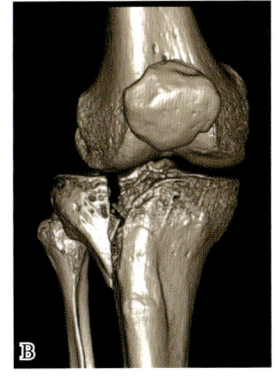

图 2-5-2 CT三维重建检查
A. 胫骨平台压缩骨折; B. 胫骨平台骨折关节面塌陷

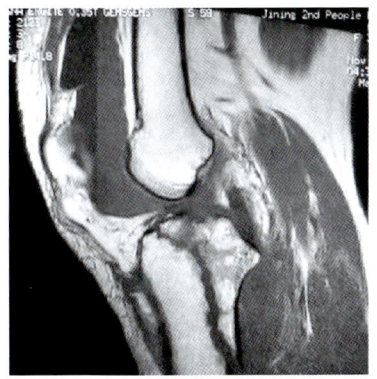

图 2-5-3 MRI检查
显示胫骨平台骨折伴韧带损伤

二、胫骨平台骨折 Schatzker 分型

Schatzker 分型(图2-5-4)对胫骨平台骨折的治疗具有重要的指导价值, 分为六型[7-8]。

(1) Ⅰ型胫骨平台骨折: 多见于年轻患者, 为外髁楔形或劈裂骨折, 骨块没有压缩, 通常由外翻和轴向应力造成。

(2)Ⅱ型胫骨平台骨折：受伤机制与Ⅰ型类似。由于骨质疏松，外翻应力造成胫骨平台外髁呈楔形、劈裂压缩骨折。

(3)Ⅲ型胫骨平台骨折：由轴向应力致外髁压缩骨折，位于胫骨外侧平台。

(4)Ⅳ型胫骨平台内髁骨折：由内翻应力位和轴向压缩力造成胫骨平台劈裂压缩骨折。

(5)Ⅴ型胫骨内外侧平台骨折：通常发生于膝关节伸直位轴向暴力造成平台劈裂压缩骨折。

(6)Ⅵ型胫骨平台骨折：为高能量联合暴力造成内外侧髁压缩和嵌插，骨折与骨干分离。

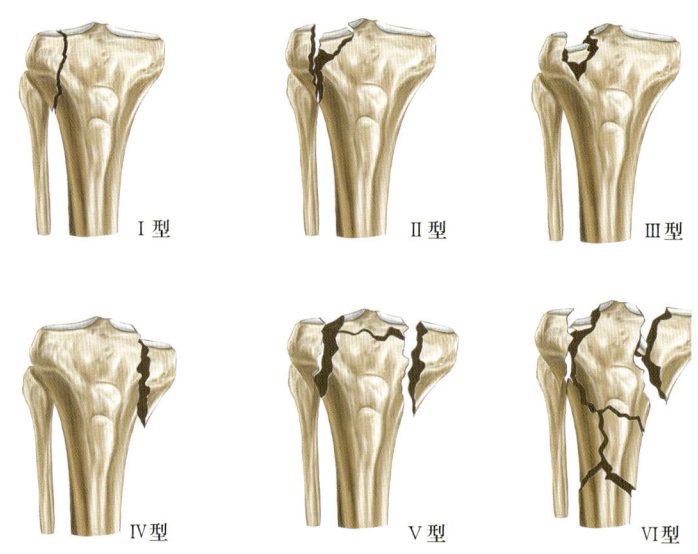

图 2-5-4　胫骨平台骨折 Schatzker 分型

三、手术操作要点

(一)术前准备

麻醉后患者取仰卧位，大腿扎气压止血带，常规消毒、铺单。

(二)手术过程

建立膝关节前内侧和前外侧关节镜工作通道，清除关节内积血块，探查骨折移位情况（图2-5-5）、韧带、半月板和软骨等组织损伤及关节面骨折块移位情况（图2-5-6）。

先试行手法闭合复位，挤压胫骨平台侧方劈裂的骨折块，在关节镜监视下撬拨骨折块，用复位钳夹压骨折块（图2-5-7），探查关节软骨面是否平整（图2-5-8）。显示骨折解剖复位后（图2-5-9），在胫骨平台以远2～3 cm处垂直骨折线钻入1～2枚导针。沿导针拧入骨松质拉力加压螺钉（图2-5-10），根据情况可选用1～2枚拉力螺

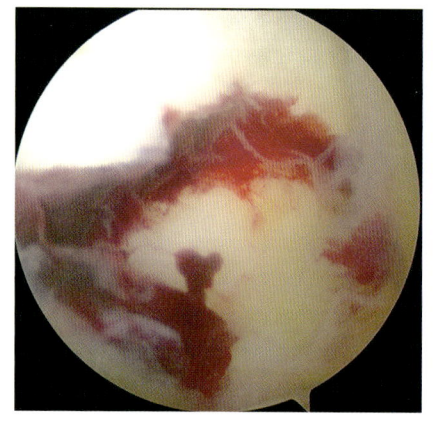

图 2-5-5　关节镜探查

关节软骨面塌陷

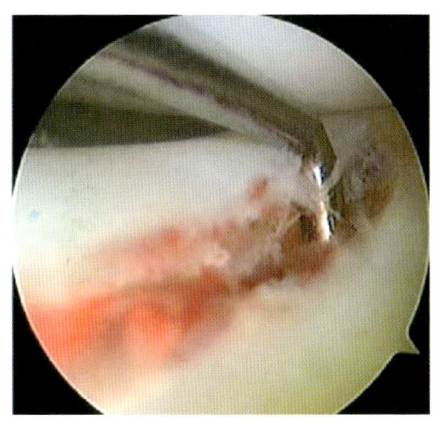

图 2-5-6　骨折探查

胫骨平台关节面骨折呈台阶样

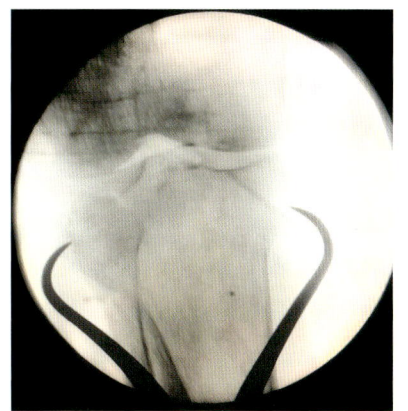

图 2-5-7　骨折复位

采用复位钳夹持胫骨平台骨折块

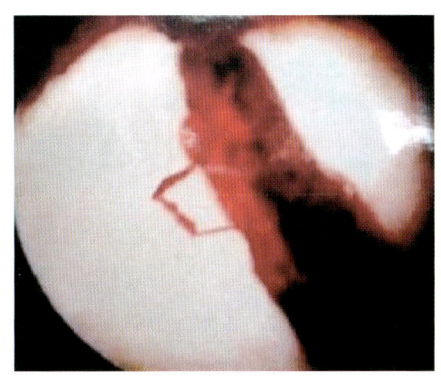

图 2-5-8　关节镜下探查

显示胫骨平台骨折移位情况

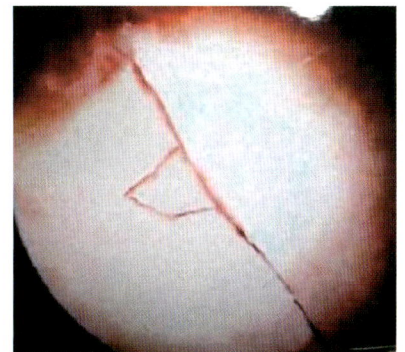

图 2-5-9　关节镜下撬拨复位

显示骨折块达解剖位

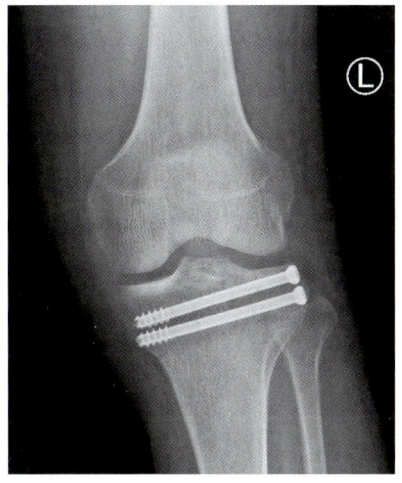

图 2-5-10　固定

用拉力螺钉固定骨折块

钉固定[9]。螺钉需咬住对侧骨皮质才会比较牢固。

（三）胫骨平台骨折的处理

CT扫描显示胫骨平台骨折（图2-5-11），于胫骨平台前下方3~5cm处对准塌陷处开一骨窗，用金属棒从骨窗将塌陷的骨块顶起（图2-5-12）。在关节镜直视下探查骨折复位情况（图2-5-13）。取髂骨或人工骨填充塌陷的骨腔，再用拉力螺钉固定骨块。

Schatzker Ⅴ~Ⅵ型骨折，在关节镜辅助下进行复位（图2-5-14）。术后X线检查复位和固定情况。

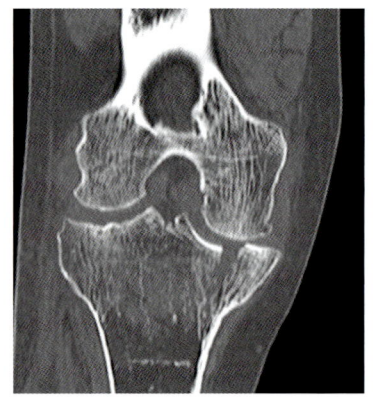

图2-5-11　CT扫描显示胫骨平台骨折塌陷

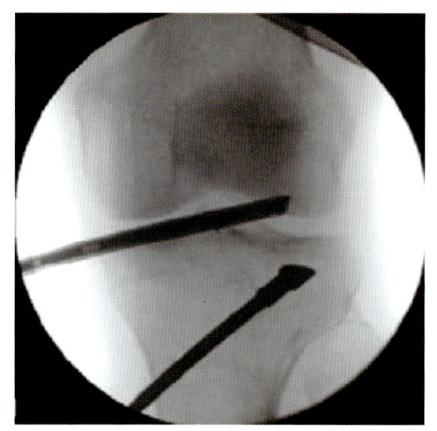

图2-5-12　复位

插入金属棒，撬拨和顶撬塌陷的骨块

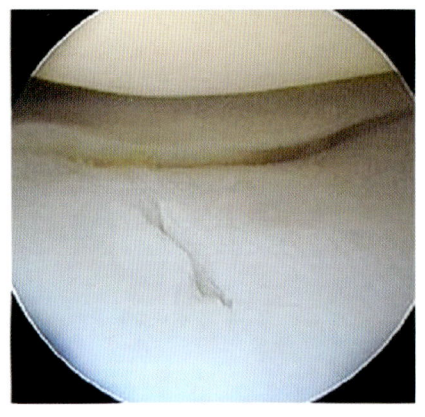

图2-5-13　关节镜下探查

显示骨折复位良好

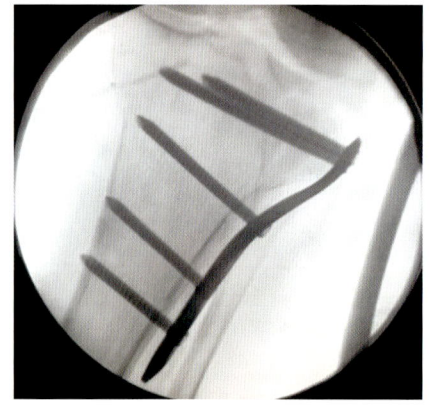

图2-5-14　术后X线检查

显示骨折内固定情况

（四）术后处理

术后反复冲洗，清除碎屑及凝血块，以便减少术后关节粘连。

如果有韧带或半月板损伤，可在关节镜下做相应的处理。

术后膝关节使用支具保护，冰袋冷敷。进行非负重状态下功能锻炼，有利于术后关节功能的恢复。

四、重要提示

1. 在胫骨平台骨折中灌注液会沿骨折间隙渗入组织间室，导致肢体肿胀。为防止发生筋膜间室综合征，使用弹性绷带在小腿中段加压包扎。

2. 采用胫骨干骺端位置开窗顶压塌陷的骨折块，有利于骨折复位。

3. 螺钉固定前须在关节镜下探查复位情况，确认关节面解剖复位后方可用螺钉固定。

参考文献

[1] ABDEL-HAMID M Z, CHANG C H, CHAN Y S, et al. Arthroscopic evaluation of soft tissue injuries in tibial plateau fractures: retrospective analysis of 98 cases. Arthroscopy, 2006, 22 (6): 669-675.

[2] BERNFELD B, KLIGMAN M, ROFFMAN M. Arthroscopic assistance for unselected tibial plateau fractures.Arthroscopy, 1996, 12 (5): 598-602.

[3] GILL T J, MOEZZI D M, OATES K M, et al. Arthroscopic reduction and internal fixation of tibial plateau fractures in skiing. Clin Orthop Relat Res, 2001, 383: 243-249.

[4] ERCIN E, BILGILI M G, BASARAN S H, et al. Arthroscopic treatment of medial femoral condylar coronal fractures and nonunions. Arthrosc Tech, 2013, 2 (4): e413-e415.

[5] HARTIGAN D E, MCCARTHY M A, KRYCH A J, et al. Arthroscopic-assisted reduction and percutaneous fixation of tibial plateau fractures. Arthrosc Tech, 2015, 4 (1): e51-e55.

[6] YOON Y C, OH J K, OH C W, et al. Inside out rafting K-wire technique for tibial plateau fracture. Arch Orthop Trauma Surg, 2012, 132 (2): 233-237.

[7] SCHATZKER J. Fractures of the tibial plateau.The Rationale of Operative Fracture Care, 1987: 279-295.

[8] SCHATZKER J, MCBROOM R, BRUCE D. The tibial plateau fracture. The Toronto experience 1968-1975. Clin Orthop Relat Res, 1979, 138: 94-104.

[9] AFSAR T O, OGUZ S P, ERSIN E, et al. Arthroscopic technique for treatment of schatzker type Ⅲ tibia plateau fractures without fluoroscopy. Arthrosc Tech, 2017, 6 (1): e195-e199.

（黄长明　刘玉杰）

第六节　关节镜下撬拨复位固定治疗踝关节骨折

一、临床特点

踝关节因承受不同的暴力，可造成不同类型的损伤。旋转暴力可引起内、外踝骨折及距骨骨软骨骨折（图 2-6-1）[1]。

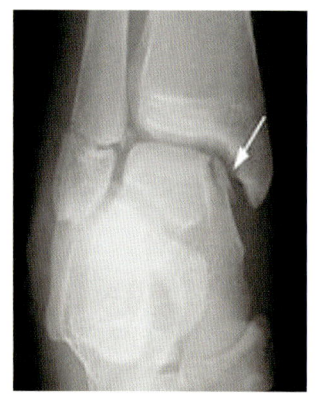
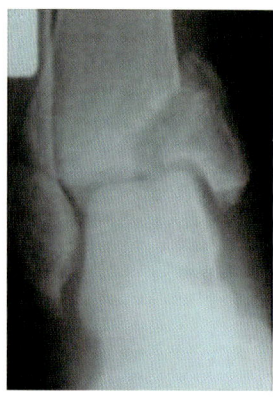

图 2-6-1　踝关节骨折 X 线图像

旋转暴力造成内、外踝骨折，有的合并距骨骨软骨骨折（箭头）

二、影像学表现

采用 X 线检查和 CT 检查观察骨折位置的变化（图 2-6-2）、MRI 检查（图 2-6-3）对踝关节韧带损伤具有重要的诊断价值[2, 3]。

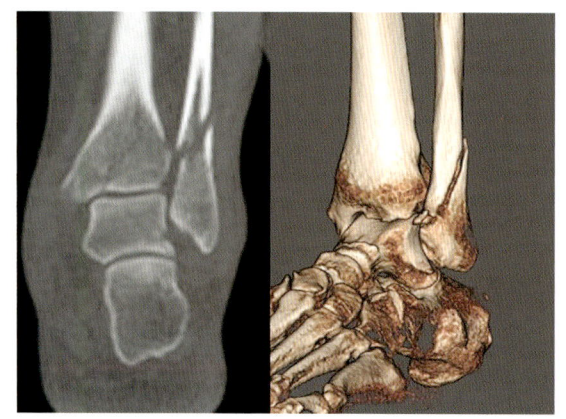

图 2-6-2　CT 三维重建图像

显示踝关节骨折移位情况

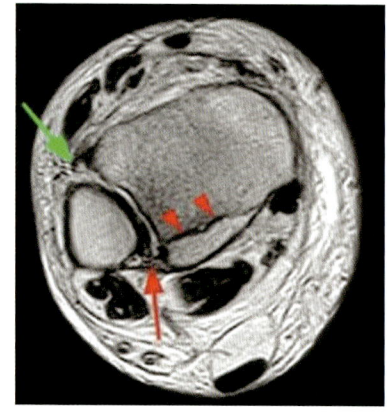

图 2-6-3　MRI 检查

显示踝关节后踝骨折伴韧带损伤

从高处跳下或跌落，胫骨远端承受高能量垂直暴力撞击，造成胫骨下端粉碎性爆裂骨折，又称为 Pilon 骨折（图 2-6-4）。

三、分型

Rüedi 和 Allgöwer[3]将踝关节 Pilon 骨折分为 3 型（图 2-6-5）。

（1）Ⅰ型：劈裂骨折无移位，骨折线累及踝关节面。
（2）Ⅱ型：劈裂骨折累及关节面并移位。
（3）Ⅲ型：严重粉碎性骨折，累及干骺端及踝关节面。

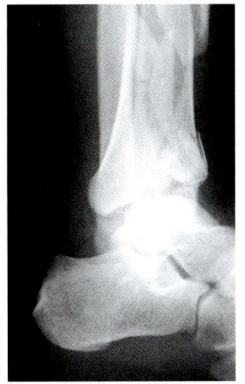
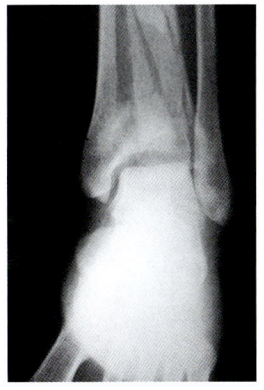

图 2-6-4　X 线检查显示踝关节粉碎性骨折，累及胫距关节

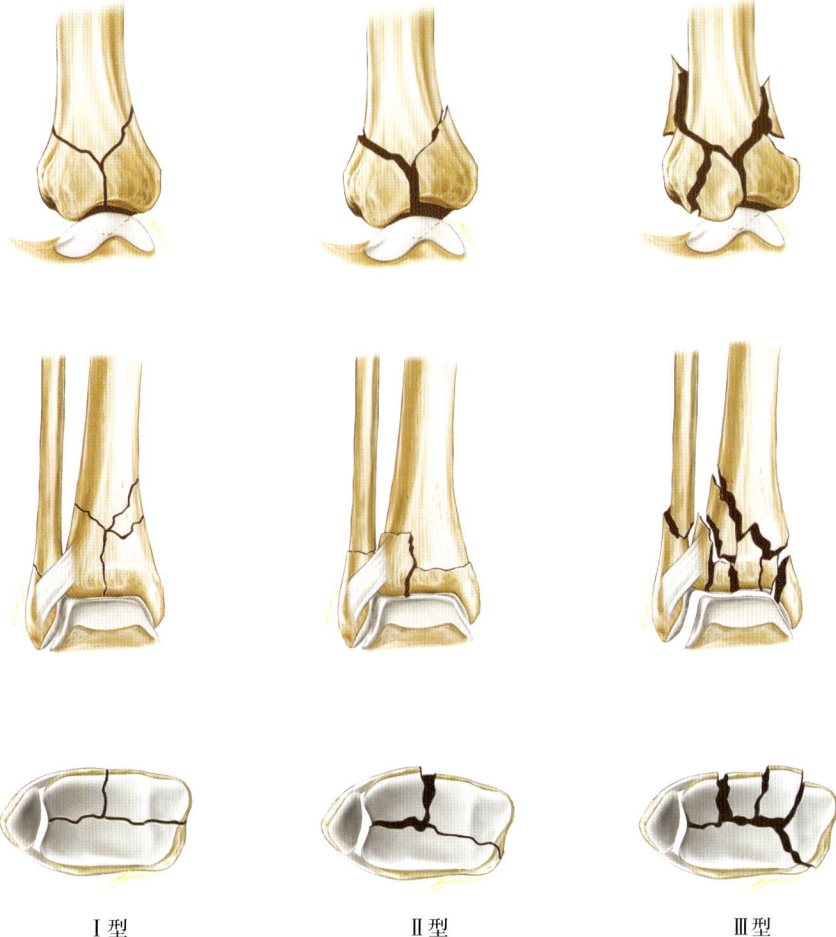

图 2-6-5　Pilon 骨折分型

四、手术操作要点

踝关节骨折常规采用外固定架或开放手术治疗（图2-6-6）。开放手术由于手术视野的限制，难以发现关节内粉碎骨块和软骨损伤，难以达到解剖复位。关节镜下手术可以清理游离于关节间隙的碎骨块，还可以精确地解剖复位，恢复关节面平整和解剖结构，防止骨关节炎的发生[4]。

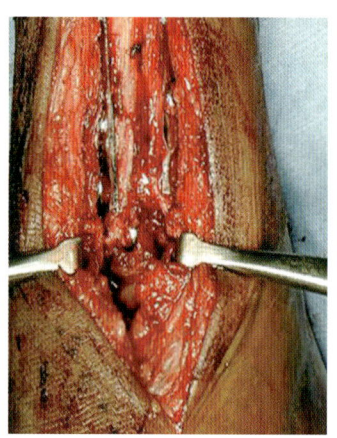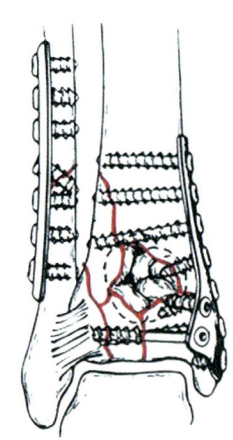

图2-6-6 踝关节骨折开放手术

（一）术前准备

采用全身麻醉或下肢神经阻滞麻醉。使用下肢气囊止血带，根据骨折部位选择仰卧位或俯卧位。术前用记号笔标记踝关节手术入路和血管、神经，常规消毒、铺单。

（二）关节镜下足踝关节复位内固定术

在关节镜下，清理关节内血肿和影响视野的滑膜组织（图2-6-7），清理关节内游离的碎骨块（图2-6-8）。关节镜下探查显示下胫腓前韧带断裂，下胫腓关节间隙增宽（图2-6-9），胫骨远端骨折移位、缺损呈台阶状（图2-6-10）。

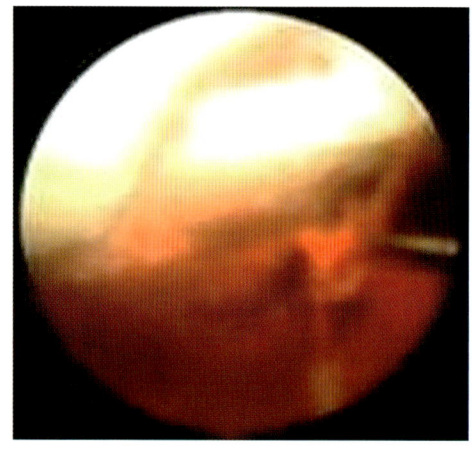 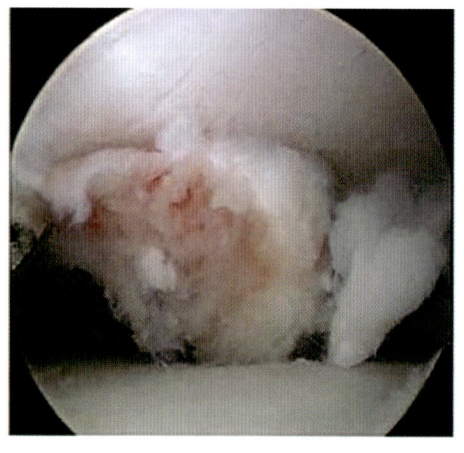

图2-6-7 关节镜下清理关节内血肿　　图2-6-8 清理关节内游离的碎骨块

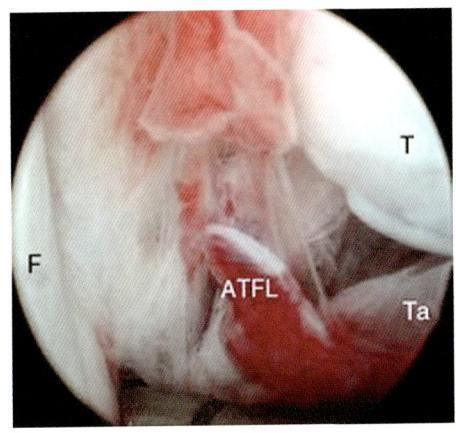 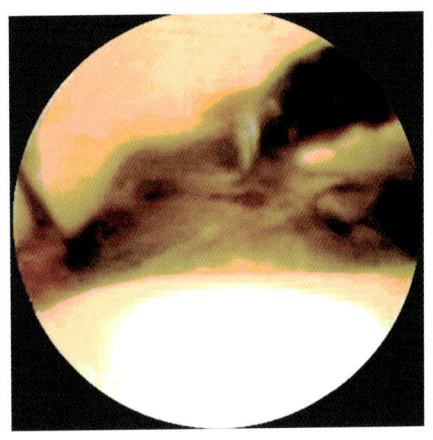

图 2-6-9　下胫腓联合损伤关节镜图像　　图 2-6-10　踝关节胫骨端粉碎性骨折移位

下胫腓前韧带断裂，下胫腓关节间隙增宽

在关节镜下，将粉碎骨块填入骨折缺损区，将剥离器插入骨折间隙进行撬拨、顶压复位（图 2-6-11）。骨折块复位的标准是关节软骨面平整（图 2-6-12）。垂直骨折线螺钉固定骨折[5]，根据骨折情况可选择外固定架固定（图 2-6-13）。如果发现韧带损伤，可同期予以修复（图 2-6-14）。术后使用支具固定，复查 X 线片。

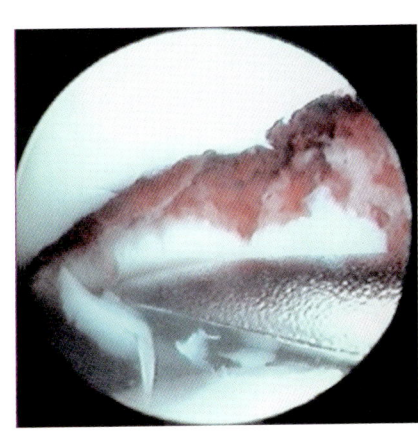 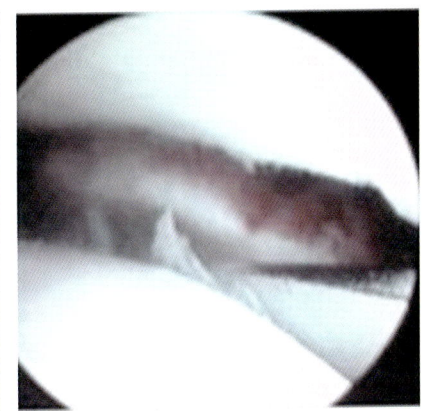

图 2-6-11　骨块移位缺损关节镜图像

可见裂隙，呈台阶状

五、重要提示

1. 踝关节骨折关节镜下手术最佳时间为伤后 24 h 内，软组织无肿胀，新鲜骨折撬拨复位容易，陈旧性骨折难以复位，不适合该术式。

2. 踝关节骨折合并下胫腓韧带或距腓韧带损伤，可以同期修复。

3. 踝关节垂直暴力压缩骨折伴骨缺损者，需进行植骨，填充骨缺损区，术后使用支具或石膏制动，避免过早负重。

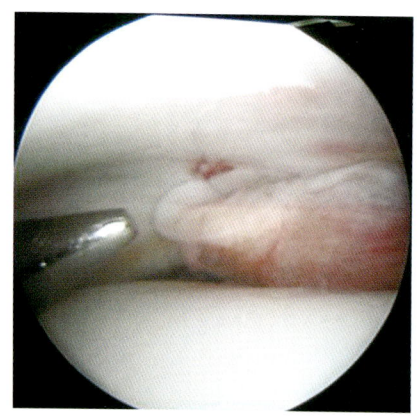

图 2-6-12 复位

骨折撬拨后踝关节软骨面复位

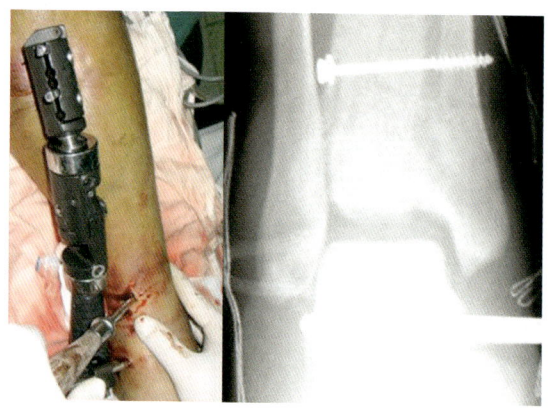

图 2-6-13 骨折块固定

使用拉力螺钉固定骨折块，必要时应使用外固定架支撑

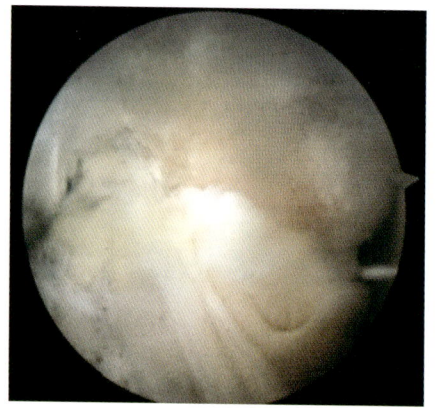

图 2-6-14 同期修复韧带损伤

参考文献

[1] 陶笙, 刘玉杰, 郭义柱, 等. 关节镜结合外固定架治疗Pilon骨折. 中华创伤骨科杂志, 2004, 6 (10): 1112-1115.

[2] LEONTARITIS N, HINOJOSA L, PANCHBHAVI V K. Arthroscopically detected intra-articular lesions associated with acute ankle fractures.Am J Bone Joint Surg, 2009, 91 (2): 333-339.

[3] RÜEDI T P, ALLGÖWER M. The operative treatment of intra-articular fractures of the lower end of the tibia. Clin Orthop Relat Res, 1979, 138: 105-110.

[4] BONASIA D E, ROSSI R, SALTZMAN C L, et al. The role of arthroscopy in the management of fractures about the ankle.Am J Acad Orthop Surg, 2011, 19 (4): 226-235.

[5] DODD A, SIMON D, WILKINSON R. Arthroscopically assisted transfibular talar dome fixation with a headless screw. Arthroscopy, 2009, 25 (7): 806-809.

（曲　峰　刘玉杰）

第三章　骨关节损伤修复重建创新技术

第一节　关节镜下骨栓肌腱结法嵌压固定重建前交叉韧带

前交叉韧带保残重建术

一、临床特点

根据固定位置及移植物与骨道的关系，前交叉韧带重建肌腱移植物固定方式分为直接固定和间接固定。直接固定方式有界面螺钉固定、RigidFix 横穿钉固定；间接固定方式有纽扣钢板固定、TransFix 悬吊固定和栓桩固定等[1]。无论哪种固定方式，均需要采用高值耗材。笔者设计并采用肌腱结嵌压固定重建 ACL，取得良好疗效[2,3]。

二、手术操作要点

（一）阶梯状联合钻的设计

笔者自行设计的股骨联合钻与嵌入器：股骨联合钻下 1/3 直径为 7 mm，长度为 8 mm；上 2/3 直径为 10 mm，长度为 10 mm，嵌入器的直径较联合钻粗 1 mm，均呈瓶颈阶梯状（图 3-1-1）。

（二）肌腱结的制作

1. 腘绳肌腱结的制作　取半腱肌腱和股薄肌腱，修整后编织缝合并进行肌腱预张力，测量四股肌腱的直径，一般直径为 7~8 mm，长度为 8~9 cm，在肌腱的中间位置打结（图 3-1-2）。

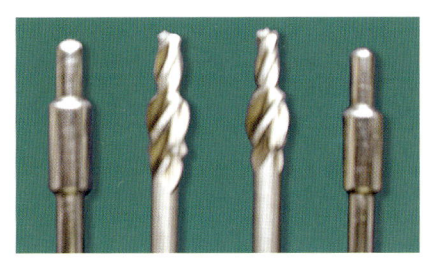

图 3-1-1　笔者自行设计的股骨联合钻与嵌入器

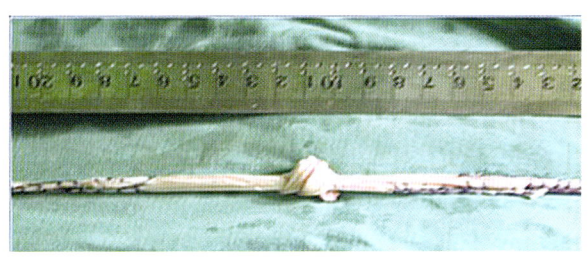

图 3-1-2　腘绳肌腱结的制作
在双股肌腱中间打结、缝合、固定、制作腘绳肌腱结

2. 骨栓腘绳肌腱结的制作　取股薄肌腱和半腱肌腱，在肌腱的中间位置打结，将股骨隧道取出的骨块修成 5 mm×10 mm 的骨块，将骨块系在肌腱结内，缝合肌腱结并捆扎结实，以增加肌腱结的稳定性和抗拔出力[4]，骨栓肌腱结呈"T"形（图 3-1-3）。

3. 股四头肌腱带髌骨块的骨栓肌腱制备　在髌骨上极正中切开皮肤、皮下组织，显露股四头肌腱和髌骨中上 2/3，取股四头肌腱长 9～10 cm，宽 7～8 mm，带髌骨块直径 9～10 mm，长 10 mm，修成圆柱形备用[5]（图 3-1-4）。

肌腱移植物均采用套筒测量器测量骨块和肌腱移植物的直径（图 3-1-5），以便根据其直径选择钻取隧道的粗细。

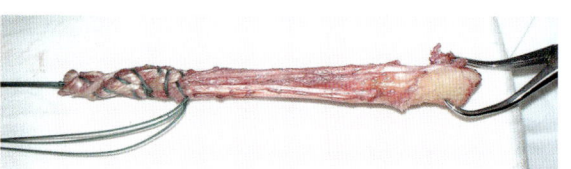

图 3-1-4　带髌骨块的股四头肌腱

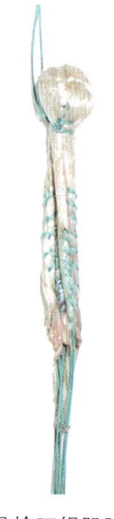

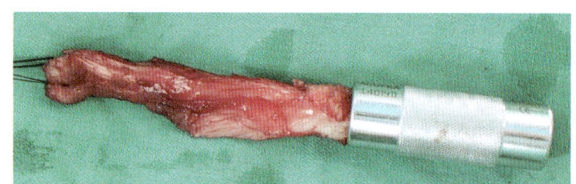

图 3-1-5　带髌骨块股四头肌腱的测量
用套筒测量器测量骨块和股四头肌腱的直径

图 3-1-3　骨栓胭绳肌腱结呈"T"形

（三）股骨隧道的钻取

膝关节屈曲 110°，经前内侧（AM）入路置入 ACL 股骨定位器，在股骨髁间窝 ACL 上止点（即足印区）打入导针（图 3-1-6），导针从股骨外髁干交界处前外侧钻出。选取与肌腱移植物同样直径的阶梯状联合钻，将阶梯状联合钻（图 3-1-7）沿导针从股骨外上髁钻透股骨髁间窝的骨皮质。用股骨隧道嵌入器从股骨外上髁击入隧道内（图 3-1-8），以便夯实隧道周壁，成形后的股骨隧道呈瓶颈状（图 3-1-9）。

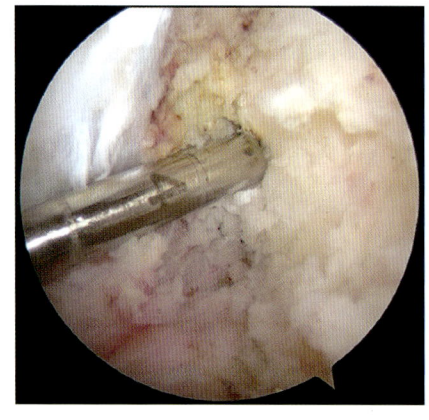

图 3-1-6　股骨骨道定位
在股骨髁间窝 ACL 上止点（足印区）打入导针

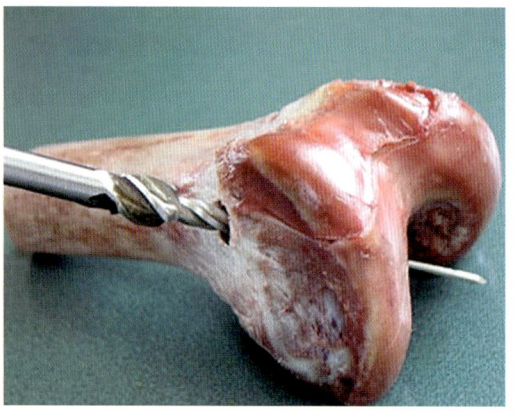

图 3-1-7　股骨阶梯骨隧道制作
在股骨外上髁沿导针用阶梯状联合钻钻透髁间窝骨皮质

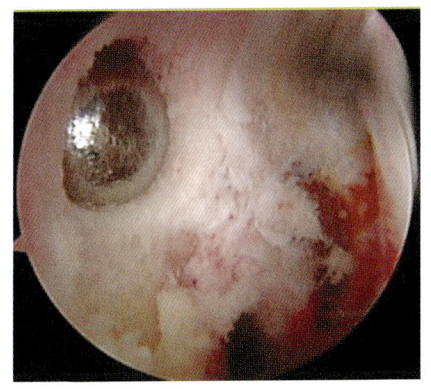 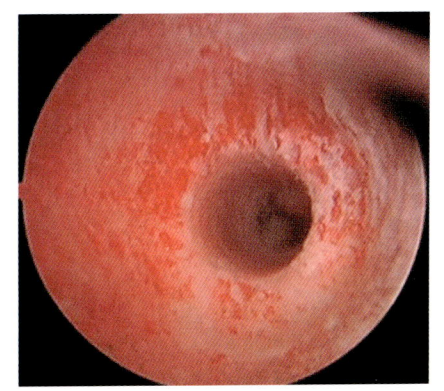

图 3-1-8　用股骨隧道嵌入器从股骨隧道的近端打入隧道内

图 3-1-9　股骨阶梯状骨隧道外形
成形后的隧道呈瓶颈状

（四）胫骨隧道的钻取

在关节镜下，用胫骨导向器定位，导针于胫骨端 ACL 解剖止点钻出（图 3-1-10），用直径与肌腱移植物同样的钻头钻取胫骨隧道。如果做骨栓肌腱结，采用环钻沿导针钻取柱状骨块备用。

胫骨隧道制备完毕后，在胫骨隧道外口的下方 10 mm 处用直径 4 mm 的钻头钻透胫骨皮质，用直角钳将上、下两个隧道贯通，将钢丝从上方和下方骨道穿出，胫骨骨桥作为肌腱移植物固定备用（图 3-1-11）。

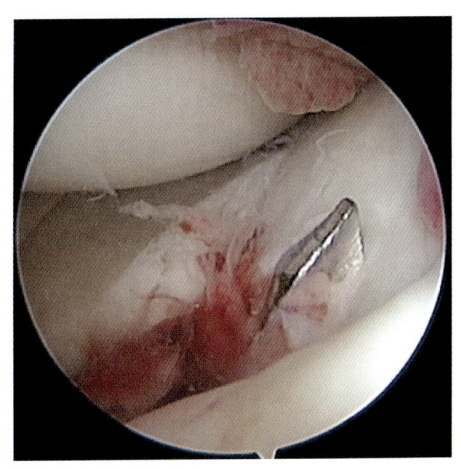 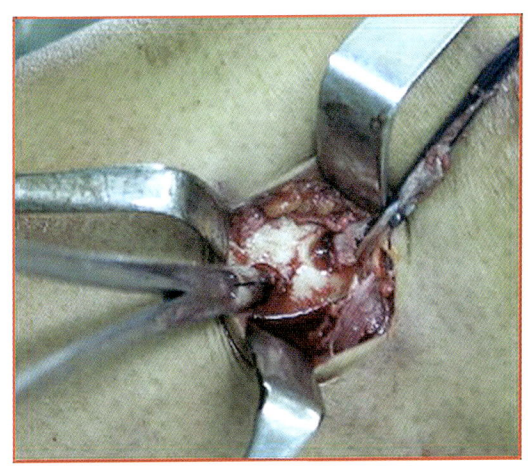

图 3-1-10　打入导针确定胫骨骨隧道

图 3-1-11　胫骨骨桥作为肌腱移植物固定备用

（五）肌腱移植物的植入

缝线从股骨隧道经胫骨隧道贯穿，将肌腱移植物从股骨阶梯状隧道外牵入股骨与胫骨隧道内，在股骨隧道上方插入嵌压器，将肌腱结嵌入阶梯状股骨隧道内并锤击嵌压结实（图 3-1-12）。术者从胫骨端用力牵拉肌腱，屈伸活动膝关节 20 次，使肌腱结移植物嵌压结实后，将肌腱末端缝线分别在胫骨骨桥的上、下穿出并打结固定（图 3-1-13），胫骨侧也可以采用可吸收界面螺钉固定或栓桩固定。从骨隧道内取出的骨块可以从股骨

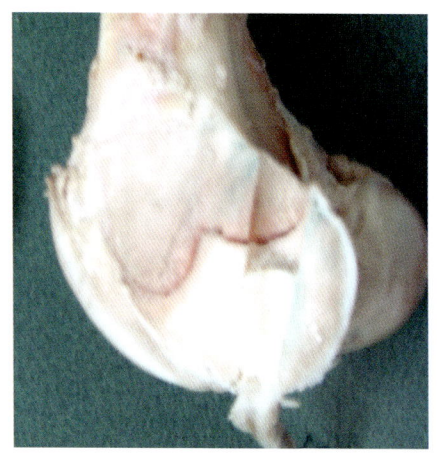

图 3-1-12 肌腱结固定标本示意图
使肌腱结和骨栓完全嵌入瓶颈状股骨隧道内

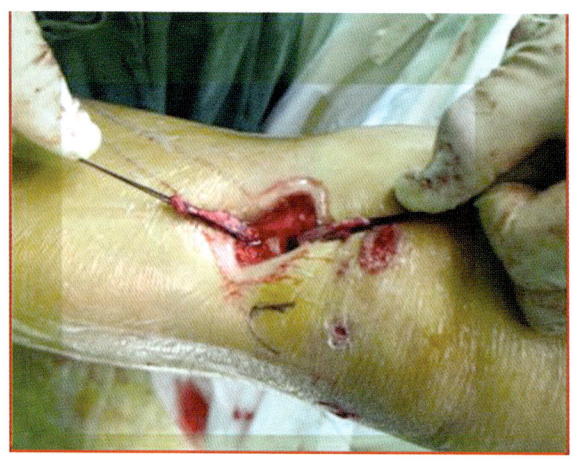

图 3-1-13 ACL 胫骨侧固定方法
将四束肌腱分为两股,分别从胫骨隧道和其下方 10 mm 的骨道穿出,打结固定胫骨骨桥

隧道外口填回腔隙内。

三、注意事项

1. 肌腱必须进行预张力,以免术后肌腱蠕变发生松弛;多股肌腱移植物等张均匀受力下编织缝合,以免影响抗拉强度。

2. 肌腱结应打在肌腱的中间段,如打在末端,容易发生肌腱结滑扣固定失败。肌腱结须与瓶颈状股骨隧道相匹配。

3. 骨隧道的直径与移植肌腱的粗细要一致,以免隧道细、肌腱粗影响植入;隧道粗影响肌腱与隧道的愈合和稳定性。

4. 肌腱结嵌入瓶颈处达到牢固的挤压固定。

参考文献

[1] 刘畅,刘玉杰. 关节镜下前交叉韧带重建术中移植物固定方法的研究进展. 中华腔镜外科杂志(电子版),2013,6(1):48-52.

[2] 刘玉杰,王志刚,王岩,等. 半腱肌股薄肌腱打结骨栓嵌入固定镜下重建前交叉韧带的初步观察. 中华创伤杂志,2003,19(3):167-169.

[3] 刘玉杰,王志刚,李众力,等. 嵌压固定法解剖重建前交叉韧带单束损伤. 中华外科杂志,2006,44(24):1724-1725.

[4] 刘玉杰,王志刚,李众利,等. 关节镜下骨栓腘绳肌腱结嵌入固定法重建膝前后十字韧带. 中华骨科杂志,2004,24(3):133-136.

[5] 王志刚. 带髌骨块股四头肌腱嵌压固定法重建前十字韧带(附14例初步报告). 中国矫形外科杂志,2005,13(4):264-266.

(刘玉杰 李海鹏)

第二节 保留残端或残束重建前交叉韧带

一、临床特点

前交叉韧带（ACL）分为前内侧束（AM）和后外侧束（PL）（图 3-2-1）。前内侧束（AM）在膝关节屈曲时对抗胫骨前移，后外侧束（PL）在伸直位时发挥稳定膝关节的作用。ACL 任何一束的部分或完全损伤，均会影响膝关节的稳定性。

以往对 ACL 的部分损伤多采取清除残束、残端或残根后进行重建。笔者根据关节镜下检查显示 ACL 损伤的类型，选择不同的保残重建术式，取得了良好疗效[1]。研究表明，保留 ACL 残束、残端和残根有利于重建的韧带恢复本体觉、再血管化和促进腱-骨愈合[2]。

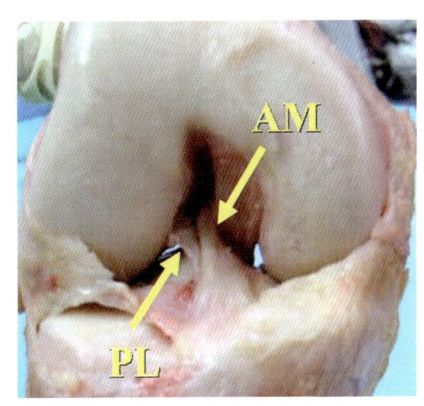

图 3-2-1 前交叉韧带解剖图

二、手术操作要点

（一）术前准备

ACL 重建采用全身麻醉或硬膜外阻滞。患者取仰卧位。常规消毒、铺单，在膝关节镜下检查 ACL 的张力，做 Lachmen 试验，明确半月板和 ACL 损伤的类型，评估后制订重建方案。常规取同侧或对侧腘绳肌腱作为 ACL 重建的移植材料。

（二）保残重建 ACL 的方式

ACL 单束损伤采用保留健束重建残束、ACL 长残端采用缝合残端悬吊固定的保残重建、短残端采取残端捆扎固定移植物的重建、短残根采用肌腱移植物穿越残根中间重建、ACL 上止点撕脱损伤采用缝合撕脱端悬吊固定、单束从胫骨止点撕脱采用缝扎撕脱端牵引到胫骨隧道进行皮质外固定、胫骨髁间棘撕脱骨折伴 ACL 损伤采用单缝线或双缝线领带结套扎固定法。

（三）保留前内侧束，重建后外侧束

以 ACL 后外侧束损伤为例，描述保留健束重建损伤束的方法。关节镜探查 ACL 前内侧束正常，后外侧束损伤（图 3-2-2），取腘绳肌腱作为移植物。

在 ACL 前内侧束的后方，用射频等离子刀显露后外侧束止点，作为胫骨隧道内口的定位点，采用 ACL 胫骨侧定位器，检查位置是否正确，有无撞击。根据移植肌腱的直径选取钻头，钻取胫骨隧道（图 3-2-3）。在 ACL 损伤束的上止点，选取股骨隧道定位点钻取股骨隧道（图 3-2-4）。将 Endobutton 襻与肌腱连接后，牵引肌腱进入胫骨与股骨隧道，Endobutton 固定在股骨外上髁。拉紧肌腱移植物，胫骨端肌腱采用界面螺钉或 RigidFix 固定。探查重建后的 ACL 及保留的残束张力和稳定性（图 3-2-5），手术完毕[3, 4]。

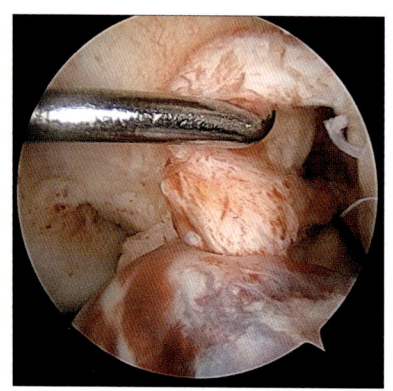

图 3-2-2　ACL 单束损伤镜下表现

探钩探查后外侧束松弛，显示存在损伤，前内侧束正常

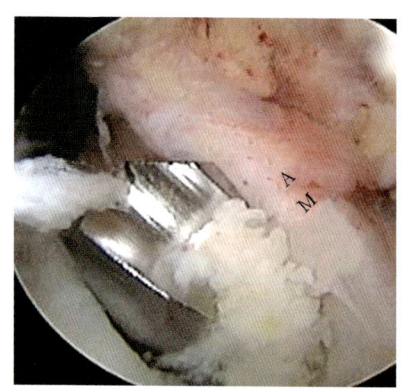

图 3-2-3　保留前内侧束建立胫骨隧道

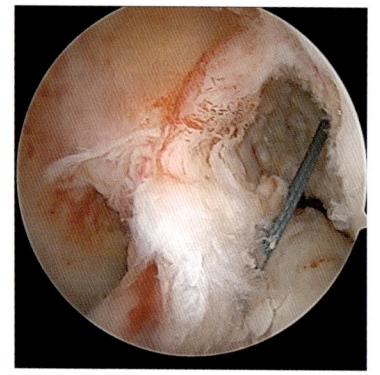

图 3-2-4　保留前内侧束建立股骨隧道

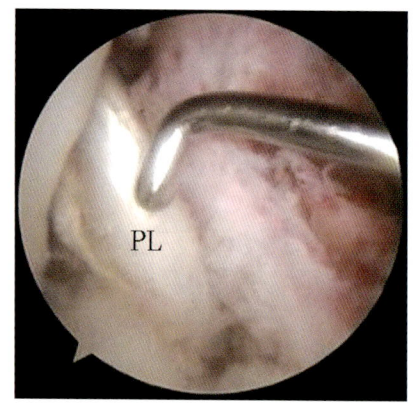

图 3-2-5　前交叉韧带单束重建

保留前内侧束，重建后外侧束（PL）

保留健束重建残束，最重要的是在钻取股骨与胫骨隧道时避免损伤 ACL 上下附着处的纤维。

（四）缝合损伤的 ACL 上止点隧道内悬吊固定

ACL 实质部损伤往往是股骨附着处损伤，而 ACL 的周围为滑膜或膜状组织附着在股骨止点，探钩探查可发现 ACL 内部空虚、断裂（图 3-2-6），ACL 残端与完整的 ACL 长度相似。

钻取股骨隧道前，应将 ACL 的残端轻轻游离后，用缝合钩缝合结扎（图 3-2-7），将缝线的尾端引出体外备用。钻取胫骨隧道时，应避开 ACL 前内侧束，在后外侧束附着点处钻取，保护好 ACL 前内侧束的纤维。股骨端隧道口选在 ACL 住院医师嵴的类解剖止点处。上下隧道钻取完成后，安放 RigidFix 定位器钻取横穿钉骨道，然后将肌腱移植物从胫骨隧道牵入股骨隧道，残端的缝线和肌腱移植物的缝线一起牵出股骨隧道的外口（图 3-2-8），在股骨隧道外一起拉紧，两者的缝线在股骨隧道外打结固定，胫骨和股骨可以分别采用双 RigidFix 固定（图 3-2-9）。肌腱移植物被残端完全贴敷在下面（图 3-2-10）。残端滑膜及毛细血管千万不要用刨削刀或射频清理，以免影响移植物与残端的血供和重建后的爬行替代。

第三章 骨关节损伤修复重建创新技术

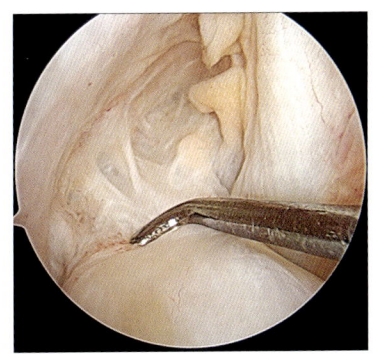

图 3-2-6 ACL 上止点损伤

探钩探查可发现 ACL 内部空虚、断裂

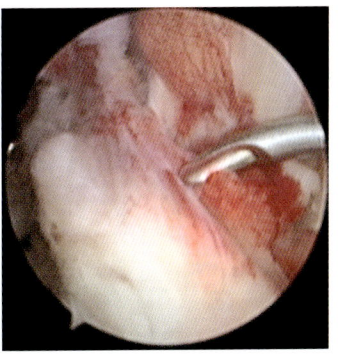

图 3-2-7 ACL 上止点缝合

采用缝合钩缝合、结扎 ACL 残端

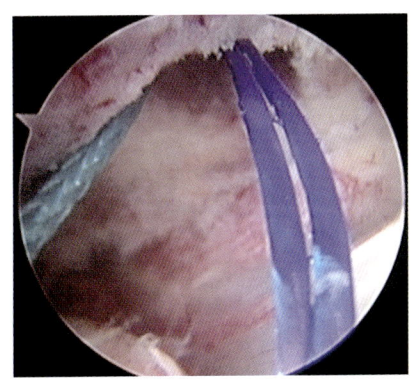

图 3-2-8 牵引 ACL 上止点

将残端缝线和肌腱移植物缝线同时牵出股骨隧道

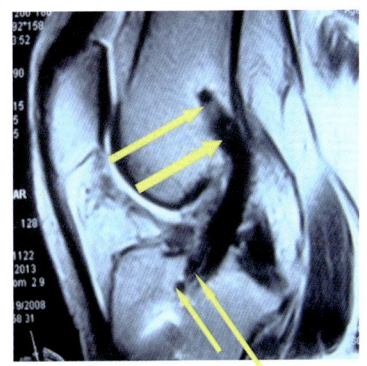

图 3-2-9 双 RigidFix 固定胫骨和股骨端

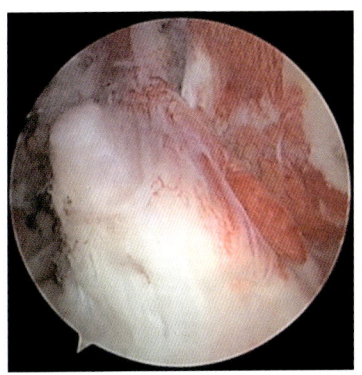

图 3-2-10 肌腱移植物被残端完全贴敷

（五）保留短残端与肌腱移植物捆扎固定重建 ACL

保留 ACL 短残端重建的操作步骤和方法与上述基本一致。由于残端长度仅相当于正常 ACL 的 2/3，不能悬吊固定在股骨隧道，所以笔者采用肌腱移植物牵入骨隧道，固定好之后，用缝合钩将 ACL 的残端缝合、捆扎在肌腱移植物的前面（图 3-2-11），似

101

捆扎腰带，可以提高残端的张力，防止肌腱残端下滑形成牛眼征（图3-2-12）[5]。

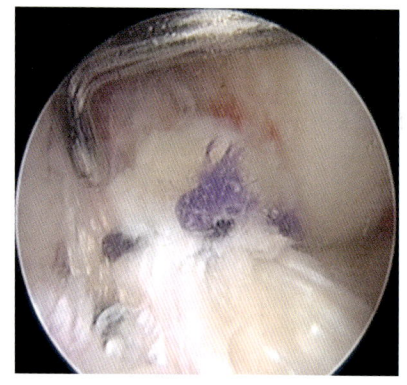

图 3-2-11　ACL 残端缝合、捆扎在肌腱移植物前面

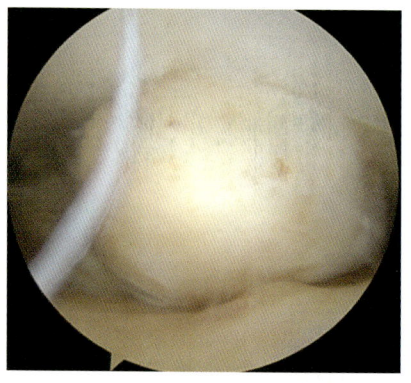

图 3-2-12　牛眼征

ACL 肌腱残端下滑形成牛眼征

（六）肌腱移植物穿过残根保留残根重建 ACL

由于 ACL 损伤时间较长，ACL 断端大部分被吸收，仅留下 ACL 的残根（图3-2-13），其长度仅是原 ACL 长度的 1/3。该术式的操作要点是将胫骨定位器置于残根上，中间钻取胫骨隧道（图3-2-14），保留残根周围的纤维，移植物穿过 ACL 残根中间（图3-2-15）。保留的残根上有血管和神经感受器，有助于韧带恢复本体觉、再血管化，防止关节液渗入骨道影响腱-骨愈合[6]。

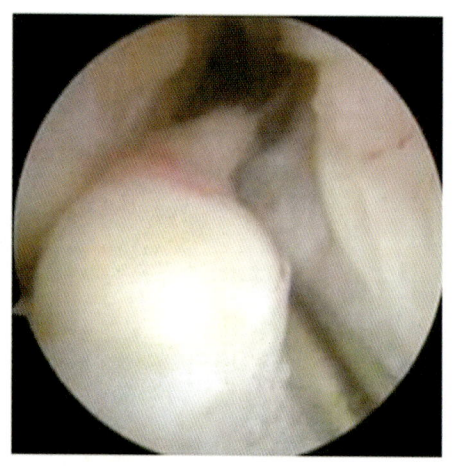

图 3-2-13　ACL 残根表现

ACL 断端吸收后的残根

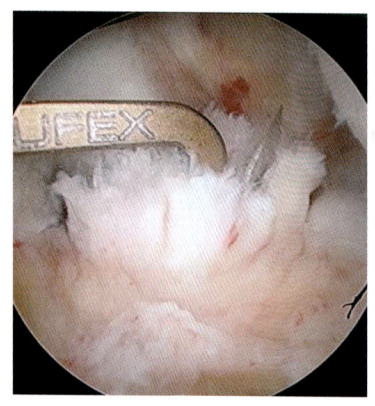

图 3-2-14　保留残根建立胫骨隧道

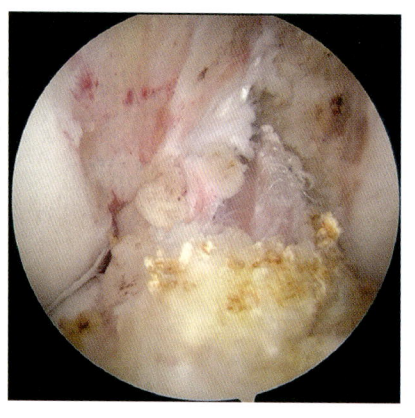

图 3-2-15　移植物穿过 ACL 残根中间

(七)单束上下止点损伤缝线结扎牵引原位固定

膝关节扭伤时，ACL 单束在股骨止点（图 3-2-16）或胫骨止点（图 3-2-17）容易撕脱，成为部分损伤或 ACL 纤维拉长（图 3-2-18）。由于 ACL 松弛，张力低下，影响膝关节的稳定性。笔者对上止点损伤采用缝合结扎损伤的纤维（图 3-2-19），在原位附着点钻取直径为 4 mm 的骨道，将结扎的缝线穿过骨道，在股骨外拉紧，用 Endobutton 固定在股骨外上髁干交界处骨皮质外。

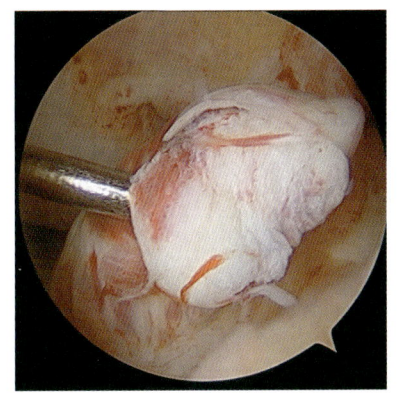

图 3-2-16 ACL 单束在股骨上止点撕脱

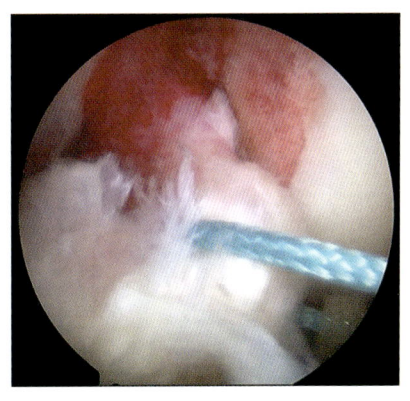

图 3-2-17 ACL 单束在胫骨上止点撕脱

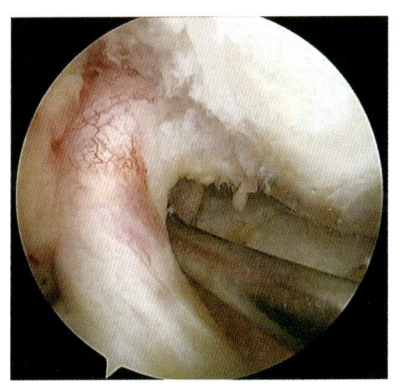

图 3-2-18 部分损伤或 ACL 纤维拉长

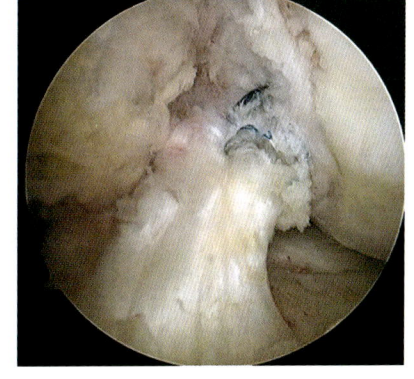

图 3-2-19 缝合结扎损伤的 ACL 纤维

胫骨侧 ACL 止点撕脱的纤维，采用缝合器缝扎 ACL 纤维（图 3-2-20），在 ACL 胫骨导向器的引导下，在原位钻取直径为 3 mm 的骨隧道（图 3-2-21），将缝线引到胫骨结节前方，在骨桥上打结固定。

(八) ACL 胫骨止点撕脱骨折缝线领带结套扎固定

膝关节严重损伤时，ACL 将其在胫骨侧的骨块一起牵拉导致撕脱骨折（图 3-2-22），有的为大块骨折，有的为粉碎性骨折，由于半月板前角或膝横韧带嵌入骨折块之间（图 3-2-23），保守治疗难以解剖复位。笔者采用高强度缝合线进行单领带结（图 3-2-24）或双领带结套扎固定（图 3-2-25）治疗 ACL 胫骨端撕脱骨折，取得良好疗效。详细情况参考有关章节。

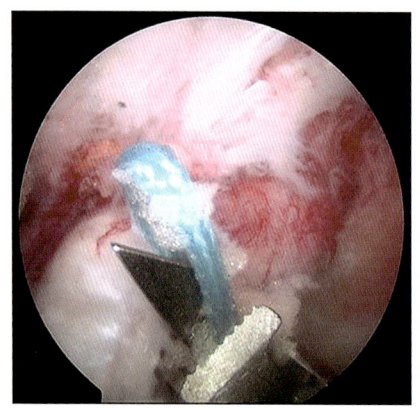

图 3-2-20　缝合器缝扎 ACL 胫骨侧止点撕脱的纤维

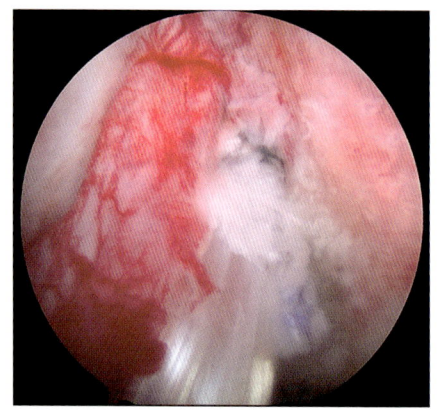

图 3-2-21　原位建立胫骨骨隧道

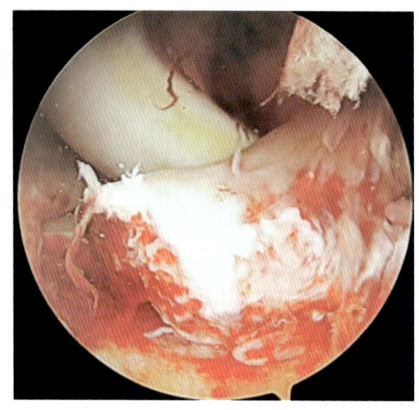

图 3-2-22　ACL 胫骨侧撕脱骨折

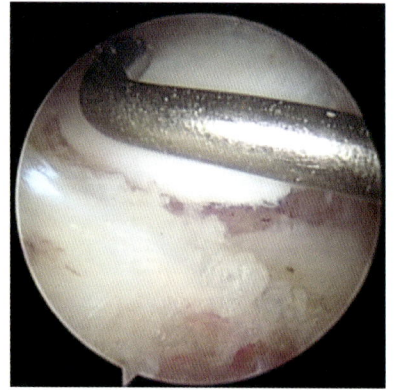

图 3-2-23　半月板前角或膝横韧带嵌入骨折块之间

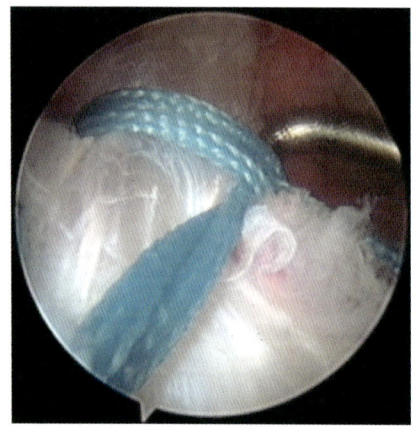

图 3-2-24　单领带结固定法治疗 ACL 胫骨端撕脱骨折

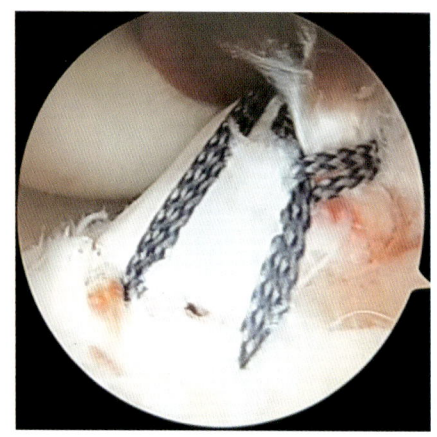

图 3-2-25　双领带结固定法治疗 ACL 胫骨端撕脱骨折

参考文献

[1] 李志超，刘玉杰，石斌，等. 保留残端纤维与剩余束重建前交叉韧带的实验研究. 中国修复重建外科杂志，2009，3：282-286.

[2] 刘玉杰. 保留残束残端重建交叉韧带的再认识. 中国骨伤，2013，26（5）：357-359.

[3] 刘玉杰，李志超，李海鹏，等. 保留交叉韧带前内侧束或后外侧束与残端重建ACL的价值. 中国矫形外科杂志，2008，16（2）：89-91.

[4] 齐玮，王俊良，曲峰，等. 关节镜下保留残束重建前交叉韧带的疗效. 中国骨伤，2013，26（5）：376-380.

[5] 周敬滨，刘玉杰，李国平. 前交叉韧带保残重建的研究进展. 中国骨伤，2013，26（5）：441-444.

[6] 石斌，刘玉杰. 交叉韧带重建术后促进腱骨愈合的研究进展. 解放军医学院学报，2008，29（2）：146-148.

（李海鹏　刘玉杰）

第三节　股骨与胫骨端双 RigidFix 固定重建前交叉韧带

RigidFix 固定自体腘绳肌腱重建前交叉韧带并半月板修复术

一、临床特点

腘绳肌腱移植股骨端 RigidFix 横钉固定重建前交叉韧带，取得了良好疗效[1-5]。笔者在股骨端应用 RigidFix 横钉固定重建 ACL 的基础上，于 2006 年开始研究股骨与胫骨侧双 RigidFix 横钉固定重建 ACL[6]，经生物力学试验和多年临床随访表明：该方法可行、固定可靠、临床疗效良好。由于 RigidFix 横钉固定点距离股骨和胫骨关节面较近，可有效地降低移植物与骨隧道间纵向运动和横向摆动，避免界面螺钉固定对肌腱移植物的切割；移植物和骨隧道 360° 接触，有利于腱-骨愈合。RigidFix 横钉固定重建 ACL 是一种安全、可靠和有效的固定方式[1, 2, 7-10]。

二、手术操作要点

（一）肌腱移植物的制备

取自体半腱肌腱和股薄肌腱，预张力后对折成 4～6 股，长度为 8～9 cm，直径为 7～8 mm，多股肌腱在等张力条件下用 2 号 Ethibond 缝合线编织缝合肌腱两端，每端编织缝合 30 mm（图 3-3-1）。用 5 号 Ethibond 缝线穿入肌腱两端作为牵引线（图 3-3-2）。肌腱植入股骨隧道端 30 mm 处画标示线（图 3-3-2），选择与肌腱移植物直径相同的钻头钻取股骨和胫骨隧道。

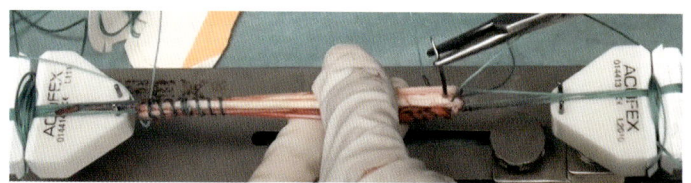

图 3-3-1　肌腱两端编织缝合

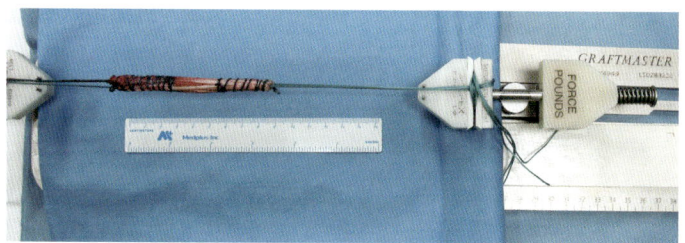

图 3-3-2　预张牵引并标记

（二）钻取股骨与胫骨隧道

屈膝 120°，经膝关节内侧间隙入路插入股骨定位器，在股骨髁间窝 ACL 足印区中心定位，导针钻入股骨髁，针尾端平髁间窝骨皮质，用等长导针测量在股骨隧道的长度（图 3-3-3）[6]，取直径与肌腱移植物直径一致的钻头，钻取股骨隧道深 30 mm（图 3-3-4）。

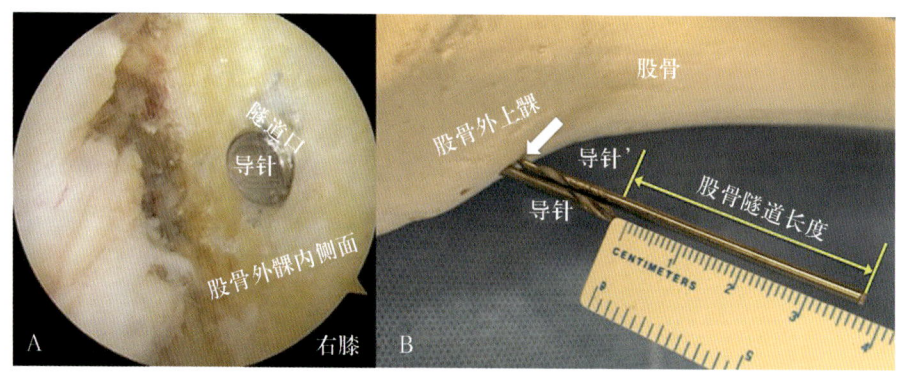

图 3-3-3　测量股骨隧道深度

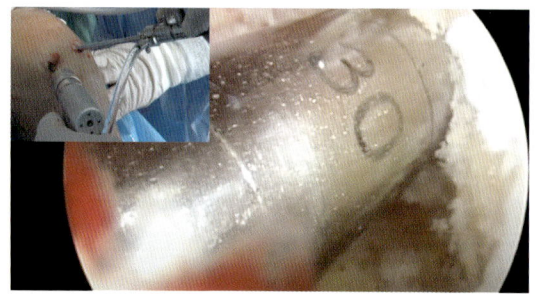

图 3-3-4　钻取股骨隧道

用 55° 胫骨导向器于胫骨髁间棘足印区定位钻入导针（图 3-3-5），沿导针钻取胫骨隧道（图 3-3-6），钻头的直径根据移植肌腱的直径决定。

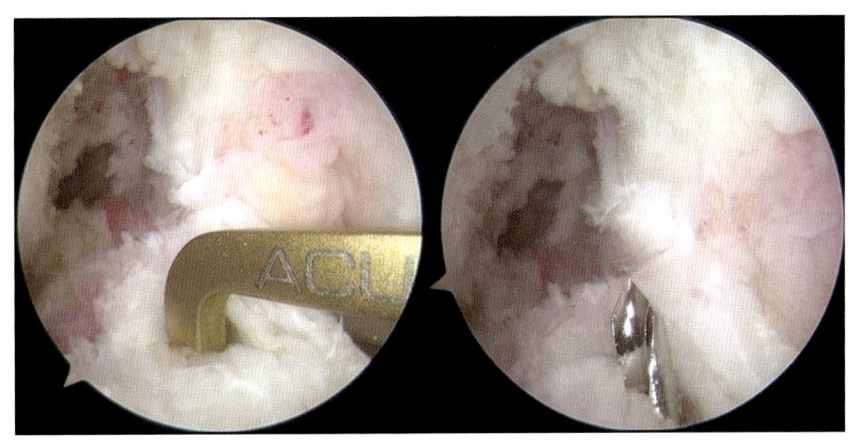

图 3-3-5　定位胫骨隧道

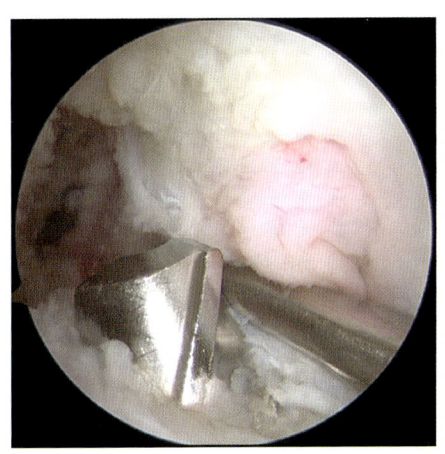

图 3-3-6　钻取胫骨隧道

（三）钻取胫骨与股骨横钉孔

膝关节屈曲 90°，经内侧关节间室置入 RigidFix 导向器，钻头沿横钉导向管，从股骨外髁向内髁方向钻取股骨横钉孔（图 3-3-7）。验证横钉孔是否在隧道中心的方法：用一根导针插入中空的导向杆内，导针与横向钉钻相交发生撞击感（图 3-3-8）；测量横穿钉导针与 RigidFix 框架之间的长度是否等长（图 3-3-9）；将导针沿横钉孔插入，关节镜插入股骨隧道内，可观察导针是否在隧道的中心（图 3-3-10）[6]。如横钉孔不在股骨和胫骨隧道的中央（图 3-3-11），需要调整定位器的位置，在关节镜的监视下，重新钻取横钉孔（图 3-3-12）。胫骨横钉孔钻取，应将导向杆顶端置于胫骨隧道内口的软骨下骨距关节软骨约 5 mm（图 3-3-13）[6]。如果导向器过深，横钉可能会钻入软骨或关节腔；如果钉孔过浅，则肌腱固定点远离解剖止点，发生雨刷蹦极效应。

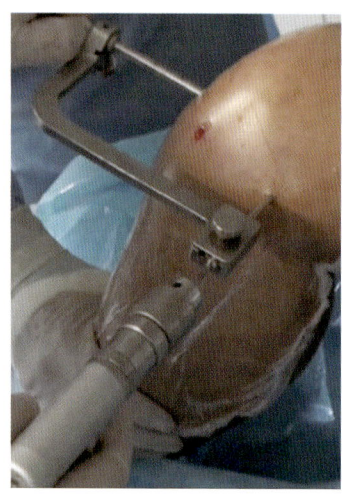

图 3-3-7　钻取股骨横钉孔

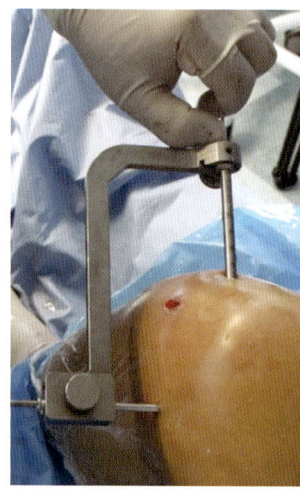

图 3-3-8　导针撞击试验

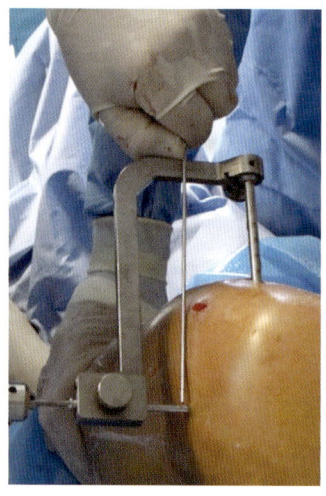

图 3-3-9　检查横钉孔是否穿过股骨隧道

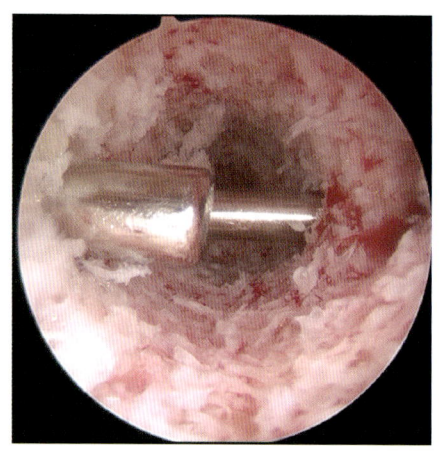

图 3-3-10　关节镜下检查股骨隧道内横钉位置

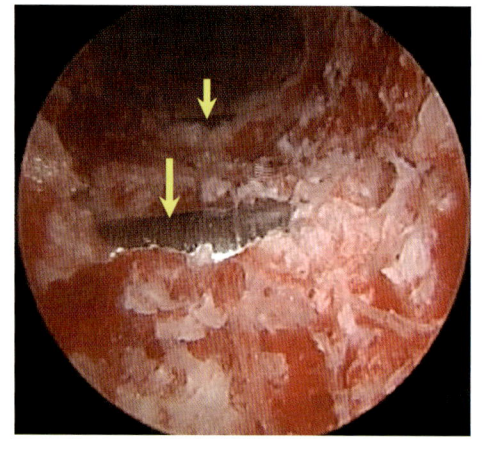

图 3-3-11　横钉孔不在隧道中央

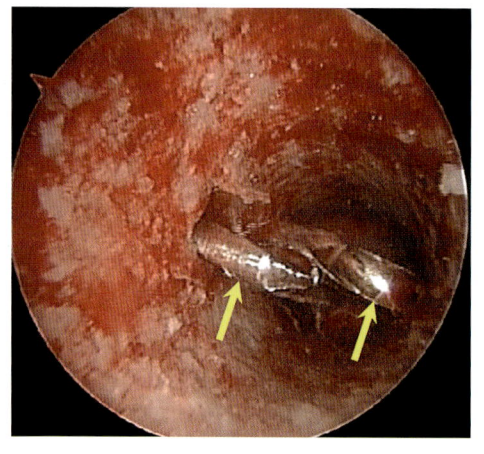

图 3-3-12　在关节镜下重新钻取横钉孔

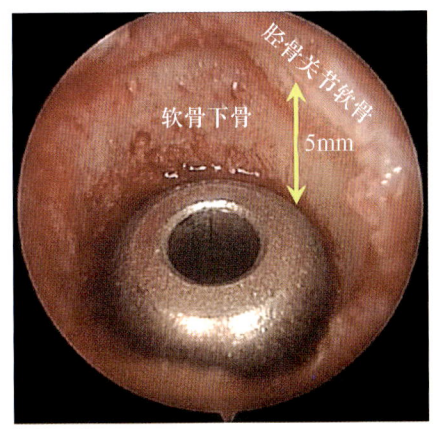 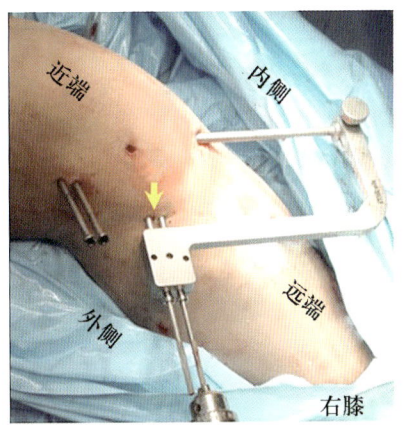

图 3-3-13 胫骨导向器放置位置

（四）肌腱植入隧道

肌腱从胫骨隧道经膝关节腔牵入股骨隧道后，分别从股骨横钉孔的近端向远端插入导针，触探是否有触及肌腱的感觉（图 3-3-14），然后再由近端向远端击入 2 枚 RigidFix 横穿钉。将股骨端肌腱固定好后，在胫骨端拉紧肌腱编织线，保持肌腱的张力，屈膝 30°，从胫骨的近端到远端分别击入 2 枚横穿钉（图 3-3-15）。关节镜下冲洗和清理关节内碎骨屑，探查重建好的 ACL 张力（图 3-3-16），膝关节进行屈伸活动，检查有无撞击。

术后必要时放置负压引流管，24 h 后拔除。术后膝关节使用支具伸直位固定 1 周，之后每周调整支具角度一次，分别为 0°～30°、0°～60°、0°～90°，4 周后支具放置在 0°～120° 活动范围，使用支具保护 3 个月。术后膝关节进行屈伸和直腿抬高活动，锻炼股四头肌力。

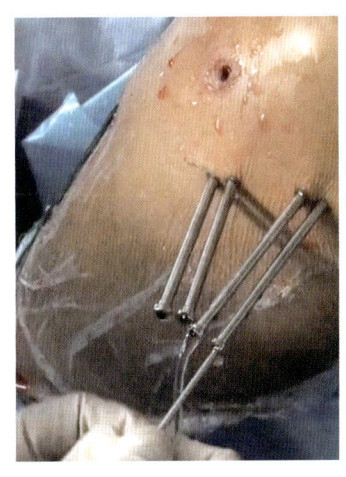

图 3-3-14 再次确认横穿钉能否穿过肌腱移植物

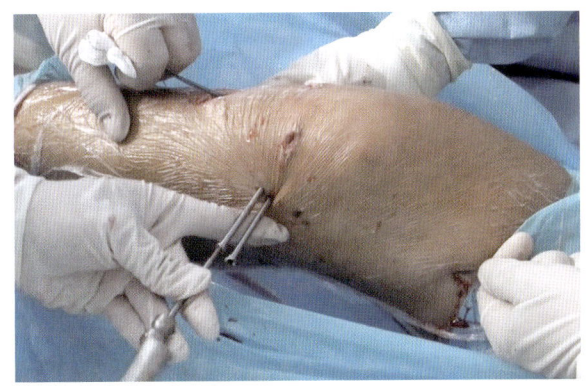 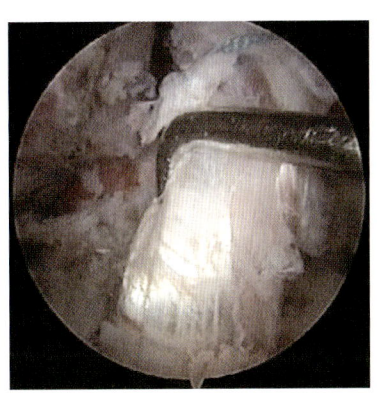

图 3-3-15 胫骨侧固定

图 3-3-16 探查重建后的 ACL 张力、有无髁间窝撞击

三、重要提示

1. 严重骨质疏松会降低横钉固定的效果。
2. 多股肌腱移植物必须保持等张受力，否则会影响重建的疗效。
3. 横穿钉通道和角度的选择不当，有可能误伤膝关节周围重要的解剖组织。在安全区内进行横穿钉固定可以避免医源性损伤。
4. 胫骨端横穿钉进钉点应在腓骨小头的前方 10 mm，以免误伤腓总神经。
5. 横穿钉通道必须在股骨与胫骨隧道的中心，否则横穿钉会漏穿肌腱，造成固定失效。

参考文献

[1] MONACO E, LABIANCA L, SPERANZA A, et al. Biomechanical evaluation of different anterior cruciate ligament fixation techniques for hamstring graft. J Orthop Sci, 2010, 15（1）: 125-131.

[2] HARILAINEN A, SANDELIN J. A prospective comparison of 3 hamstring ACL fixation devices--Rigidfix, BioScrew, and Intrafix--randomized into 4 groups with 2 years of follow-up. Am J Sports Med, 2009, 37（4）: 699-706.

[3] CINAR B M, AKPINAR S, HERSEKLI M A, et al. The effects of two different fixation methods on femoral bone tunnel enlargement and clinical results in anterior cruciate ligament reconstruction with hamstring tendon graft. Acta Orthop Trauma Turcica, 2009, 43（6）: 515-521.

[4] BAI L, WANG J, FU Y. Anterior crucial ligament reconstruction with allograft hamstring fixed by RigidFix and Intrafix anchorages. Zhongguo Xiu Fu Chong Jian Wai Ke Za Zhi, 2007, 21（8）: 882-885.

[5] Ahn J H, Park J S, Lee Y S, et al. Femoral bioabsorbable cross-pin fixation in anterior cruciate ligament reconstruction. Arthroscopy, 2007, 23（10）: 1093-1099.

[6] QI W, LIU Y J, XUE J, et al. Applying cross-pin system in both femoral and tibial fixation in anterior cruciate ligament reconstruction using hamstring tendons. Arthrosc Tech, 2015, 4（5）: e397-402.

[7] BELLISARI G E, KAEDING C C, LITSKY A S. Mechanical evaluation of cross pins used for femoral fixation of hamstring grafts in ACL reconstructions. Orthopedics, 2010, 33（10）: 722.

[8] WU J L, YEH T T, SHEN H C, et al. Mechanical comparison of biodegradable femoral fixation devices for hamstring tendon graft-a biomechanical study in a porcine model. Clin Biomech（Bristol, Avon）, 2009, 24（5）: 435-440.

[9] MARKS P, O'DONNELL S, YEE G. A pilot clinical evaluation comparing the Mitek bone-tendon-bone cross pin and bioabsorbable screw in anterior cruciate ligament reconstruction fixation, a randomized double blind controlled trial. Knee, 2008, 15（3）: 168-173.

[10] CASTOLDI F, BONASIA D E, MARMOTTI A, et al. ACL reconstruction using the

RigidFix femoral fixation device via the anteromedial portal: a cadaver study to evaluate chondral injuries. Knee Surg Sports Trauma Arthrosc, 2008, 16 (3): 275-278.

（齐　玮　刘玉杰）

第四节　生物骨挤压钉固定法重建前交叉韧带损伤

一、临床特点

腘绳肌腱移植重建前交叉韧带肌腱移植物有多种固定方法，其中使用 Endobutton 固定应用最为广泛（图 3-4-1）。其抗拉强度最大、无肌腱移植物切割、肌腱与骨隧道 360°接触，有利于肌腱与骨隧道愈合。但是，股骨的皮质外固定由于远离 ACL 解剖止点，容易发生钟摆雨刷效应，导致骨隧道扩大（图 3-4-2）[1-6]，是目前该固定方法难以逾越的弊端。如何发挥其优势，避免其缺点，是目前研究的重要课题。

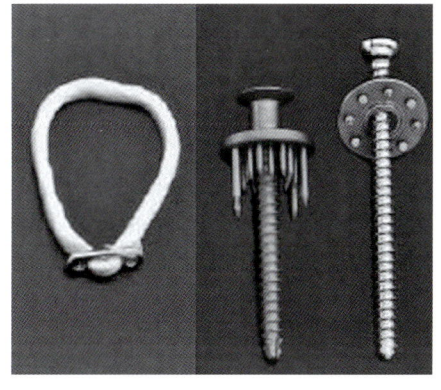

图 3-4-1　不同的皮质外固定产品

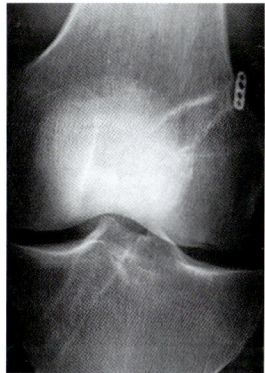
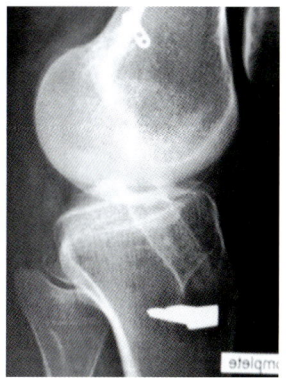

图 3-4-2　ACL 重建术后骨隧道扩大

有学者在 Endobutton 固定的同时，于股骨隧道内口应用一枚可吸收界面螺钉预防钟摆效应，防止隧道扩大[7]。但是，可吸收界面螺钉切割肌腱移植物的问题凸显（图 3-4-3），进一步影响了肌腱移植物的抗拉强度和腱-骨愈合。为此，笔者设计了生物骨挤压钉（图 3-4-4）嵌压固定，通过生物力学及组织学实验研究，证实其生物力学强度完全可以满足 ACL 重建固定的要求（图 3-4-5），具有良好的组织相容性（图 3-4-6），最终完全可以爬行替代[8]。自 2011 年开始采用生物骨挤压钉和 Endobutton 联合用于 ACL 重建股骨与胫骨端的固定，在关节镜监视下将骨挤压钉击入骨隧道内口（图 3-4-7），固定效果满意（图 3-4-8），取得了良好的临床疗效。

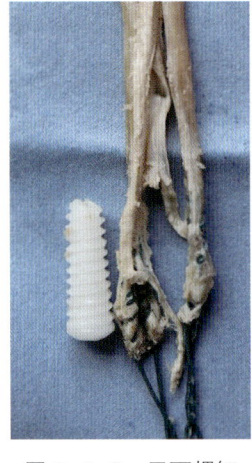 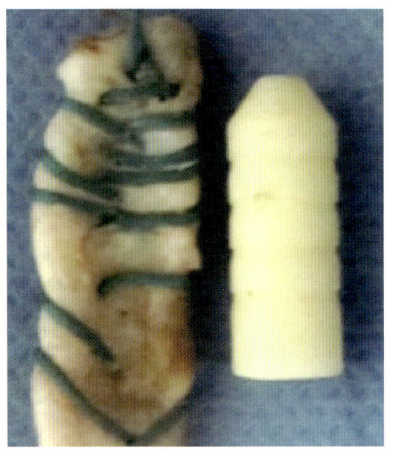 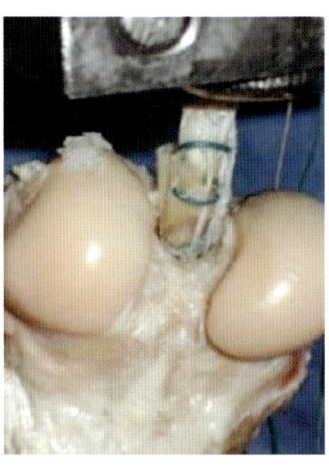

图3-4-3 界面螺钉切割肌腱移植物　　图3-4-4 生物骨挤压钉无切割　　图3-4-5 生物力学实验

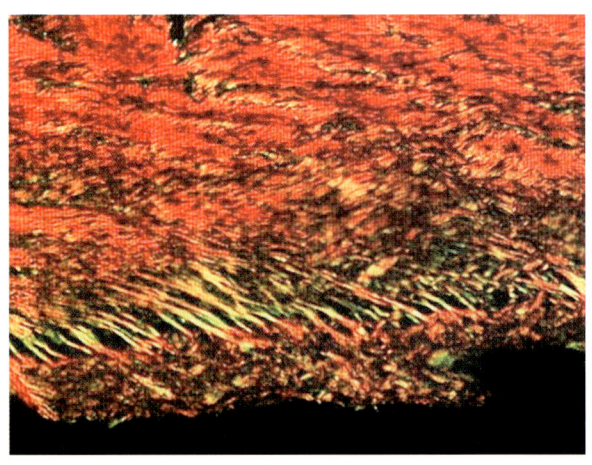

图3-4-6 天狼星红染色（×40）

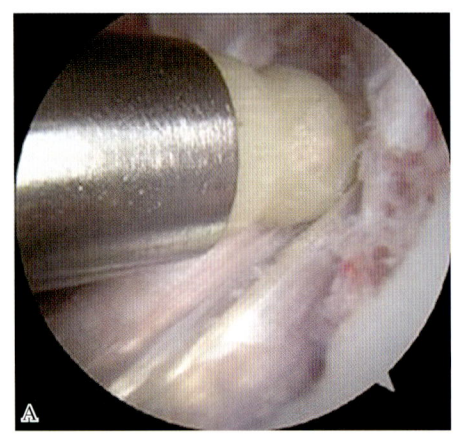

图3-4-7 生物骨挤压钉固定

A. 关节镜下生物骨挤压钉由股骨隧道内口植入；B. 骨挤压钉由胫骨隧道外口植入

第三章 骨关节损伤修复重建创新技术

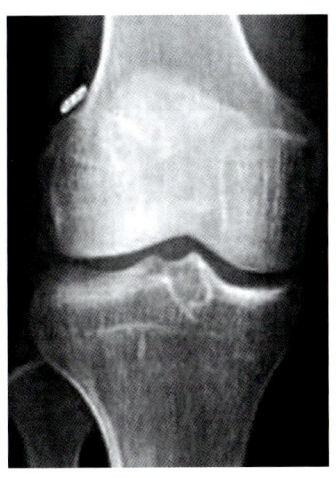

图 3-4-8 术后 1 年膝关节正位 X 线检查图像

骨隧道无扩大，胫骨隧道近端出现"封闭"现象，生物骨挤压钉完成爬行替代

二、手术操作要点

（一）骨挤压钉的制备

取同种异体骨皮质板，加工成直径 5~6 mm，长 20 mm 的骨挤压钉，于 -80 ℃ 深低温冷冻 3 个月，伽马射线照射消毒后封存备用。

（二）肌腱移植物的制备

在胫骨结节内侧 1 cm 处作切口，长 3~4 cm，分离皮下组织及筋膜，找到半腱肌腱和股薄肌腱，分离游离后用取腱器切取肌腱，剔除肌肉组织。将肌腱折为 4~6 股，直径 7~8 mm，悬挂于 Endobutton 线襻之上，用 2-0 号 Ethibond 线编织缝合，预张备用。

（三）钻取骨隧道

采用 ACL 胫骨定位器于前交叉韧带附着处定位后打入导针，用钻头沿导针钻取胫骨隧道。屈曲膝关节 120°，经膝关节前内侧入路，导针于股骨髁间窝 ACL 股骨解剖止点钻入，从股骨外髁干交界处穿出，沿克氏针钻取股骨隧道，测量股骨隧道的深度，再用直径为 4.5 mm 的空心钻钻透股骨皮质。参照肌腱移植物的直径钻取胫骨和股骨隧道。

确定肌腱与 Endobutton 悬挂好后，牵引线贯穿胫骨及股骨髓道，将 Endobutton 和肌腱通过胫骨隧道拉入股骨隧道内，确认 Endobutton 已经挂在股骨外皮质后，拉紧肌腱移植物，骨挤压钉沿导针击入股骨隧道内口与肌腱之间（图 3-4-7A）。于胫骨隧道外口骨沿导针击入骨挤压钉至胫骨隧道（图 3-4-7A）。胫骨端肌腱也可以采用 RigidFix 横钉、门型钉或胫骨骨桥固定。关节镜下探查移植物无股骨髁间窝撞击、Lachman 征阴性、前交叉韧带张力良好、抽屉试验阴性、侧方应力试验阴性、膝关节伸屈活动无异常。冲洗关节腔及切口，缝合切口，使用无菌敷料包扎，弹性绷带缠扎。

（四）术后处理

膝关节伸直位支具固定 1 周，第 2 周调整到 0°~30°，第 3 周 0°~60°，第 4 周

0°~90°，4周后膝关节活动度达90°以上。术后在医师指导下进行股四头肌及膝关节活动度练习，使用支具保护3个月。3个月后进行一般日常活动，6个月后练习慢跑，1年后可进行体育运动。

三、重要提示

1. 多股肌腱移植物必须保持等张受力，否则会影响重建的疗效。
2. 股骨隧道骨挤压钉植入位置应在隧道前外侧，注意保护股骨隧道后壁。
3. 注意敲击方向要与骨隧道长轴保持一致，建议使用导丝，否则骨挤压钉可能碎裂。
4. 该固定方式尤其适用于肌腱移植物较短的病例以及ACL重建翻修手术。
5. 敲击骨挤压钉时，维持肌腱移植物的张力，防止术后固定物松动或肌腱移植物松弛。

参考文献

[1] CHEUNG P, CHAN W L, YEN C H, et al. Femoral tunnel widening after quadrupled hamstring anterior cruciate ligament reconstruction. J Orthop Surg（Hong Kong），2010，18（2）：198-202.

[2] CHOI N H, OH J S, JUNG S H, et al. Correlation between Endobutton loop length and tunnel widening after hamstring anterior cruciate ligament reconstruction. Am J Sports Med，2013，41（1）：101-106.

[3] CHOI N H, SON K M, YOO S Y, et al. Femoral tunnel widening after hamstring anterior cruciate ligament reconstruction with bioabsorbable transfix. Am J Sports Med，2012，40（2）：383-387.

[4] FAUNO P, KAALUND S. Tunnel widening after hamstring anterior cruciate ligament reconstruction is influenced by the type of graft fixation used: a prospective randomized study. Arthroscopy，2005，21（11）：1337-1341.

[5] KLEIN J P, LINTNER D M, DOWNS D, et al. The incidence and significance of femoral tunnel widening after quadrupled hamstring anterior cruciate ligament reconstruction using femoral cross pin fixation. Arthroscopy，2003，19（5）：470-476.

[6] SABAT D, KUNDU K, ARORA S, et al. Tunnel widening after anterior cruciate ligament reconstruction: a prospective randomized computed tomography-based study comparing 2 different femoral fixation methods for hamstring graft. Arthroscopy，2011，27（6）：776-783.

[7] LIND M, FELLER J, WEBSTER K E. Bone tunnel widening after anterior cruciate ligament reconstruction using Endobutton or Endobutton continuous loop. Arthroscopy，2009，25（11）：1275-1280.

[8] QI W, LI C B, WANG J L, et al. Experimental study of tendon graft fixation in anterior cruciate ligament reconstruction with cortical press-fit bolt in rabbits. Zhonghua Yi Xue Za Zhi，2013，93（19）：1503-1506.

（齐 玮 刘玉杰）

第五节　生物骨横穿钉固定重建前交叉韧带

一、临床特点

自体腘绳肌腱移植横穿钉固定重建前交叉韧带的优点是固定点靠近解剖止点（图3-5-1），可有效地降低移植物雨刷和蹦极效应，避免界面螺钉固定引起对肌腱移植物的切割。移植物和骨隧道呈360°接触，有利于腱-骨愈合。

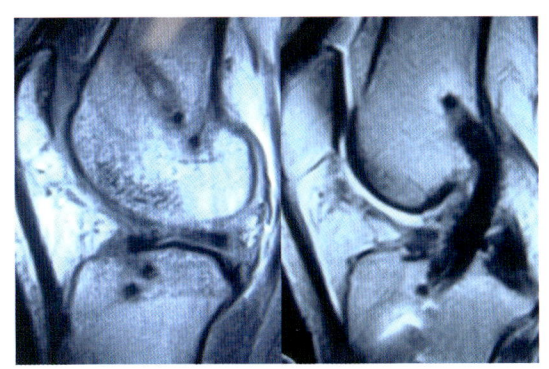

图 3-5-1　膝关节矢状位 MRI

RigidFix 固定重建 ACL 固定点靠近解剖止点

目前临床采用的横穿钉主要为可吸收材料或金属材料（图3-5-2）。文献报道，聚乳酸等可吸收材料降解后可产生酸性物质，会引起隧道扩大、无菌性炎症反应（图3-5-3）和影响腱-骨愈合等[1-4]。可吸收材料在体内不能完全降解（图3-5-4），金属材料将永久留在体内。为了充分发挥横穿钉固定重建ACL的优势，笔者经过深入的研究，设计了同种异体骨皮质制成的生物骨横穿钉（图3-5-5），将其作为固定材料，通过生物力学、组织学试验证实其生物力学性能完全可以满足ACL重建固定的要求。在体生物力学试验显示生物骨横穿钉的生物力学性能与RigidFix横穿钉系统一致（图3-5-6），组织学转归良好（图3-5-7、图3-5-8），经临床应用（图3-5-9），取得了良好的疗效（图3-5-10~图3-5-12）。

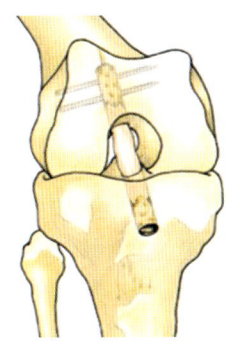 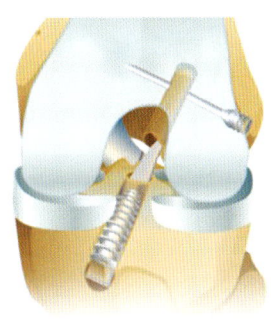 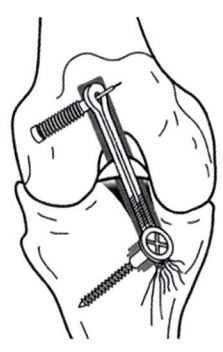

图 3-5-2　目前临床常用的横穿钉

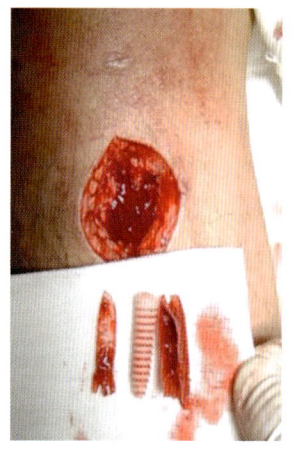 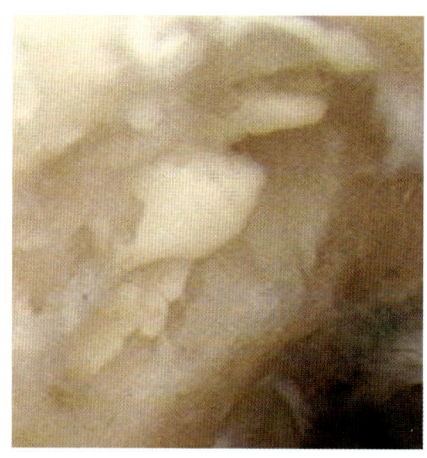

图 3-5-3　可吸收材料引起的无菌性炎症反应

图 3-5-4　可吸收材料在体内 4 年仍未完全降解

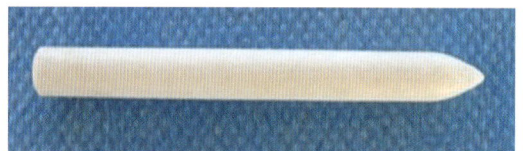

图 3-5-5　生物骨横穿钉

由同种异体骨皮质制成

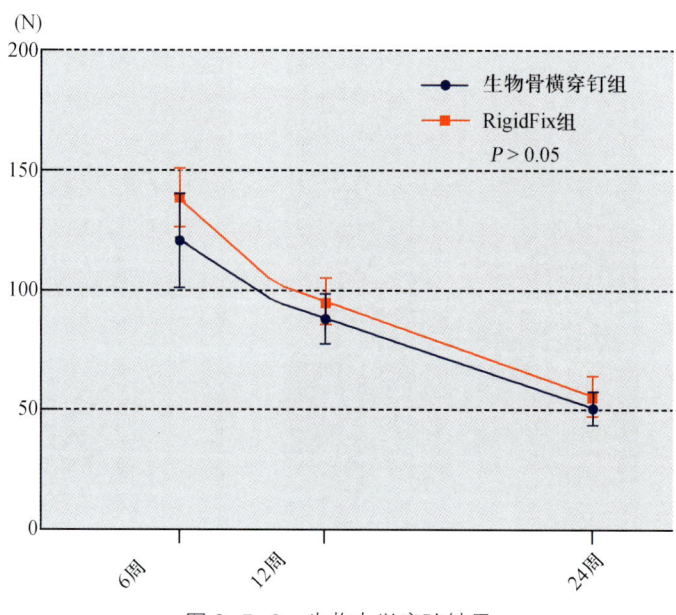

图 3-5-6　生物力学实验结果

生物骨横穿钉固定重建羊 ACL 的失效载荷与 RigidFix 固定系统无统计学差异

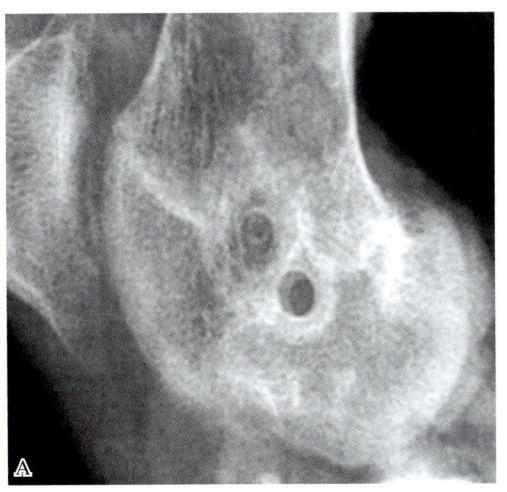 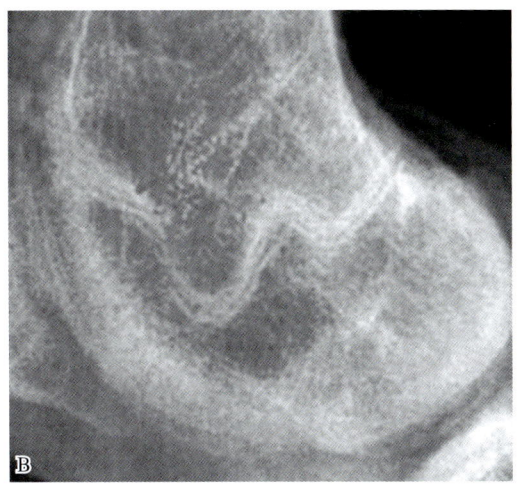

图 3-5-7　膝关节侧位 X 线图像

A．羊 ACL 重建术后 24 周 X 线检查 RigidFix 钉道仍清晰可见；B．生物骨横穿钉已完全爬行替代

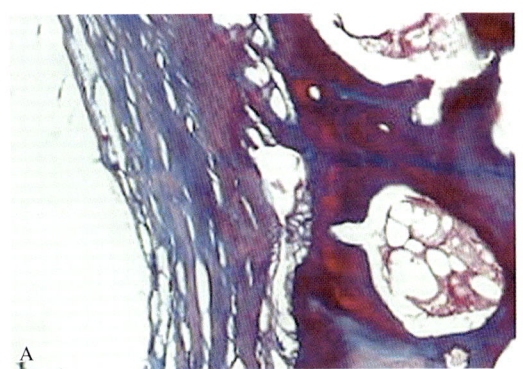 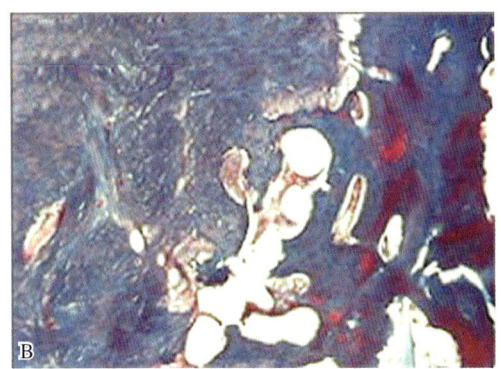

图 3-5-8　Masson 染色

A．羊 ACL 重建术后 24 周可见 RigidFix 与骨隧道界线清晰；B．生物骨横穿钉爬行替代良好

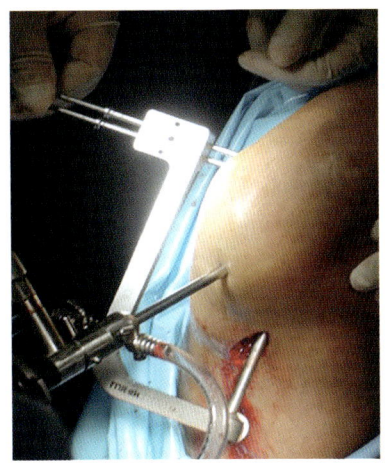 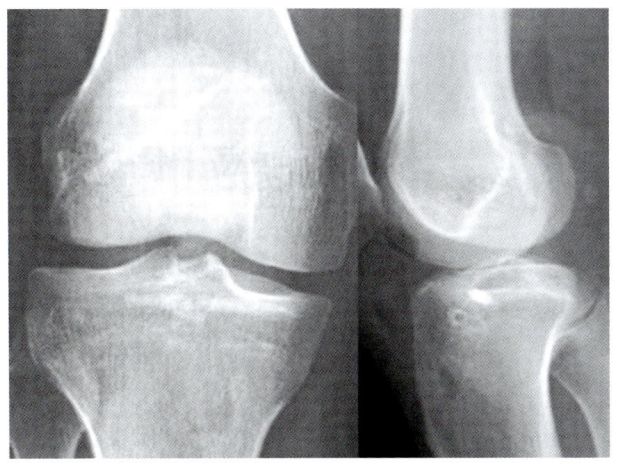

图 3-5-9　术中外观　　图 3-5-10　生物骨横穿钉固定重建前交叉韧带术后 1d 膝关节正侧位 X 线片

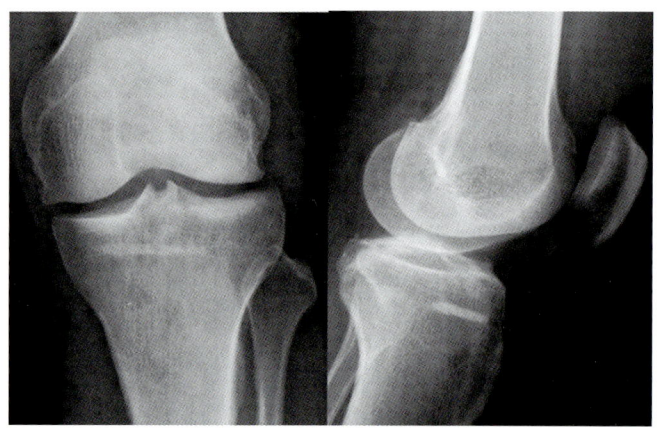

图 3-5-11　生物骨横穿钉固定重建前交叉韧带
术后 1 个月膝关节正侧位 X 线片

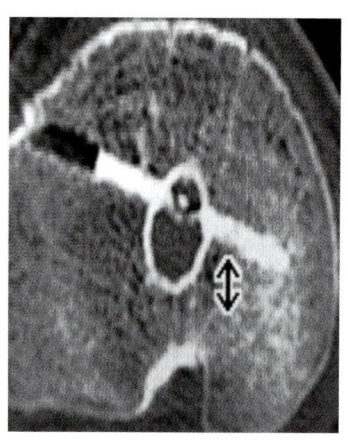

图 3-5-12　膝关节 CT 平扫

生物骨横穿钉重建前交叉韧带
术后 1 年，可见钉道爬行替代良好

二、手术方法及重要提示

参见第三章第三节相关部分。

参考文献

[1] MOISALA A S, JARVELA T, PAAKKALA A, et al. Comparison of the bioabsorbable and metal screw fixation after ACL reconstruction with a hamstring autograft in MRI and clinical outcome: a prospective randomized study. Knee Surg Sports Trauma Arthrosc, 2008, 16 (12): 1080-1086.

[2] CHEVALLIER R, KLOUCHE S, GEROMETTA A, et al. Bioabsorbable screws, whatever the composition, can result in symptomatic intra-osseous tibial tunnel cysts after ACL reconstruction. Knee Surg Sports Trauma Arthrosc, 2019, 27 (1): 76-85.

[3] WEISS K S, WEATHERALL J M, EICK J, et al. Delayed tibial osteomyelitis after anterior cruciate ligament reconstruction with hamstrings autograft and bioabsorbable interference screw: A case report and review of the literature. Case Rep Orthop, 2017: 6383526.

[4] PEREIRA H, CORRELO V M, SILVA-CORREIA J, et al. Migration of "bioabsorbable" screws in ACL repair. How much do we know? A systematic review. Knee Surg Sports Trauma Arthrosc, 2013, 21 (4): 986-994.

（齐　玮　刘玉杰）

第六节　生物骨锚钉修复肩袖损伤

一、临床特点

肩袖是由肩胛下肌、冈上肌、冈下肌、小圆肌的肌腱在肱骨大结节形成的袖套样结构[1]。冈上肌、冈下肌的肌腱在肱骨大结节止点近侧 10 ~ 15 mm 是乏血管区，容易发生退变[2]。另外，肩峰撞击和创伤也是常见因素之一。肩袖损伤常规采用缝合锚钉修复[3]。金属锚钉将永久滞留在体内，可吸收锚钉为聚乳酸（PLA）材料，在体内降解过程中可能会导致强度下降、炎症反应及骨溶解缺损，而且均为高值耗材[4-6]。笔者设计并采用同种异体骨皮质锚钉进行肩袖损伤的修复，取得了良好的疗效。

骨皮质锚钉为生物嵌压固定，固定强度高，组织相容性好，有利于腱 – 骨愈合。免用高值耗材，成本低，节约医疗费用，减轻了患者的经济负担[7, 8]。

二、骨锚钉制作

骨锚钉由生物有限公司制备，在塑料袋内塑封后使用伽马射线照射，储存于 -80° 深低温环境备用。

第一代骨锚钉的直径为 4 ~ 5.5 mm，长为 7.0 mm，尖端为圆锥状，尾部的柱状突起为把持与植入器衔接部分。锚钉有 2 个直径 1 mm 的穿线孔，可穿入 2 根 2 号 Ethibond 不可吸收编织线，供缝合组织用（图 3-6-1）。

第二代骨锚钉为子弹头状，直径为 4 ~ 5.5 mm，长为 9.0 mm，增加了侧方缝孔和缝线沟（图 3-6-2），便于骨锚钉击入和缝线滑动。

第三代骨锚钉直径为 4 ~ 5.5 mm，长为 8.0 mm，为了增加摩擦力和抗拔出力，锚钉体部有 3 ~ 4 道横穿，两个缝线孔（图 3-6-3）。

笔者对骨锚钉与金属锚钉和可吸收锚钉进行了生物力学实验，研究表明，骨锚钉与对照组的最大拔出载荷强度和失败状态，经统计学分析无显著性差异（$P > 0.1$）。动物实验表明，骨锚钉与受区完全愈合，骨锚钉完全可以作为肩袖与 Bankart 损伤修复的材料。

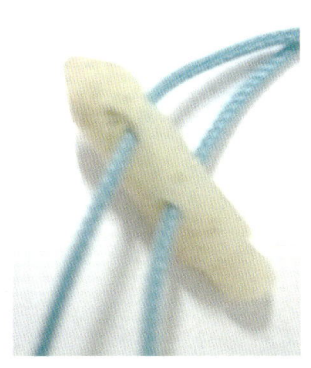
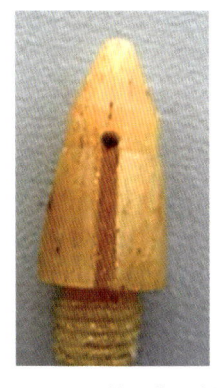
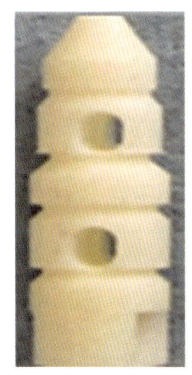

图 3-6-1　第一代骨锚钉　　图 3-6-2　第二代骨锚钉　　图 3-6-3　第三代骨锚钉

三、手术操作要点

（一）术前准备

采用全身麻醉。患者取侧卧位，患肢牵引重量为 3～5 kg。术前标记肩关节骨性标志及手术入路。肩关节后方软点为关节镜入路，前方入路、前外侧入路为手术器械入路。

（二）手术探查

采用 30° 关节镜按顺序探查肩袖损伤情况（图 3-6-4）、有无肩峰撞击并进行肩峰成形术（图 3-6-5）。探查肱骨大结节增生情况（图 3-6-6），磨削肱骨大结节增生的骨赘，显示肩袖撕裂呈"U"形（图 3-6-7）。

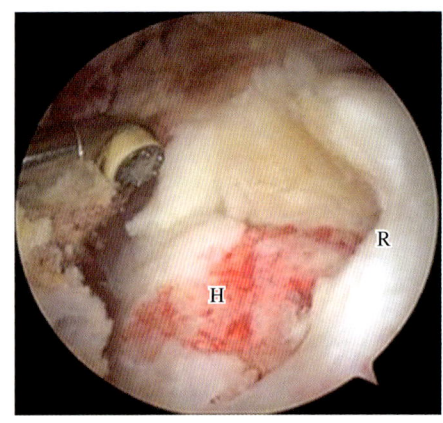

图 3-6-4 探查肩袖

探查肩袖损伤，射频清理肱骨大结节
H. 肱骨；R. 肩袖

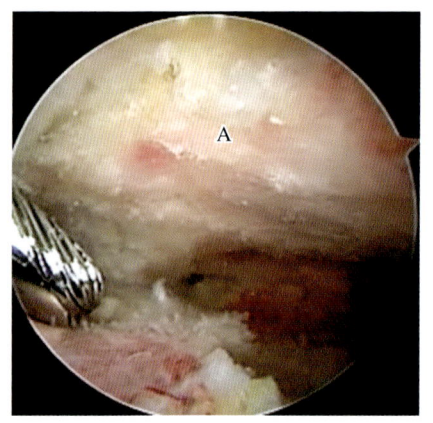

图 3-6-5 关节镜下肩峰成形术

A. 肩峰

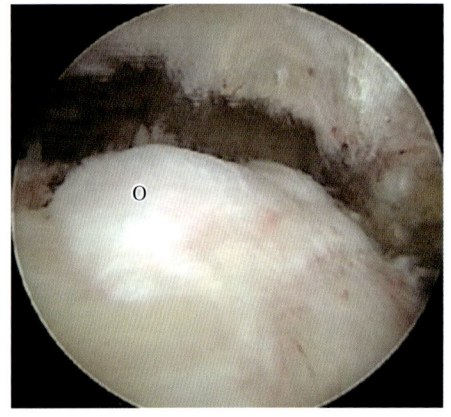

图 3-6-6 肱骨大结节骨赘增生（O）

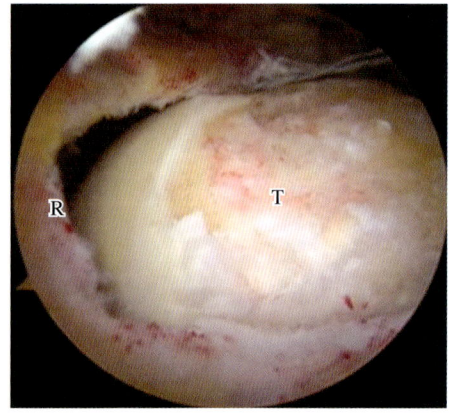

图 3-6-7 肩袖撕裂

肱骨大结节骨赘磨削后，显示肩袖撕裂呈"U"形
R. 肩袖；T. 肱骨大结节

（三）骨锚钉植入修复肩袖

对于巨大肩袖损伤，采用边对边缝合肩袖组织，将"U"形撕裂创面变为"V"形，再变为T形（图3-6-8）。在关节镜监视下肩关节前外侧入路，清理肩袖足印区，用开孔器预制锚钉孔道（图3-6-9），经关节镜套管对准肱骨大结节骨孔，缓缓击入骨锚钉（图3-6-10）。骨锚钉击入后，牵拉缝合线，探查是否牢固，采用缝合钩缝合肩袖组织（图3-6-11）。探查缝合后的肩袖良好（图3-6-12），手术结束，按照康复程序进行术后康复。

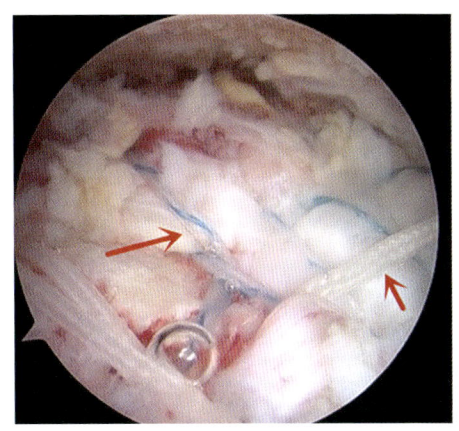

图3-6-8　肩袖缝合

通过边对边缝合肩袖创面，由"U"形变成"T"形
红色箭头．缝线

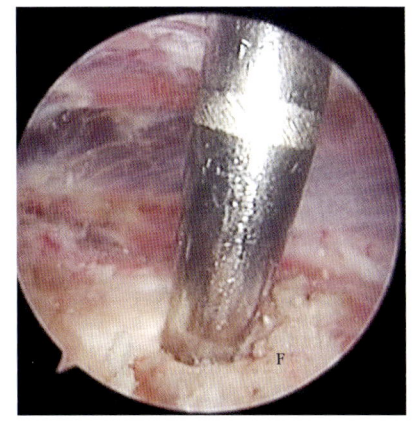

图3-6-9　预制锚钉孔道

在肱骨大结节肩袖足印区预制锚钉孔道
F．足印区

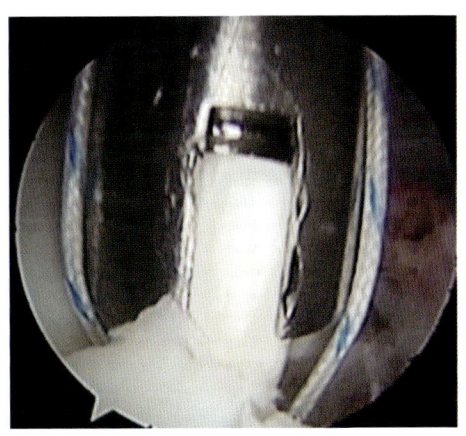

图3-6-10　植入锚钉

通过套管对准骨孔将锚钉缓缓击入肱骨大结节

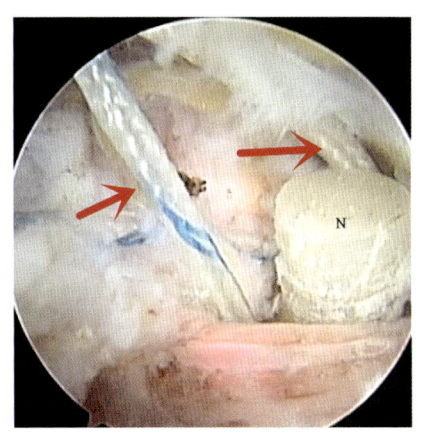

图3-6-11　肱骨大结节骨锚钉与缝合后的肩袖

N．骨锚钉；红色箭头．缝线

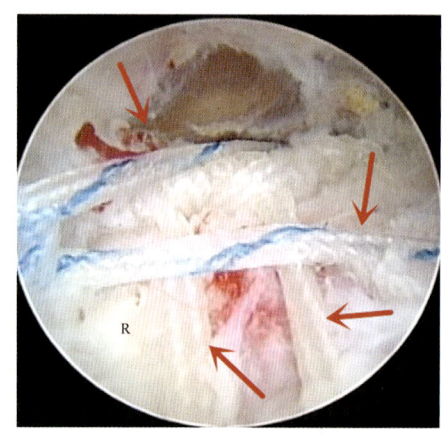

图 3-6-12　肩袖缝合

R. 缝合后的肩袖；红色箭头. 缝线

采用骨锚钉双排固定技术修复肩袖：在贴近肱骨头关节面边缘结节间沟处植入内排骨锚钉（图 3-6-13），缝合肩袖组织，在肱骨大结节骨床处行植入外排骨锚钉（图 3-6-14）。

双排固定使肩袖组织与骨床充分接触，增加了腱骨接触面积，可减少每一个锚钉承受的负荷，改善机械强度。

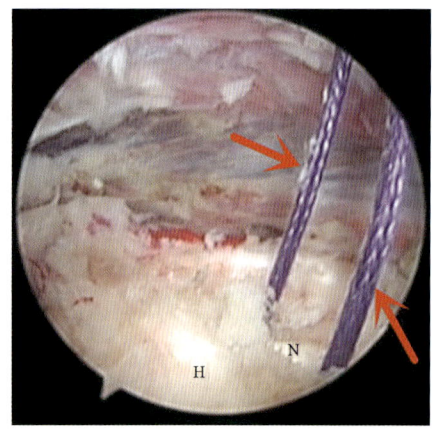 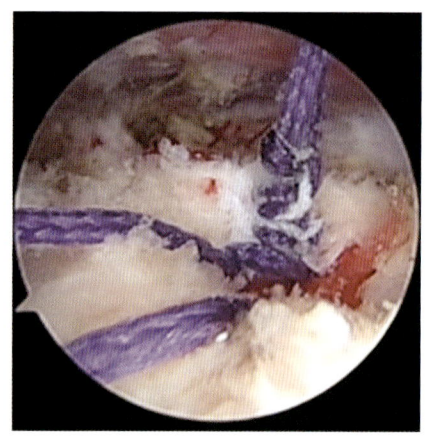

图 3-6-13　内排骨锚钉固定　　　　　　　图 3-6-14　外排骨锚钉固定

贴近肱骨头关节面边缘行内排骨锚钉固定　　　　在肱骨大结节行外排骨锚钉固定

H. 肱骨头；N. 骨锚钉尾部；红色箭头. 缝线

同种异体骨锚钉修复肩袖术后 X 线检查显示骨锚钉逐渐被爬行替代，术后 16 周骨锚钉与受区愈合（图 3-6-15）。

四、重要提示

1. 对于骨质疏松患者，要特别注意锚钉拔出的风险，双排骨锚钉固定可以分散应力。

2. 内排锚钉应选在肱骨头解剖颈处，此处骨皮质相对较厚，有利于抗拔出。可依骨质疏松情况酌情增加锚钉的数量以增加锚钉的稳固性。

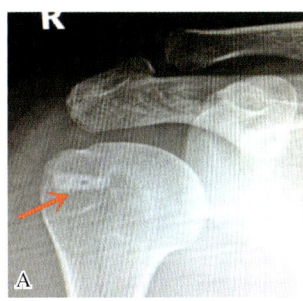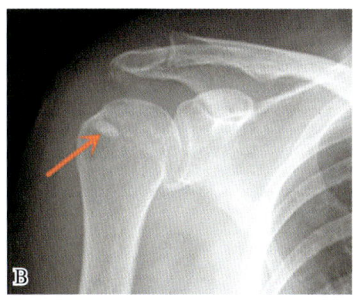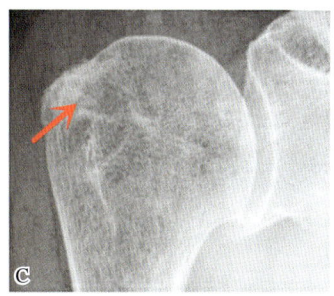

图 3-6-15　肩袖损伤骨锚钉固定术后锚钉爬行替代情况

A. 术后 1 周；B. 术后 8 周；C. 术后 16 周

红色箭头 . 骨锚钉

参考文献

[1] TEEFEY S A, RUBIN D A, MIDDLETON W D, et al. Detection and quantification of rotator cuff tears. Comparison of ultrasonographic, magnetic resonance imaging, and arthroscopic findings in seventy-one consecutive cases.Am J Bone Joint Surg, 2004, 86-A (4): 708.

[2] TERRY C. Campbell's Operative Orthopaedics 4 volumes set. 10th ed. Singapore: Elsevier, 2005: 2253.

[3] DEMIRHAM M, ATALAR A C, KILICOGLU O. Primary fixation strength of rotator cuff repair techniques: a comparative study.Arthroscopy, 2003, 19: 572.

[4] CUMMINS C A, MURREL G A. Mode of failure for cuff repair with suture anchors identified at revision surgery.J Shoulder Elbow Surg, 2003, 12: 128.

[5] SHANE J, NHO M D, MICHAEL K, et al.Systematic review of arthroscopic rotator cuff repair and mini-open rotator cuff repair.Am J Bone Joint Surg, 2007, 89 (3): 127.

[6] WOLF E M, PENNINGTON W T, AGRAWAL V. Arthroscopic rotator cuff repair: 4- to 10-year results.Arthroscopy, 2004, 20: 5.

[7] LAURENT L, ROMAN B, BRUNO T, et al .The outcome and structural integrity of arthroscopic rotator cuff repair with use of the double row suture anchor technique.Am J Bone Joint Surg, 2007, 89: 1533.

[8] DAVID M, DANIEL P. Irreparable rotator cuff tears: what to do and when to do it, the surgeon's dilemma.Am J Bone Joint Surg, 2006, 10: 2293.

（刘玉杰　鹿　鸣）

第七节　生物骨锚钉固定修复 Bankart 损伤

一、临床特点

肩关节是全身活动度最大的关节，也是最不稳定的关节[1]。肩关节脱位的发生率占全身关节脱位的 50%，其中 95% 为肩关节前方脱位[2]。1923 年 Perthes 和 Bankart 描述了肩关节前脱位伴前下盂唇损伤，称为 Bankart 损伤[3, 4]。

二、影像学表现

X 线检查有助于肩关节脱位（图 3-7-1）和 Hill-Sachs 损伤的诊断及明确肱骨头骨折缺损的大小（图 3-7-2）[5-7]。CT 三维重建对肩盂骨折（图 3-7-3）的诊断具有重要价值[5-7]。肩关节 MRI 对判断是否有肩袖损伤、盂唇损伤和 Hill-Sachs 损伤（图 3-7-4）具有重要的诊断意义[5-8]。

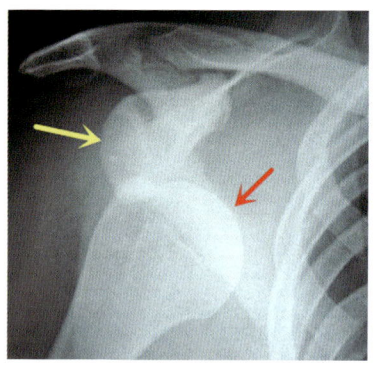

图 3-7-1　肩关节脱位 X 线图像
黄色箭头 . 肩盂；红色箭头 . 肱骨头

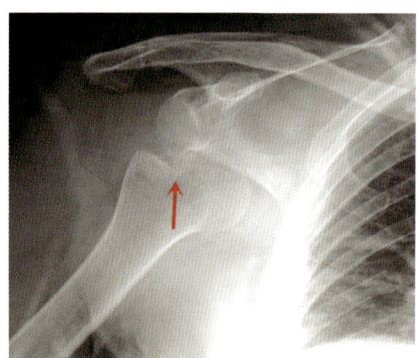

图 3-7-2　Hill-Sachs 损伤 X 线图像
红色箭头 . 肱骨头骨缺损

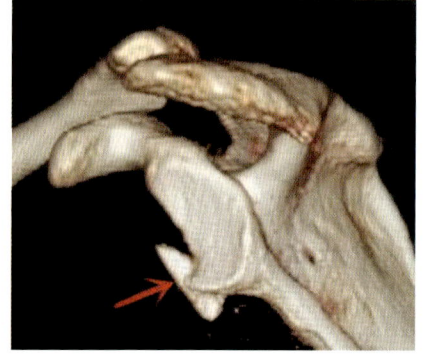

图 3-7-3　肩盂骨折 CT 三维重建图像
红色箭头 . 肩盂骨折块

肩关节前下方脱位常造成盂肱韧带、盂唇复合体、肩关节囊或 Hill-Sachs 损伤。这些损伤均需要采用可吸收锚钉、PEEK 材料的缝合锚钉或金属锚钉固定修复（图 3-7-5）[9, 10]。如果术后发生肩关节再脱位，将面临锚钉取出和肩盂锚钉植入困难的问题。

三、骨锚钉的制备

2005 年笔者研发了同种异体骨锚钉用于 Bankart 损伤。骨锚钉采用同种异体骨皮质，不同时期对骨锚钉进行了设计改进，有的在骨锚钉体部刻有横纹增加摩擦力，侧方槽便于缝线滑动（图 3-6-1~ 图 3-6-3）。动物实验研究表明，同种异体骨具有天然

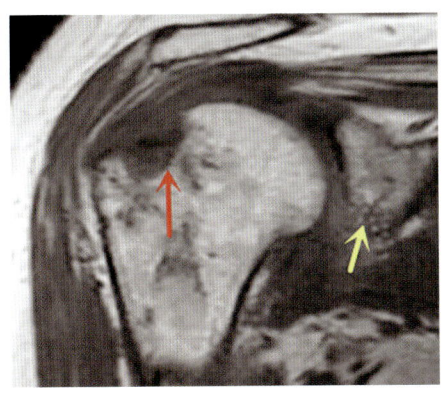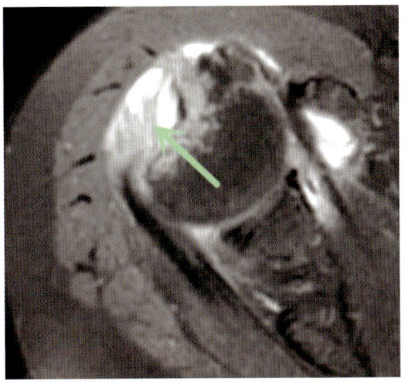

图 3-7-4 Hill-Sachs 损伤 MRI 图像

Hill-Sachs 损伤和肩袖部分损伤

红色箭头．肱骨骨缺损；黄色箭头．肩盂骨缺损；绿色箭头．肩袖损伤

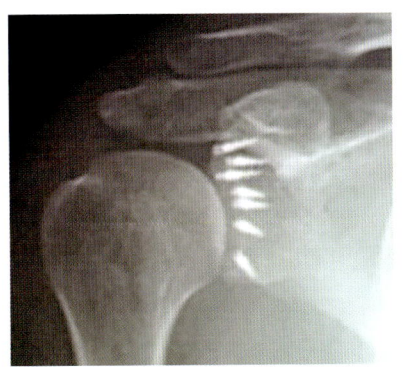

图 3-7-5 肩关节 Bankart 损伤修复 X 线图像

肩关节 Bankart 损伤植入多枚锚钉

的三维结构，骨传导性、骨诱导性和组织相容性良好。同种异体生物骨锚钉弹性模量与人体骨骼类同，骨锚钉的抗拉强度与金属锚钉、可吸收锚钉或 PEEK 锚钉的生物力学性能相媲美。不同类型骨锚钉在修复 Bankart 损伤中取得了良好的临床效果。

四、手术操作要点

（一）术前准备

术前常规行肩关节 X 线检查、CT 三维重建，明确关节盂和肱骨头是否存在骨缺损，Bankart 损伤的类型。必要时行肩关节 MRI 检查，了解盂唇、肩袖和 Hill-Sachs 损伤情况。采用全身麻醉。患者取侧卧位，患肢牵引重量为 5~6 kg。

（二）手术入路

将标准的后侧入路即软点作为关节镜探查入路。探查盂肱关节及 Bankart 损伤的情况（图 3-7-6）。将肩关节囊 - 韧带 - 盂唇复合体瘢痕组织进行清理，用骨铲剥离并充分松解移位的肩关节囊 - 韧带 - 盂唇复合体（图 3-7-7），射频或刨削清理，并

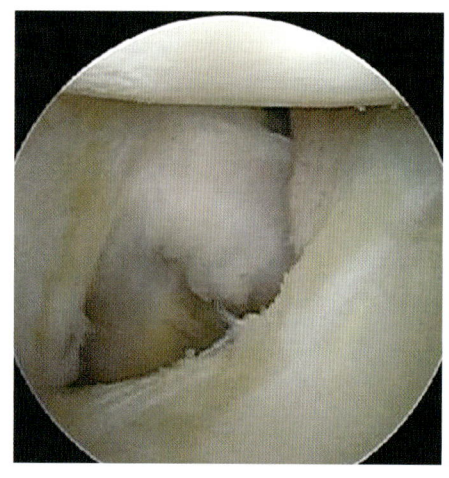
图 3-7-6 Bankart 损伤

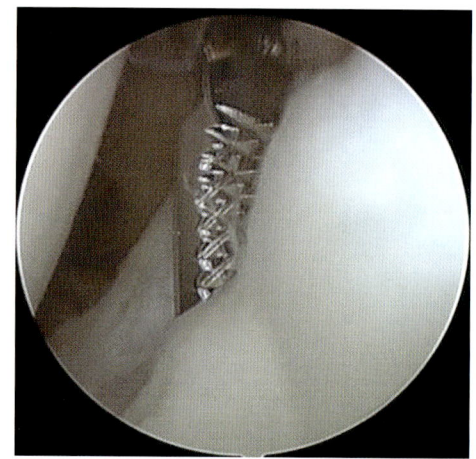
图 3-7-7 使用骨铲剥离创面

将肩盂骨创面新鲜化。

（三）手术过程

根据盂唇组织损伤的大小设计锚钉植入的部位。将盂唇边缘的软骨去除 2～3mm，采用与骨锚钉直径相同的钻头或开孔器在肩盂边缘钻孔（图 3-7-8），用把持器将骨锚钉衔接并把持住，经通道植入骨孔内口（图 3-7-9），轻轻击入骨锚钉，将钉尾埋入肩盂骨皮质内（图 3-7-10）。将缝合锚钉上的缝线通过缝合钩穿过盂唇组织进行打结固定（图 3-7-11），紧缩前方关节囊。常规由下而上植入骨锚钉和缝合修复 Bankart 损伤。

术后常规复查 X 片（图 3-7-12）和三维 CT。术后采用悬吊带制动 4～6 周。可在康复师的指导下进行功能锻炼。

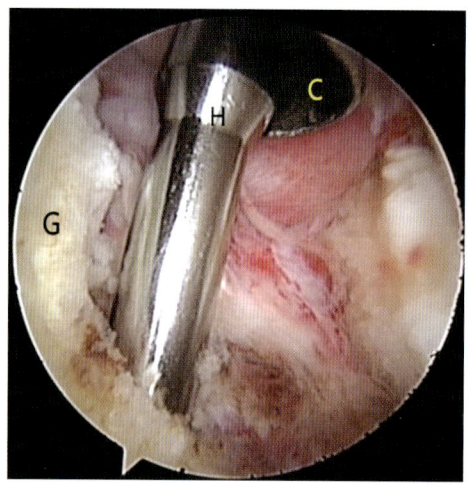

图 3-7-8 钻取钉道

G. 肩盂；H. 开孔器；C. 套管

第三章 骨关节损伤修复重建创新技术

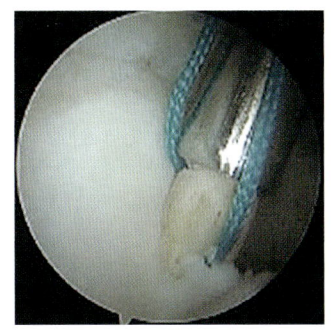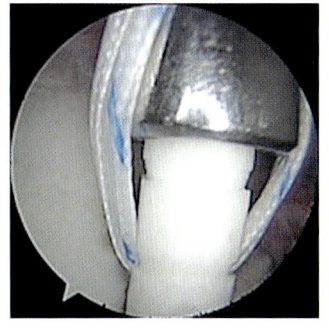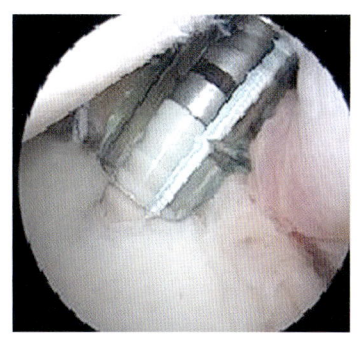

图 3-7-9　植入不同类型骨锚钉

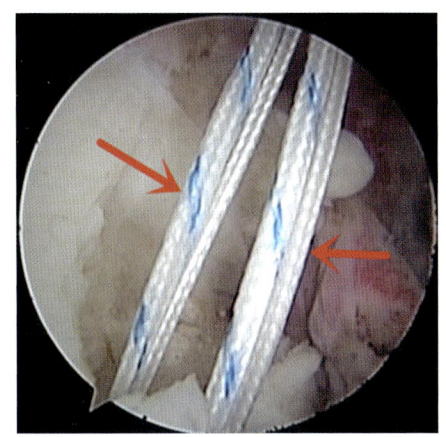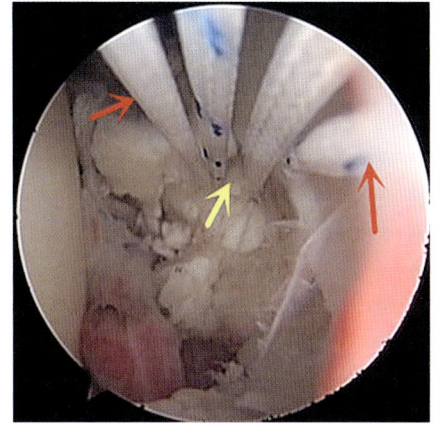

图 3-7-10　骨锚钉植入

将骨锚钉完全击入肩盂骨皮质内，避免钉尾外露
红色箭头．骨锚钉缝线；黄色箭头．骨锚钉钉尾

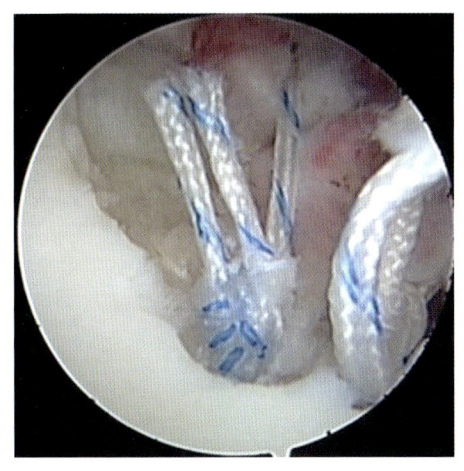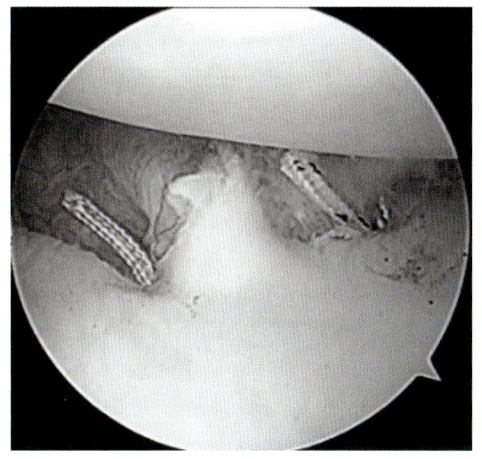

图 3-7-11　缝合紧缩关节囊

骨锚钉植入后缝合紧缩关节囊

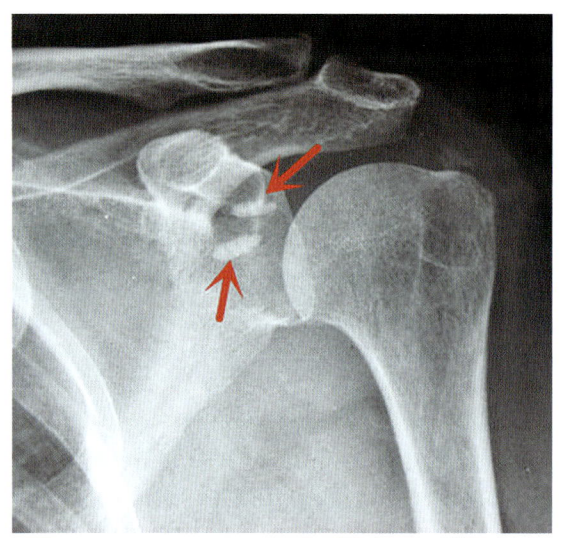

图 3-7-12　术后肩关节 X 线检查

肩盂骨锚钉位置良好

红色箭头．骨锚钉

五、重要提示

1. 钻头要与锚钉的直径匹配，以免植入困难或把持不牢。
2. 锚钉骨质较脆，击入过程注意用力不要过大，以免击碎。
3. 锚钉尾端要击入肩盂骨皮质内，以免磨损肱骨头软骨。

参考文献

［1］EE G W，MOHAMED S，TAN A H. Long term results of arthroscopic bankart repair for traumatic anterior shoulder instability. J Orthop Surg Res，2011，6：28.

［2］KIM Y K，CHO S H，SON W S, et al. Arthroscopic repair of small and medium-sized bony Bankart lesions. Am J Sports Med, 2014, 42（1）：86-94.

［3］WADE R，REDDY P V B. Functional outcome of arthroscopic double row repair for Bankart lesion, J Orthop, 2018, 15（3）：792-797.

［4］LEE K H，SOEHARNO H，CHEW C P，et al.Arthroscopic Bankart repair augmented by plication of the inferior glenohumeral ligament via horizontal mattress suturing for traumatic shoulder instability.Singapore Med J，2013，54（10）：555-559.

［5］LÜTZNER J，KRUMMENAUER F，KIRSCHNER S，et al. Functional outcome after open and arthroscopic Bankart repair for traumatic shoulder instability. Eur J Med Res，2009，14（1）：18-24.

［6］曹国永，杨渝勇，申文瀚，等．关节镜下 Bankart 修复治疗训练伤所致慢性肩关节前方不稳．临床军医杂志，2012，42（9）：909-911.

［7］FANELLI G P，ERME M，FRANCIOSO A，et al. 64-slice MD-CT arthrography in

shoulder instability: our experience. Radiol (Torino), 2007, 112 (4): 572-580.
[8] AMIN M F, YOUSSEF A O. The diagnostic value of magnetic resonance arthrography of the shoulder in detection and grading of SLAP lesions: comparison with arthroscopic findings. Eur J Radiol, 2012, 81 (9): 2343-2347.
[9] PLATH J E, FIEUCHT M J, SAIER T, et al. Sporting activity after arthroscopic Bankart repair for chronic glenohumeral instability. Arthroscopy, 2015, 31 (10): 1996-2003.
[10] YAMAMOTO N, KIJIMA H, NAGAMOTO H, et al. Outcome of Bankart repair in contact versus non-contact athletes. Orthop Trauma Surg Res, 2015, 101 (4): 415-419.

(刘玉杰 鹿 鸣)

第八节 自体肩胛冈骨块移植骨钉固定修复骨性 Bankart 损伤

肩胛骨骨折的关节镜下治疗

一、临床特点

肩关节脱位伴骨性 Bankart 损伤（图 3-8-1）严重影响肩关节的稳定性[1]，目前多采用开放手术或关节镜下 Latarjet-Bristow 手术（图 3-8-2）来恢复肩关节的稳定性[2, 3]，虽然具有良好的疗效，但是该术式取自体肩关节喙突作为骨移植材料，文献报道可发生臂丛神经损伤、切取喙突后肌腱及韧带附着处损伤和影响肩关节前上方稳定性、螺钉固定断裂（图 3-8-3）、骨不愈合（图 3-8-4）或感染骨块吸收螺钉移位（图 3-8-5）等并发症[4-6]。

笔者设计了取自体肩胛冈骨块移植，采用生物骨横钉和缝线固定。解剖学研究显示肩胛冈周围无重要的组织结构（图 3-8-6）。采用切取肩胛冈骨块重建骨性 Bankart 损伤，取材方便，对肩关节无明显影响。临床应用疗效良好。

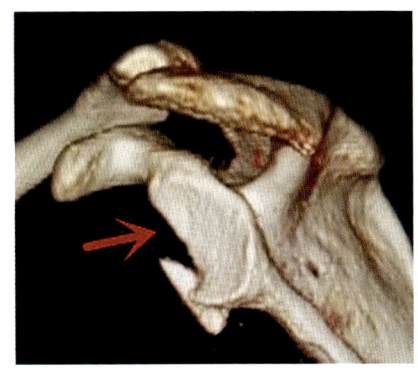 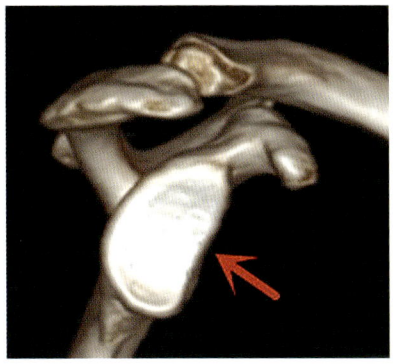

图 3-8-1 骨性 Bankart 损伤
可见关节盂前方骨质缺损（红色箭头）

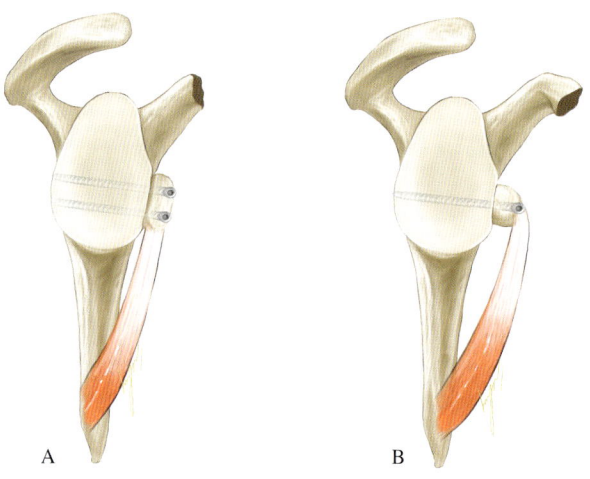

图 3-8-2　Latarjet-Bristow 手术修复骨性 Bankart 损伤

A. Latarjet 手术修复；B. Bristow 手术修复

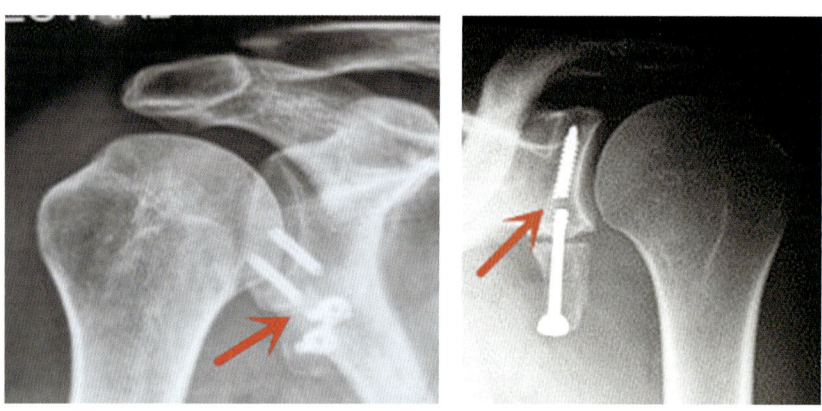

图 3-8-3　Latarjet-Bristow 手术螺钉断裂骨吸收

可见螺钉断裂和骨吸收，红色箭头处为螺钉断裂处

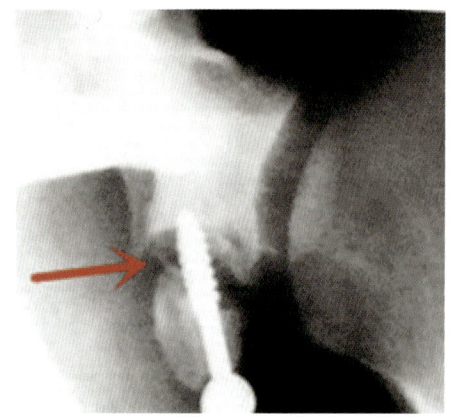

图 3-8-4　Bristow 手术螺钉断裂、骨不愈合

红色箭头所示为骨不愈合

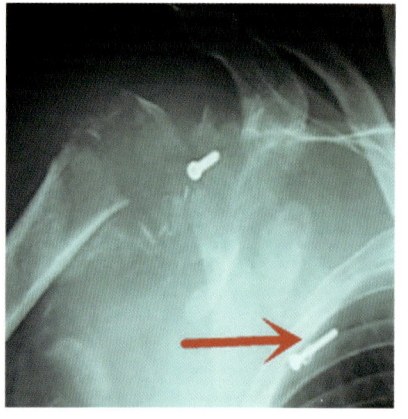

图 3-8-5　感染骨块吸收螺钉移位

红色箭头所示为移位的螺钉

第三章 骨关节损伤修复重建创新技术

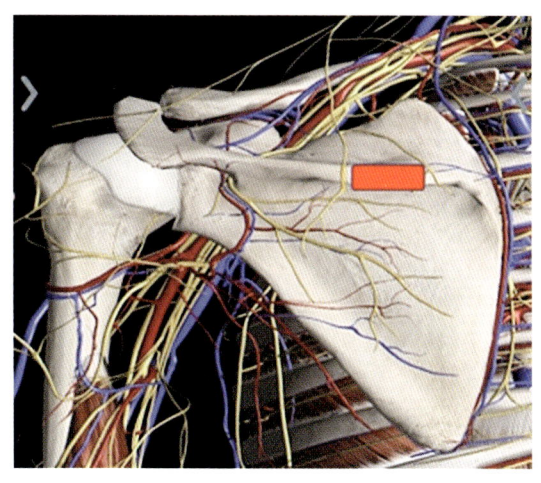

图 3-8-6 肩胛冈周围解剖示意图

红色方框为取骨位置

二、手术操作要点

（一）术前准备

详细询问病史，进行肩关节体格检查。肩关节影像学检查测量肩盂缺损的部位、范围和面积。CT 三维重建肩胛冈，测量其质量（图 3-8-7），MRI 检查评估肩关节组织结构的损伤情况。术前将肩关节的喙突、肩峰、锁骨、肩锁关节、肩胛冈等重要骨性标志予以标示，以便手术（图 3-8-8）。

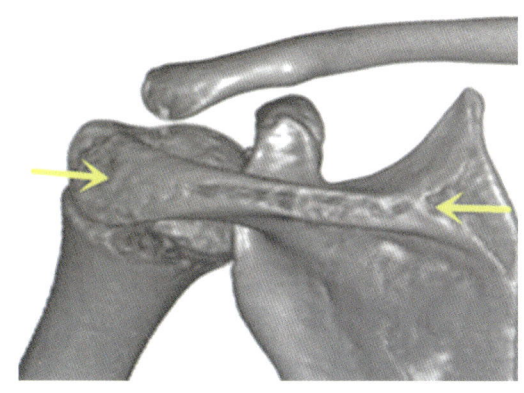

图 3-8-7 CT 三维重建图像

黄色箭头．肩胛冈

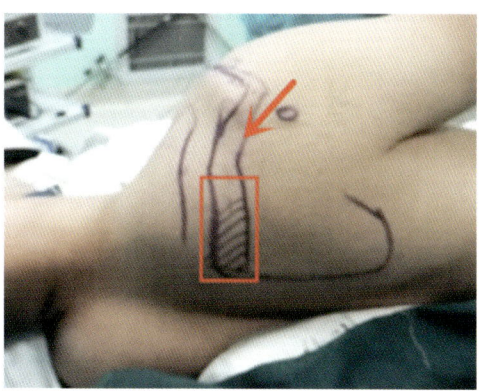

图 3-8-8 术前标记肩关节周围的重要骨性标志

红色箭头．肩胛冈；红色方框．大致的取移植骨块的位置

（二）肩胛冈移植骨块切取与制备

采用全身麻醉。患者取健侧卧位，患肢外展位牵引。手术野常规消毒、铺单。关节镜检查评估肩盂骨缺损情况，根据骨缺损的大小，切取自体肩胛冈骨块。

沿肩胛冈内 1/3 做长 2~3 cm 的切口，剥离肩胛冈周围的软组织及骨膜，显露肩胛冈（图 3-8-9），按照缺损大小切取骨块（图 3-8-10），缝合取骨块处手术切口。将骨块修整好并钻孔（图 3-8-11），以使直径 3.3 mm 的同种异体骨钉能够插入（图 3-8-12）。

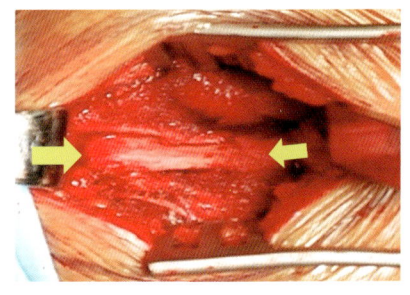

图 3-8-9　取移植骨的位置

沿肩胛冈切开皮肤及周围软组织，显露肩胛冈（黄色箭头）

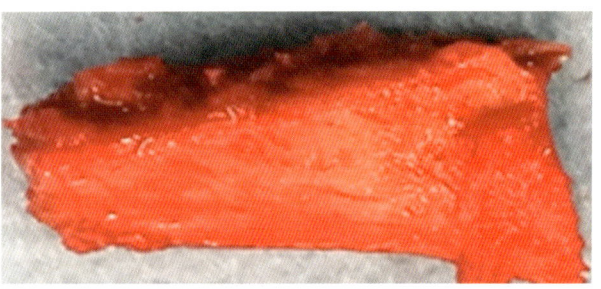

图 3-8-10　取出的肩胛冈移植骨块

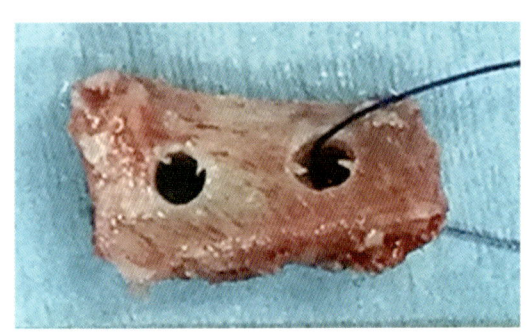

图 3-8-11　修整骨块并钻孔

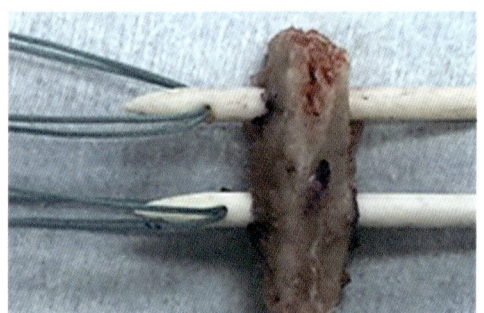

图 3-8-12　骨孔插入骨钉备用

（三）骨块移植与固定

做植骨准备，关节镜下松解、游离损伤的前关节囊和盂唇，探查、清理肩盂骨床并进行新鲜化处理（图 3-8-13）。在喙突外缘 3 cm 处至腋前皱襞切开皮肤，分离三角肌与胸大肌间隙，用拉钩牵开肩胛下肌和入路的组织，切开肩关节囊，显露关节盂前下方骨缺损区，将预置好的骨块在关节镜监视下经前方入路植入骨缺损处，调整游离移植的骨块与关节面平整，然后用直径为 2 mm 的克氏针做临时固定，沿骨块的钻孔处将骨钉分别击入 2 枚带线骨横钉。然后将生物骨横钉的缝线缝合、捆扎周围软组织和移植骨块，关节镜探查移植骨块满意，缝合切口，手术完毕。术后进行影像学检查（图 3-8-14 ~ 图 3-8-17），用悬吊带或外展支具制动，按照康复程序进行功能训练。

三、重要提示

1. 取移植骨块的位置为肩胛冈内 1/3 至 1/2 处，避免靠近肩峰伤及肩胛上动脉的肩峰支。

2. 关节盂周围软组织松解是手术成功的重要因素之一。

3. 关节盂骨床要新鲜化，以确保移植骨块与关节盂的骨性愈合。

第三章 骨关节损伤修复重建创新技术

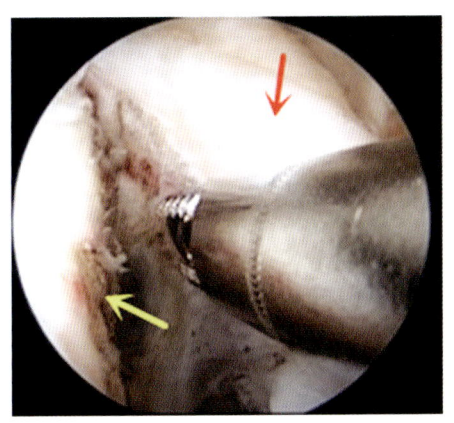

图 3-8-13 清理肩盂骨床并新鲜化处理

红色箭头.盂唇；黄色箭头.肩盂骨床

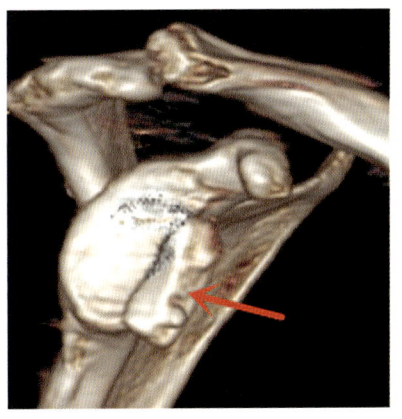

图 3-8-14 术后肩盂 CT 三维重建图像

显示移植骨块（红色箭头）固定牢固

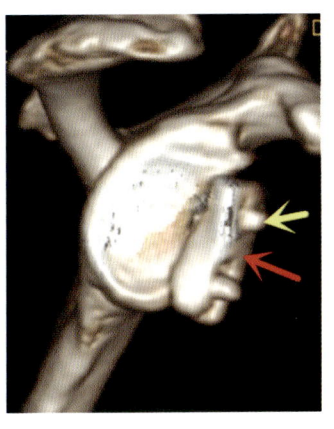

图 3-8-15 术后 2 个月 CT 三维重建图像

显示移植骨块与受区肩胛盂位置良好

红色箭头.移植骨块；黄色箭头.同种异体骨钉尾部

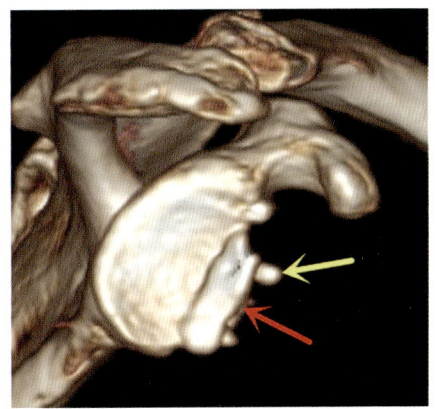

图 3-8-16 术后 5 个月 CT 三维重建图像

显示骨钉和移植骨块与受区肩胛骨融合

红色箭头.移植骨块；黄色箭头.同种异体骨钉尾部

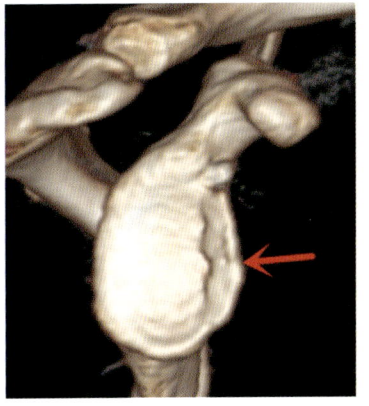

图 3-8-17 术后 14 个月 CT 三维重建图像

移植骨块已与受区肩胛骨融合，关节盂的完整性恢复

红色箭头.与受区融合的移植骨块

133

参考文献

[1] EE G W, MOHAMED S, TAN A H. Long term results of arthroscopic Bankart repair for traumatic anterior shoulder instability. J Orthop Surg Res, 2011, 6: 28.

[2] KIM Y K, CHO S H, SON W S, et al. Arthroscopic repair of small and medium-sized bony Bankart lesions. Am J Sports Med, 2014, 42: 86-94.

[3] LAFOSSE L, BOYLE S. Arthroscopic Latarjet procedure. J Shoulder Elbow Surg, 2010,19(2 Suppl):2-12.

[4] ZHAO J, HUANGFU X, YANG X, et al. Arthroscopic glenoid bone grafting with nonrigid fixation for anterior shoulder instability: 52 patients with 2- to 5-year follow-up. Am J Sports Med, 2014, 42: 831-839.

[5] GRIESSER M J, HARRIS J D, MCCOY B W, et al. Complications and re-operations after Bristow-Latarjet shoulder stabilization: a systematic review. J Shoulder Elbow Surg, 2013, 22: 286-292.

[6] GRIESSER M J, HARRIS J D, MCCOY B W, et al. Glenoid fracture after Bristow-Latarjet shoulder stabilization: a case report and review of the literature. J Shoulder Elbow Surg, 2013, 22: e17-20.

（刘玉杰　鹿　鸣）

三明治补片上关节囊重建术

第九节　三明治补片上关节囊重建治疗不可修复肩袖撕裂

一、临床特点

2013年日本学者Teruhisa Mihata[1]首先报道了采用自体阔筋膜移植上关节囊重建（superior capsule reconstruction，SCR）技术治疗不可修复肩袖撕裂24例，SCR手术成为当今治疗不可修复肩袖撕裂的热门话题。

肩关节上关节囊重建技术是将补片内侧固定在肩胛盂的上缘、外侧固定在肩袖足印区，从而恢复肩关节上方的稳定性，使力偶发挥作用，进而改善肩关节的功能。肩关节ASES评分平均从23.5分提高到92.9分[1]。SCR手术为不可修复肩袖撕裂提供了一种新的治疗手段[2]。

二、补片材料的选择和改进

在SCR手术中，补片的选择非常重要。理想的补片材料要求既能与受区愈合，又要有足够的力学强度。目前国际上使用的补片材料主要采用自体阔筋膜和真皮补片，真皮补片力学强度好，但愈合率仅为45%[3]；自体阔筋膜补片愈合率为83.3%[4]，但力学强度较差，容易发生补片蠕变[5]，导致补片作用降低，甚至失效（图3-9-1～图3-9-3）。根据材料在长时间应力作用下会缓慢产生蠕变、甚至塑性变形的特性，对补片蠕变作如下定义：用于上关节囊重建的补片材料，在经受一定强度的力的持续作用下，随着时间的延长而出现的补片慢慢拉长、变薄等变形现象。补片蠕变将影响其生物力学性能，导致补片稳定肩关节的能力降低，使肩关节旋转中心不稳定，肩关节向各个方向的移位增加，肌肉支点功能障碍，影响临床疗效。

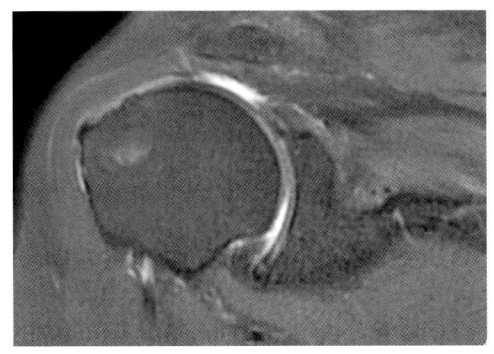

图 3-9-1　自体阔筋膜补片上关节囊重建术前 MRI 图像

显示巨大肩袖撕裂

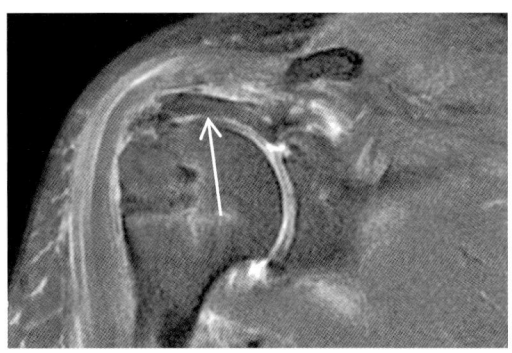

图 3-9-2　自体阔筋膜补片上关节囊重建术后即刻 MRI 斜冠状位图像

显示上关节囊重建后自体阔筋膜补片（白色箭头）形态良好

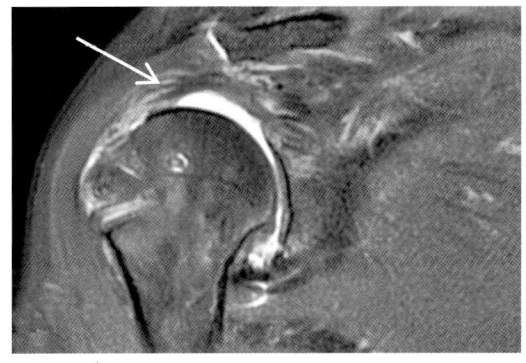

图 3-9-3　自体阔筋膜补片上关节囊重建术后 18 个月 MRI 斜冠状位图像

显示补片发生蠕变（白色箭头）：补片变薄、变长、松弛

为了提高自体阔筋膜补片的抗蠕变能力，增加补片的力学强度，笔者采用人工纤维网片（聚酯纤维、聚丙烯纤维等）与自体阔筋膜制作成三明治复合材料补片，用于上关节囊重建（图 3-9-4～图 3-9-8）。聚酯纤维（polyester，PET）是具有高抗拉强度、抗线性应力应变和极小的组织刺激性的不可吸收生物相容性材料。它具有优良的骨骼和肌腱相容性，作为替代移植材料，已成功用于肩、膝关节加强重建术，并显示出良好的长期疗效[6、7]。

三明治补片的优点：将自体阔筋膜组织和人工纤维网片结合在一起，显著提高补片的力学强度和抗蠕变能力。此外，三明治补片移植后，在爬行替代和愈合过程中，人工纤维网片为自体阔筋膜的重塑提供了力学支撑，防止补片撕裂，有效地提高补片的愈合率，取得了良好的临床疗效[5]。

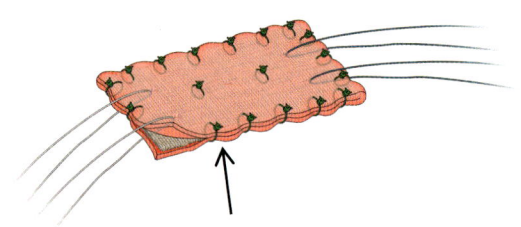

图 3-9-4　三明治复合材料补片

采用聚酯纤维（黑色箭头．PET）材料与自体阔筋膜制作成三明治复合材料补片

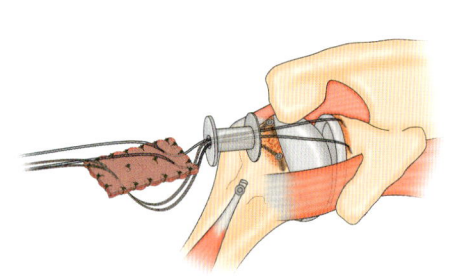

图 3-9-5　将三明治补片运送至肩关节腔内示意图

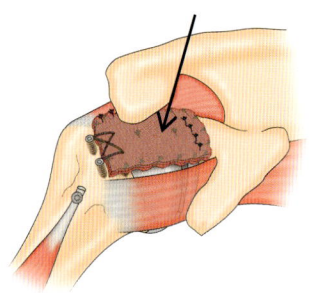

图 3-9-6　三明治补片固定方式示意图

将三明治补片（黑色箭头）内侧固定在肩胛盂上缘、外侧固定在肩袖足印区、后侧与冈下肌边边缝合、前方与肩胛下肌不予缝合

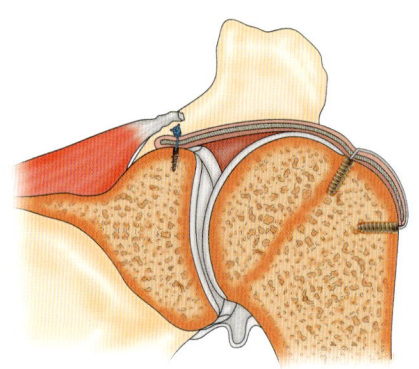

图 3-9-7　常规的三明治补片 SCR 剖面图

补片内侧与冈上肌残端不予缝合

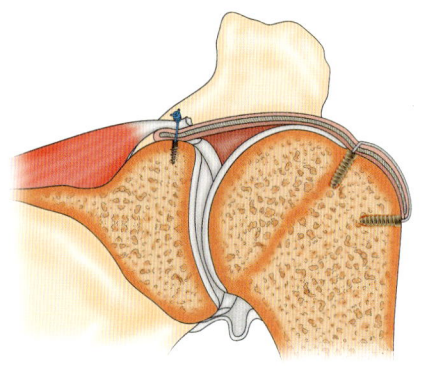

图 3-9-8　SCR 三明治补片内侧加强固定的剖面图

补片在肩胛盂侧固定完毕后，利用锚钉缝线穿过冈上肌残端，将补片内侧端与冈上肌残端缝合，增加补片内侧固定的强度

三、三明治补片 SCR 手术适应证

①冈上肌与冈下肌或两者同时不可修复的巨大肩袖撕裂（Collin 分型中的 A 型、C 型、D 型）[8]（图 3-9-9、图 3-9-10）。②肩袖肌腱质地很差、肌肉严重脂肪化的大型肩袖撕裂，可以先行 SCR、再行肩袖完全或部分修复。③肩袖术后再撕裂的翻修。但肩胛下肌或小圆肌不可修复的巨大肩袖撕裂不宜单独采用 SCR 手术（图 3-9-10），

但 SCR 可以作为肌腱转位术的补充技术使用。此外，高龄、严重骨质疏松、肩关节重度骨性关节炎、神经损伤和严重合并症等患者均不宜采用 SCR 手术。

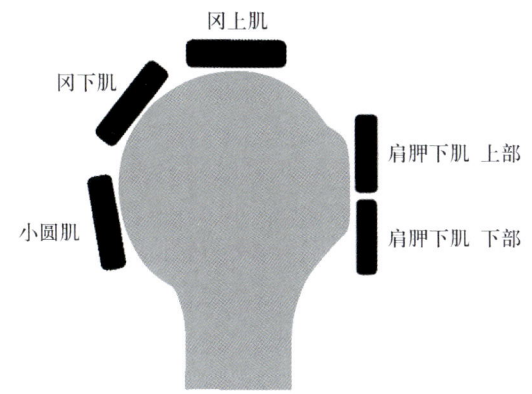

图 3-9-9　肩袖的组成部分

按 Collin 肩袖撕裂分型方法，将肩袖分为 5 个组成部分，分别为冈上肌、肩胛下肌上部、肩胛下肌下部、冈下肌和小圆肌（图中 ■ 表示相应肩袖肌腱）

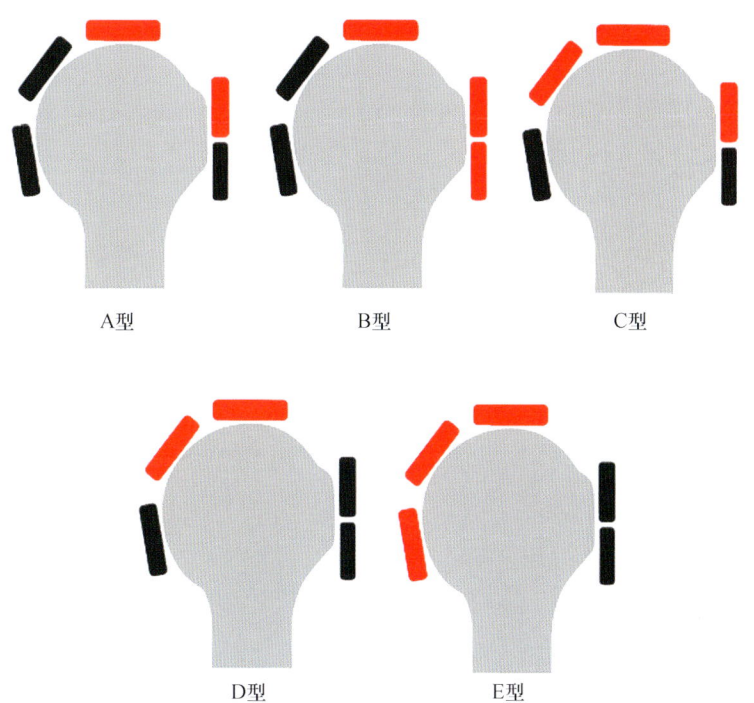

图 3-9-10　肩袖撕裂按受累部位 Collin 分型

A 型．冈上肌撕裂和肩胛下肌上部撕裂；B 型．冈上肌和肩胛下肌完全撕裂；C 型．冈上肌、肩胛下肌上部和冈下肌撕裂；D 型．冈上肌、冈下肌撕裂；E 型．冈上肌、冈下肌、小圆肌撕裂（上关节囊重建手术适应证为 A 型、C 型、D 型；而 B 型和 E 型不宜行 SCR 手术）图中 ■ 表示该肌腱无受累或可以修复，■ 表示该肌腱不可修复

四、手术操作要点

（一）术前影像学检查

术前常规行肩关节 X 线检查（图 9-3-11）和 MRI 检查（图 9-3-12、图 9-3-13），评估肩峰-肱骨头间隙（AHD）和肩袖撕裂的大小。

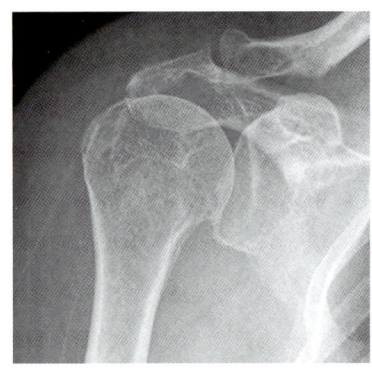

图 3-9-11　三明治补片上关节囊重建术前 X 线图像

显示肱骨头轻度上移

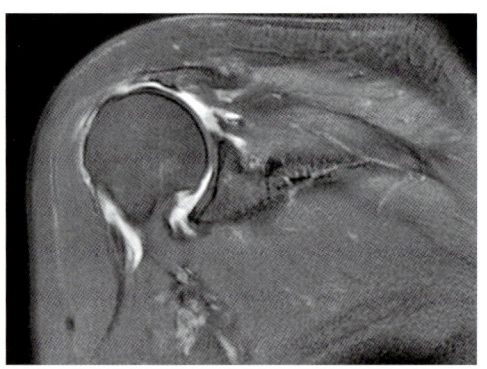

图 3-9-12　三明治补片上关节囊重建术前 MRI 斜冠状位图像

显示冈上肌撕裂回缩至肩胛盂平面

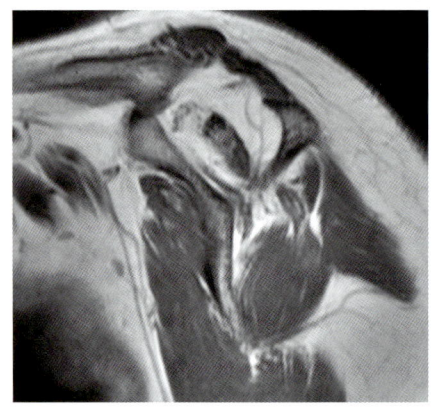

图 3-9-13　三明治补片上关节囊重建术前 MRI 斜矢状位 T1 像

显示冈上肌和冈下肌萎缩伴脂肪化

（二）麻醉与体位

采用全身麻醉并辅以臂丛麻醉，便于控制血压。患者取斜侧卧位，患肢前屈 20°、外展 30° 牵引，牵引重量为 4～6 kg。肩关节、同侧髋关节及大腿外侧常规消毒，铺无菌手术单，以备切取阔筋膜（图 3-9-14），做好标记（图 3-9-15）。

（三）肩关节镜探查、清理与肩峰下减压

诊断性肩关节镜检查完毕后，进行肩关节清理，去除肩峰和肱骨大结节骨赘，保留喙肩弓完整（图 3-9-16）。探查肩袖撕裂情况（图 3-9-17），做出是否需行 SCR 手术的决定，以便切取大小合适的阔筋膜。

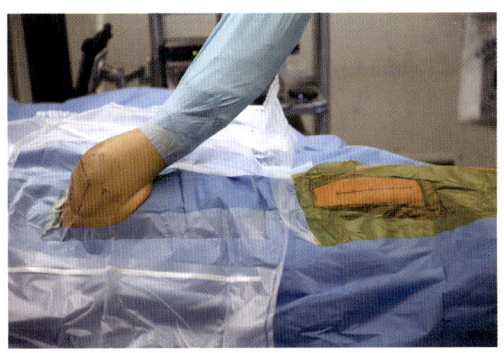 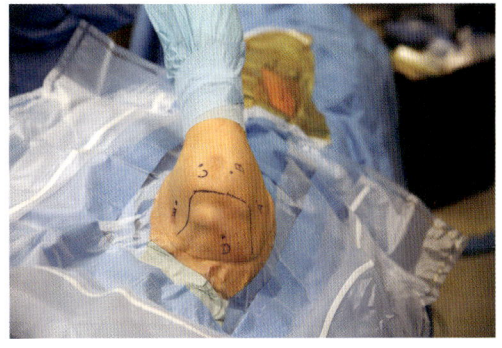

图 3-9-14　三明治补片上关节囊重建手术体位　　图 3-9-15　三明治补片上关节囊重建手术入路

A. 后侧入路；B. 外侧入路；C. 前外侧入路；
D. Neviaser 入路，此为肩胛盂上锚钉置钉入路；E. 前侧入路

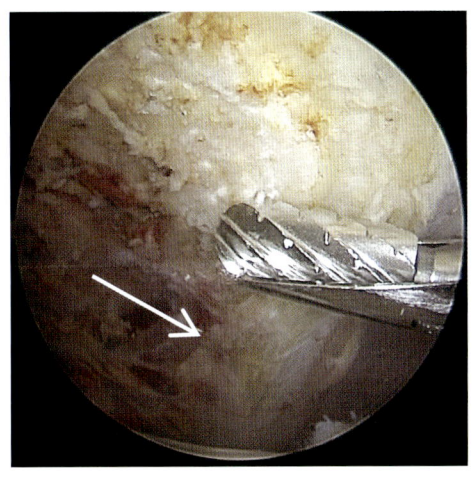 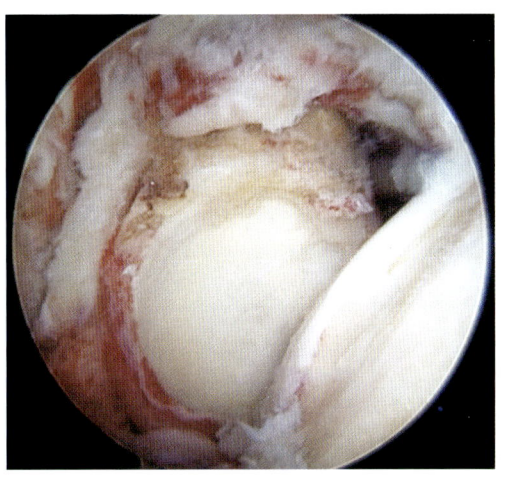

图 9-3-16　肩峰下减压　　　　　　　　　图 3-9-17　关节镜下诊断与决策

磨削肩峰骨赘，行肩峰下减压术，保留喙肩韧带　　关节镜下诊断为不可修复性巨大肩袖撕裂，
（白色箭头）　　　　　　　　　　　　决定行三明治补片上关节囊重建手术

（四）三明治补片的制备方法

1. 测量肩袖缺损的范围和大小，计算补片所需的尺寸，在同侧髋部切取阔筋膜（图 3-9-18、图 3-9-19）。

2. 取人工韧带聚酯纤维片（图 3-9-20），修剪后使补片的尺寸与阔筋膜一致（图 3-9-21），将自体阔筋膜合拢，聚酯纤维片夹在其中，呈三明治样（图 3-9-22）。

3. 将折叠好的复合材料补片用 16 号注射器针头固定在无菌板的四个角，用缝线编织缝合，制成三明治补片（图 3-9-23）。

补片四角用 16 号针头固定在小木板或塑料板上，四边用慕丝缝线编织，补片中间也要缝两排，使两层阔筋膜与聚酯纤维紧密贴合。补片大小为关节镜下尺测或计算得到的数值[9]。

4. 三明治补片制作完成（图 3-9-24），补片标准厚度为 6～8 mm（图 3-9-25）。补片的内外两端用不同颜色的缝线作为牵引，以便帮助补片顺利进入肩关节腔内。

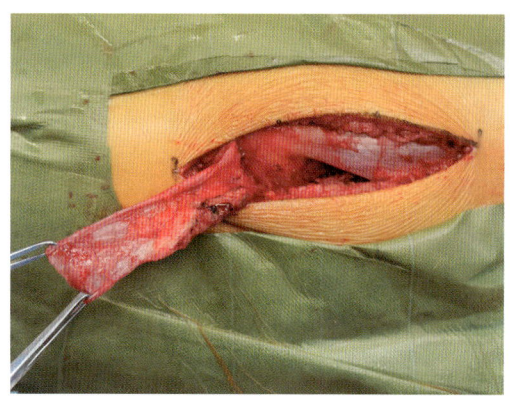

图3-9-18 切取阔筋膜

在同侧髋部外侧做纵向切口,长约12 cm。自股骨大粗隆上方4 cm至下方8 cm切取阔筋膜,长度约为术中测量的肩袖缺损长度的2倍再加2 cm,平均12 cm,宽度约为缺损宽度加1 cm

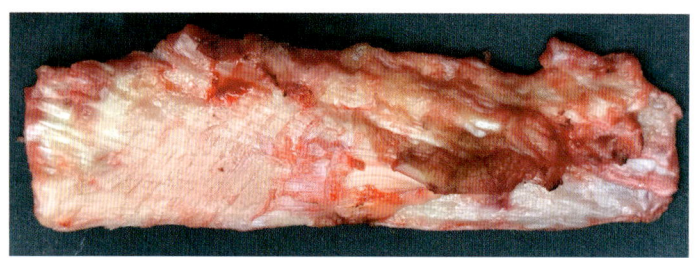

图3-9-19 阔筋膜的制备

刮除阔筋膜上的脂肪和肌肉组织

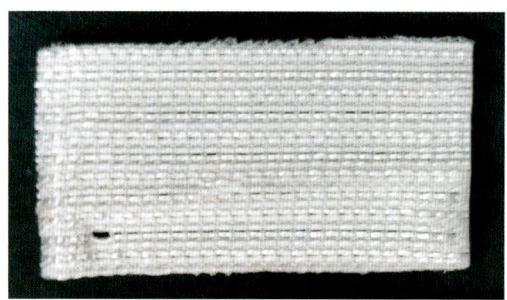

图3-9-20 聚酯纤维(polyester,PET)片

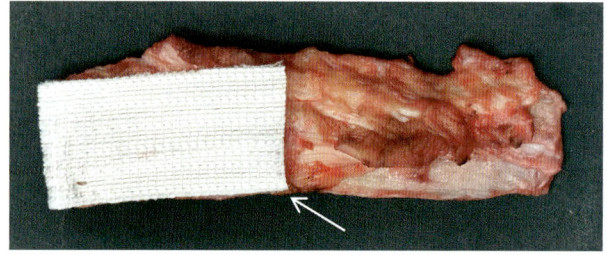

图3-9-21 裁剪聚酯纤维片

将聚酯纤维片(白色箭头)修剪成与阔筋膜等宽、长度合适

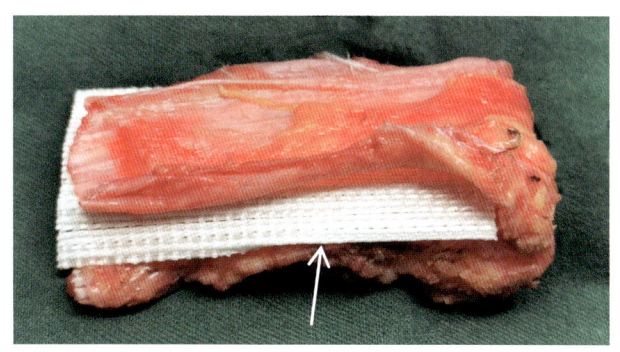

图 3-9-22　准备制作三明治补片

将聚酯纤维片（白色箭头）夹在两层阔筋膜之间，呈三明治样，笔者将这种在自体组织中间加入人工增强材料制作而成的复合材料补片称为三明治补片

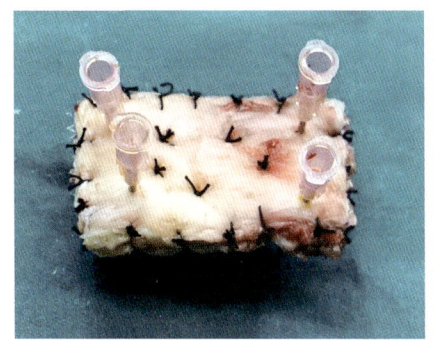

图 3-9-23　三明治补片的制作

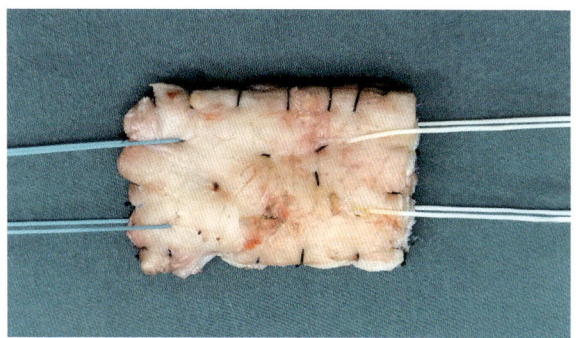

图 3-9-24　三明治补片需放置牵引线

补片的四个角置不同颜色的牵引线，术中可帮助补片进入关节腔

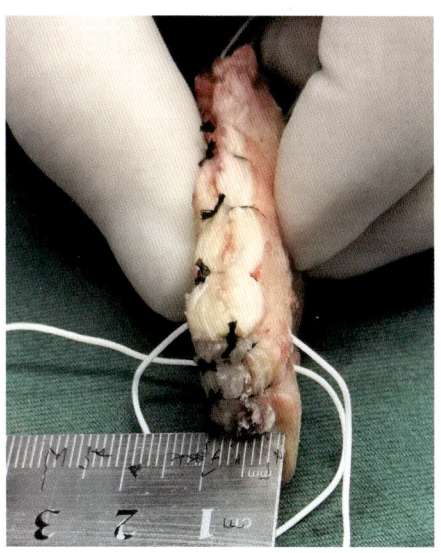

图 3-9-25　三明治补片的标准厚度（6~8 mm）

(五)三明治补片上关节囊重建手术要点

1. 行上关节囊重建者肩胛下肌撕裂必须修复(图3-9-26、图3-9-27)。如果肩胛下肌完全撕裂且不可修复,应放弃SCR手术,可改用胸大肌转位等其他术式。

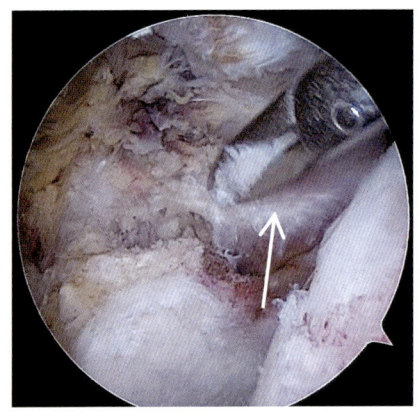 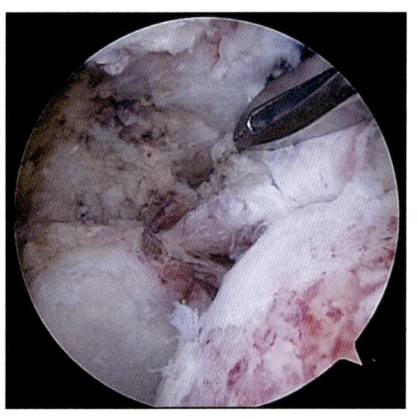

图3-9-26　关节镜下探查肩胛下肌　　图3-9-27　带线锚钉单排修复肩胛下肌

发现肩胛下肌上1/3部分撕裂(白色箭头)

2. 如果冈下肌撕裂延伸至小圆肌,必须修复小圆肌(图3-9-28、图3-9-29)。如果小圆肌不可修复,也应放弃实施SCR手术,而应改用背阔肌、斜方肌肌腱转位等其他术式。

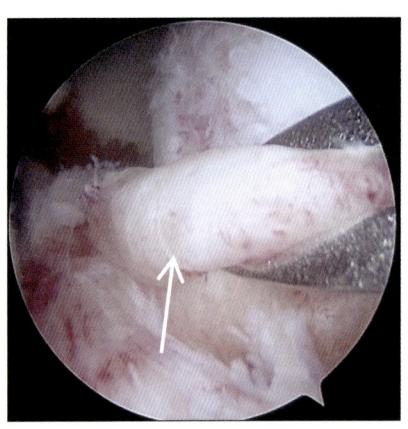 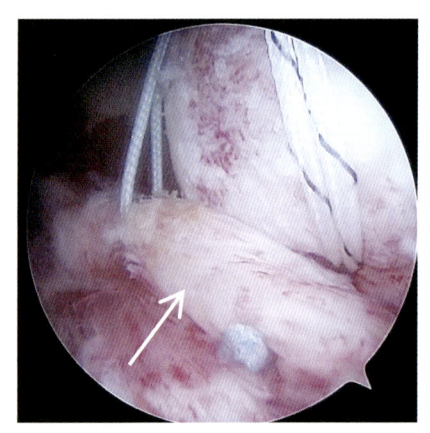

图3-9-28　关节镜下探查冈下肌　　　图3-9-29　带线锚钉单排修复冈下肌
　　　　　(白色箭头)和小圆肌　　　　　　　　　(白色箭头)

发现小圆肌完好,但冈下肌撕裂回缩,
经松解后可拉至足印区

3. SCR骨床的制备和锚钉植入。肩胛盂上缘和肱骨侧足印区的骨床须新鲜化处理(图3-9-30～图3-9-32)。

第三章 骨关节损伤修复重建创新技术

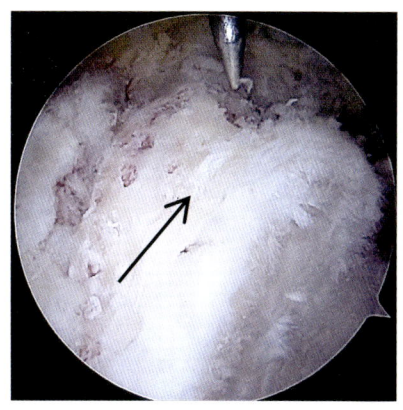

图 3-9-30 肩胛盂上缘骨床新鲜化

骨床需清理软组织，骨皮质新鲜化并进行微骨折处理（黑色箭头），使骨髓渗出，有利于补片的愈合

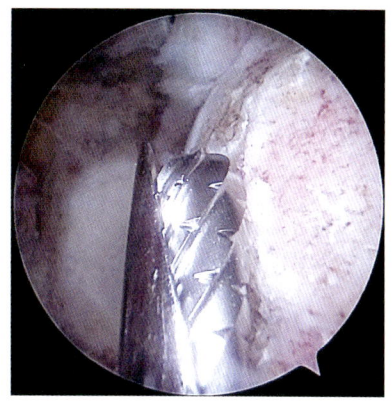

图 3-9-31 肩袖足印区的处理

磨削肱骨近端肩袖足印区骨赘并新鲜化

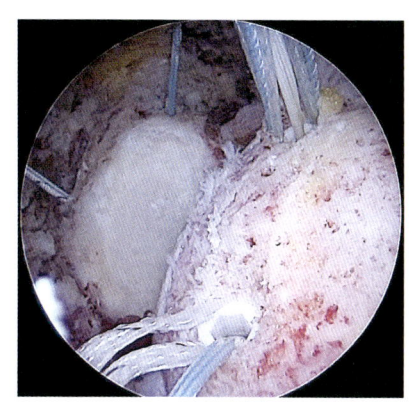

图 3-9-32 三明治补片固定锚钉的放置

通过 Neviaser 入路在肩盂上缘 10 点及通过前方入路在 12 点（右肩）各植入 1 枚直径 4.5 mm 锚钉，在肩袖足印区软骨缘植入内排 2 枚锚钉，其中前侧锚钉位于结节间沟后缘、后侧锚钉位于冈下肌止点前缘。分别将锚钉的缝线从前、后侧入路引出，以免影响补片进入肩关节腔的操作。

4. 将三明治补片置入关节腔并固定。将 10 ml 注射器侧边开槽置入前外侧切口，作为补片进入关节腔的通道（图 3-9-33）。将肩胛盂上的锚钉缝线自前向后依次引出，在距边缘 1 cm 处依次穿过补片的内侧端。用 PDS 线将补片内侧的两根牵引线分别从肩关节前、后侧引出体外，助手牵拉前后牵引线，并依次收紧缝线，使补片沿滑槽进入关节腔内（图 3-9-34）。两根牵引线不但可以帮助补片顺利进入关节腔，还可以防止补片在腔内反转。将补片与肩盂和肱骨头的骨床贴合紧密后进行打结固定（图 3-9-35）。采用 Double-Pulley 与 Speed Bridge 技术固定补片外侧端（图 3-9-36）。将补片与冈下肌作边对边缝合固定 2~3 针（图 3-9-37）。最后行关节镜探查，观察补片修复重建后的上方关节囊（图 3-9-38）。

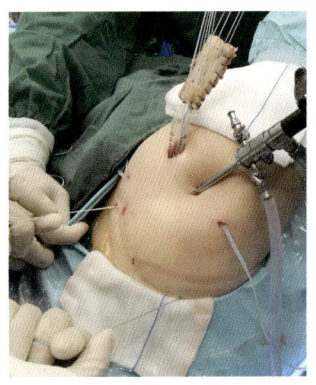

图 3-9-33 三明治补片进入关节腔的方法

补片从前外侧通道沿注射器滑槽进入关节腔。助手牵拉内侧前、后牵引线，依次收紧锚钉缝线，使补片沿注射器滑槽进入关节腔内。前后两根牵引线还可以防止补片在腔内反转给手术带来困难

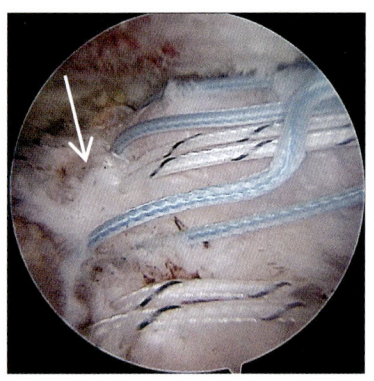

图 3-9-34 补片内侧端缝线的管理

将补片拉入肩关节腔后，依次收紧缝线，使补片内侧端（白色箭头）与肩盂贴紧，同一缝线必须能沿锚钉滑动，避免缝线在补片下缠绕打结

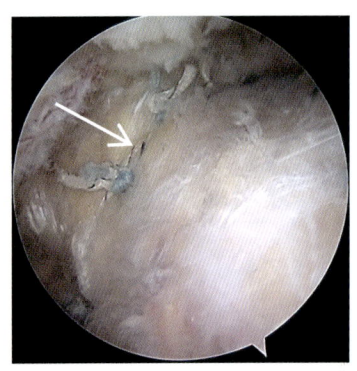

图 3-9-35 三明治补片内侧端固定方法

先将补片内侧端前后的缝线两两打结，中间的 4 根缝线可以单独打结，也可以采用 Double-Pulley 技术（白色箭头）固定补片，使补片内侧的固定牢固、可靠

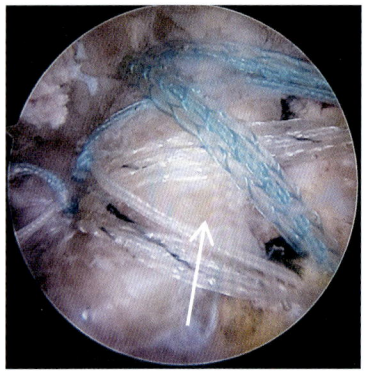

图 3-9-36 三明治补片外侧端固定方法

采用 Double-Pulley 技术结合 Speed Bridge 技术固定补片外侧端（白色箭头）

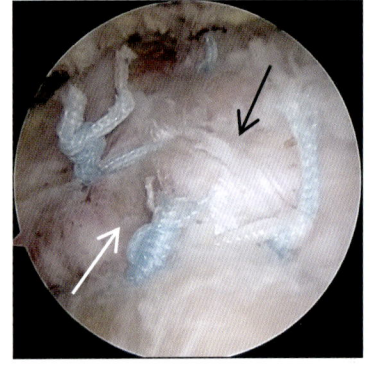

图 3-9-37 三明治补片与冈下肌的固定

将补片后侧（黑色箭头）与冈下肌（白色箭头）作边对边缝合 2~3 针，但补片前方不与肩胛下肌缝合

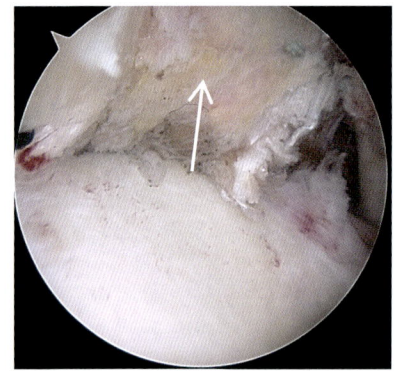

图 3-9-38 关节腔内探查

显示以三明治补片重建完成的上方关节囊（白色箭头）

（六）术后影像学检查

三明治补片上关节囊重建术后，须进行影像学检查。术后 X 线检查显示肱骨头下移，AHD 明显增加（图 3-9-39）；MRI 检查显示上关节囊重建术后的三明治补片，中间可见聚酯纤维片，使补片得以增强并提高抗形变能力，至术后 1 年未发生补片蠕变现象（图 3-9-40 ~ 图 3-9-44）。

（七）术后功能康复

患肢外展，使用支具固定 6 周（图 3-9-45），6 周内可以做肘关节的屈伸活动，躺在床上可以在健侧手帮助下每日作数次非负重下被动前屈活动，防止肩关节粘连。6 周后开始肩关节被动活动锻炼，4 个月后开始逐渐增加肌肉力量训练，12 个月后不限制活动。患者术后 8 个月肩关节活动度基本恢复正常（图 3-9-46）。

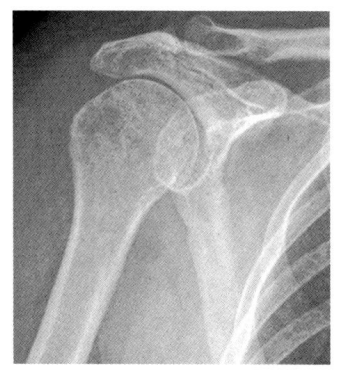

图 3-9-39　三明治补片上关节囊重建术后 X 线图像

显示肱骨头下移，肩峰 - 肱骨头间隙（AHD）明显增加（由本例术前 2 mm 增加至术后 9 mm）

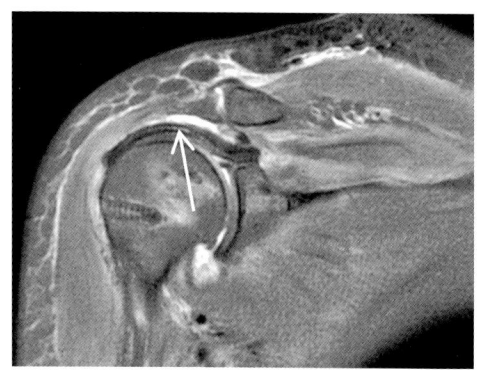

图 3-9-40　三明治补片上关节囊重建术后即刻 MRI 斜冠状位图像

显示补片重建后的上关节囊及补片中间聚酯纤维片信号（白色箭头）

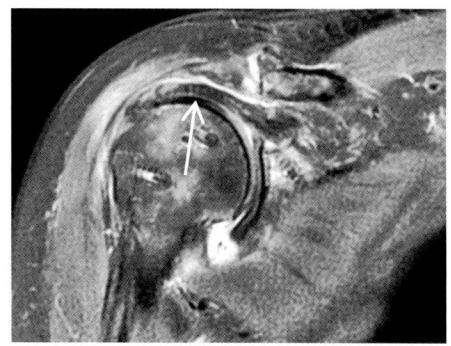

图 3-9-41　三明治补片上关节囊重建术后 1.5 个月 MRI 斜冠状位图像

显示补片内、外侧开始愈合（白色箭头）

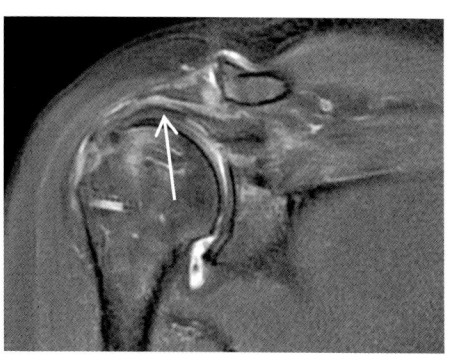

图 3-9-42　三明治补片上关节囊重建术后 6 个月 MRI 斜冠状位图像

显示补片逐渐重塑（白色箭头）

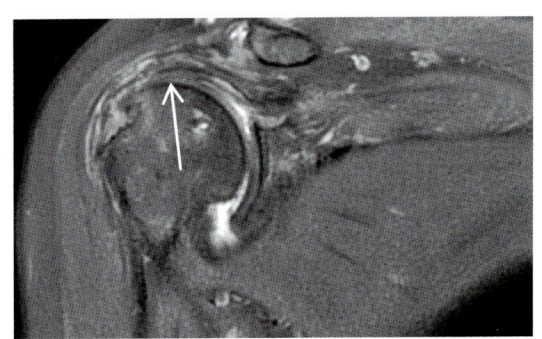 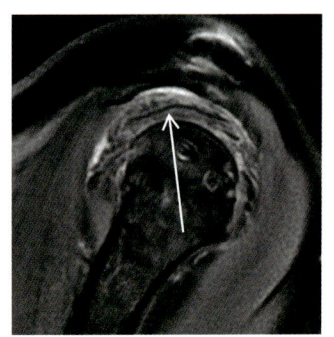

图 3-9-43 三明治补片上关节囊重建术后 12 个月 MRI 斜冠状位图像

显示补片愈合良好（白色箭头）

图 3-9-44 三明治补片上关节囊重建术后 12 个月 MRI 斜矢状位图像

可见补片内的聚酯纤维材料（白色箭头），这种补片增强材料可以防止或减少补片发生蠕变

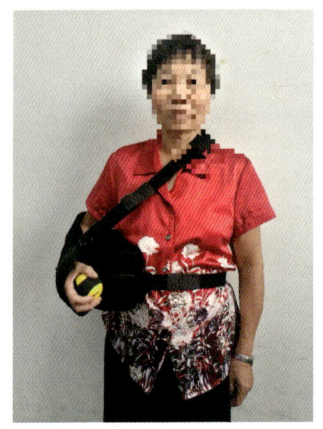

图 3-9-45 患肢外展，使用支具固定

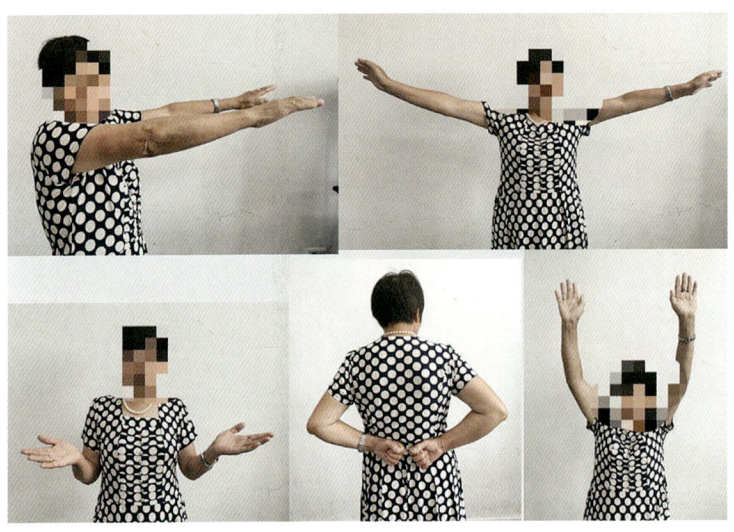

图 3-9-46 患者术后 8 个月肩关节功能恢复情况

肩关节无痛，活动度正常，患肢外展肌力稍弱，恢复正常生活

参考文献

[1] TERUHISA M, THAY Q L, CHISATO W. Clinical results of arthroscopic superior capsule reconstruction for irreparable rotator cuff tears. Arthroscopy, 2013, 29 (3): 459-470.

[2] HARTZLER R U, BURKHART S S. Superior capsular reconstruction. Orthopedics, 2017, 40 (5): 271-280.

[3] PATRICK J D, PAUL C B. Preliminary results of arthroscopic superior capsule reconstruction with dermal allograft. Arthroscopy, 2018, 34 (1): 93-99.

[4] MIHATA T, LEE T Q, WATANABE C, et al. Clinical results of arthroscopic superior capsule reconstruction for irreparable rotator cuff tears. Arthroscopy, 2013, 29 (3): 459-470.

[5] DING S H, GE Y S, ZHENG M Z, et al. Arthroscopic superior capsular reconstruction using "sandwich" patch technique for irreparable rotator cuff tears. Arthrosc Tech, 2019, 8 (9): 1-7.

[6] BATTY L M, NORSWORTHY C J, LASH N J, et al. Synthetic devices for reconstructive surgery of the cruciate ligaments: a systematic review. Arthroscopy, 2015, 31 (5): 957-968.

[7] CHEN T, ZHANG P, CHEN J, et al. Long-term outcomes of anterior cruciate ligament reconstruction using either synthetics with remnant preservation or hamstring autografts: A 10-year longitudinal study. Am J Sports Med, 2017, 45 (12): 2739-2750.

[8] COLLIN P, MATSUMURA N, LÄDERMANN A, et al. Relationship between massive chronic rotator cuff tear pattern and loss of active shoulder range of motion. J Shoulder Elbow Surg, 2014, 23 (8): 1195-1202.

[9] 刘玉杰，黄长明，薛静．肩关节镜手术图谱．北京：北京大学医学出版社，2020：74-93.

（丁少华）

第十节　肘关节类风湿关节炎清理及桡骨头切除术

一、临床特点

类风湿关节炎是一种慢性自身免疫性疾病。其病理改变为：早期以滑膜炎性增生、肥厚为主要改变，血管翳浸润到关节软骨，表现为关节疼痛、肿胀，后期可导致关节畸形、活动受限和功能障碍。

该病主要侵犯四肢的中、小关节，也有侵犯大关节者。肘关节是常见受累的关节之一。肘关节由肱尺关节、肱桡关节和尺桡近侧关节构成，参与前臂的前屈、后伸、旋前和旋后运动（图3-10-1）。

二、影像学表现

当滑膜组织侵犯肘关节软骨后，X 线检查显示骨质疏松，关节间隙变窄，严重者发生桡骨头变形（图 3-10-2）。肘关节肿胀、疼痛、肱桡关节和上尺桡关节屈曲及旋转活动受限。

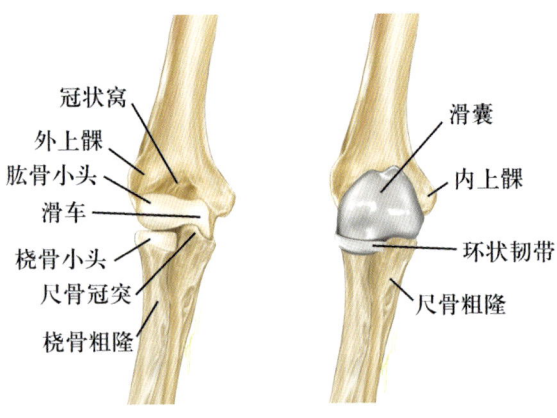

图 3-10-1　肘关节大体解剖示意图

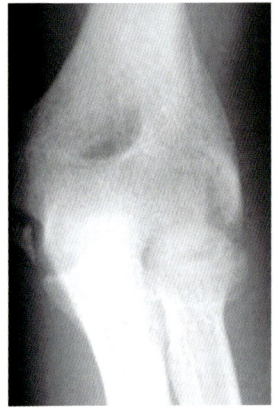

图 3-10-2　X 线图像

显示肘关节骨质疏松，关节间隙变窄，桡骨头变形

三、关节镜下表现

关节镜检查可以发现滑膜组织增生（图 3-10-3A），关节软骨呈虫蚀样不规则破坏（图 3-10-3B）。由于病变严重侵蚀软骨和肘关节畸形，影响肘关节的旋转和屈伸活动，需要进行肘关节清理，必要时行桡骨头切除术，方能解除肘关节屈伸和旋转功能障碍。

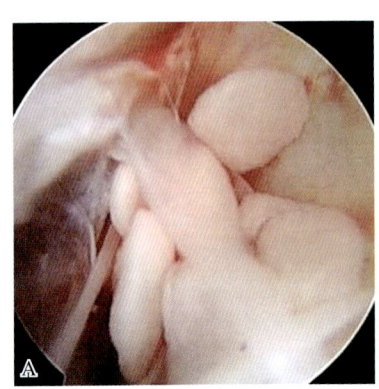
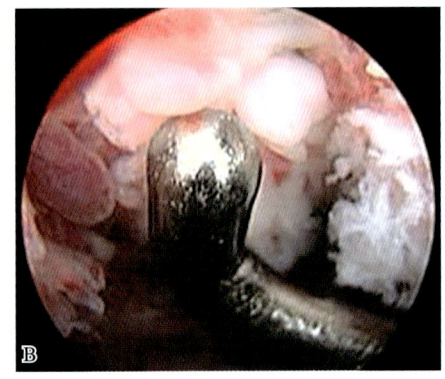

图 3-10-3　关节镜下检查

A. 肘关节滑膜组织增生；B. 关节软骨呈虫蚀样不规则破坏

肘关节周围的血管和神经丰富，解剖结构复杂，采用传统的开放手术创伤大，对局部的解剖结构干扰多，术后功能恢复慢，容易发生肘关节僵硬。采用关节镜手术进行检查、诊断和治疗，具有创伤小、复发率低[1]、对肘关节及周围的解剖结构影响小、术后功能恢复快等优点，与开放手术相比具有明显的优势[2,3]。

四、手术操作要点

(一) 麻醉与体位

采用斜角肌间沟神经阻滞麻醉或全身麻醉，也可以采用关节腔内局部麻醉，均能够达到手术所需要的麻醉目的。局部麻醉术中可随时观察感觉和运动功能情况。

术前使用记号笔标记肘关节周围的骨性解剖结构、血管及神经的位置和走行、手术入路（图 3-10-4）。根据具体情况和术者的习惯，患者取仰卧位、俯卧位或侧卧位。

手术选用直径 2.7 mm 的 30° 广角关节镜、等离子刀及手动刨削刀，将电视监视器放在患肢的对侧。灌注液体比手术床高 1.5 m 左右，3000 ml 生理盐水内加 0.1% 肾上腺素 1.0 ml，必要时采用压力泵，使压力维持在 40～60 mmHg。

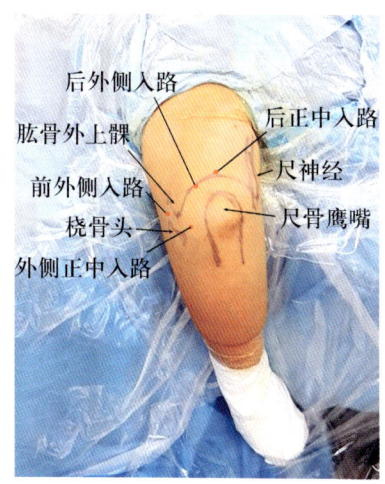

图 3-10-4 术前标记

(二) 手术过程

在关节镜检查前，可自前外侧入路注入含肾上腺素的生理盐水或局部麻醉药 25～30 ml，使肘关节囊膨胀。用尖刀切开皮肤 3 mm，将关节镜穿刺套管插入关节内。从肘关节前外侧入路检查尺骨冠状突、冠突窝、滑车嵴以及内侧关节囊。关节镜下观察桡骨头及肱桡关节情况，前臂旋前、旋后位观察上尺桡关节的情况（图 3-10-5）。检查、清理肘关节增生的滑膜（图 3-10-6）。

根据检查发现影响肘关节旋转活动的主要因素，确定进行桡骨小头切除的范围。采用柱状磨钻从肘关节前外侧切削桡骨头 5 mm 左右（图 3-10-7），修整桡骨头残端光滑，直到屈伸和旋转活动无受限为止，保留好桡骨头环状韧带。术后检查肘关节活动情况，检查正中神经、尺神经和桡神经的感觉与运动情况，进行肘关节正、侧位 X 线检查（图 3-10-8）。定期复查肘关节的功能情况（图 3-10-9）。

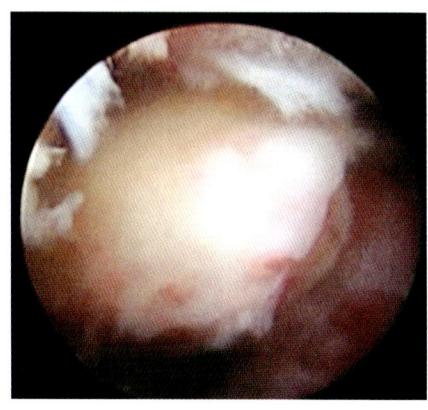

图 3-10-5 关节镜下观察上尺桡关节

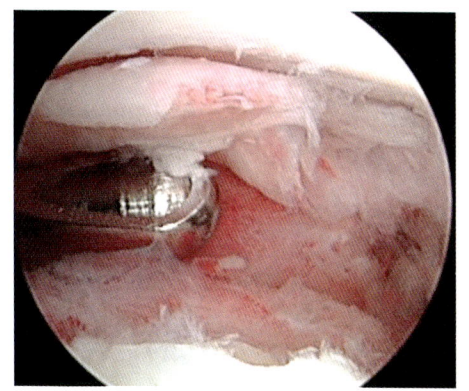

图 3-10-6 关节镜下操作及处理
检查并清理肘关节腔增生的滑膜组织

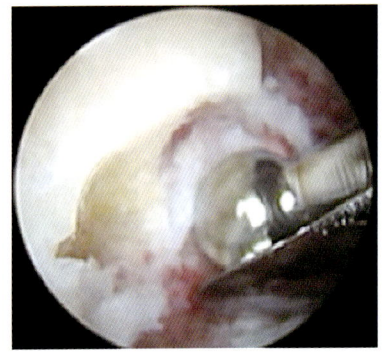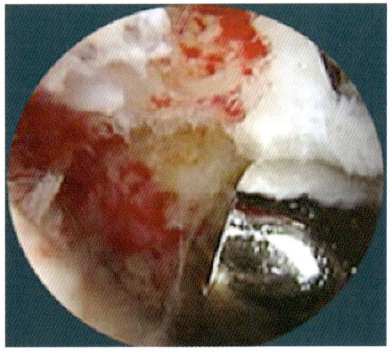

图 3-10-7　关节镜下切除桡骨小头

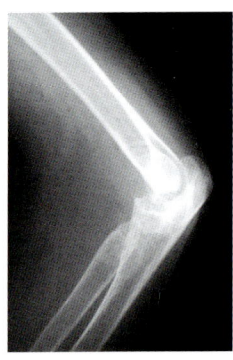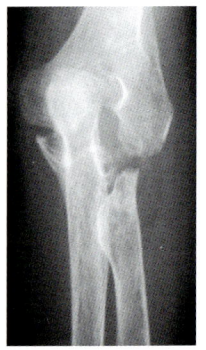

图 3-10-8　术后 X 线检查图像

肘关节正、侧位 X 线检查显示关节位置良好

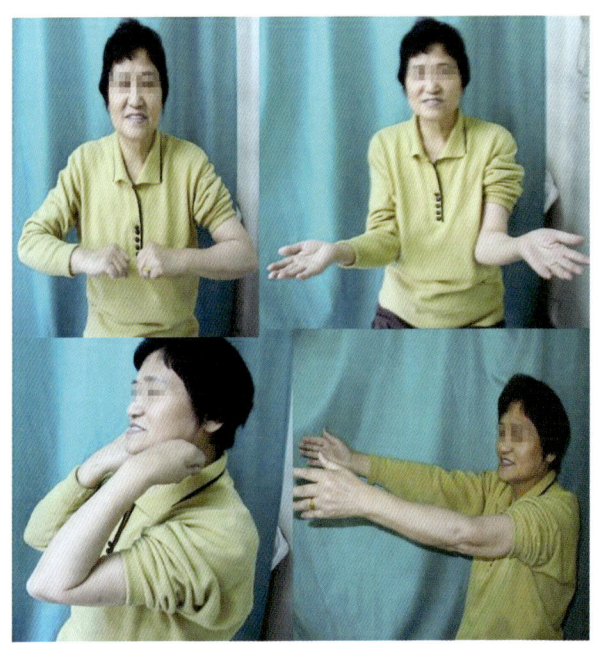

图 3-10-9　术后随访

肘关节炎桡骨头切除术后 12 年功能恢复良好

五、重要提示

1. 术者需熟悉肘关节周围的血管和神经分布，避免术中损伤。
2. 类风湿患者骨质疏松严重，手术时动作应轻柔，避免诱发骨折。
3. 术中清理增生和肥厚的滑膜病变之后要充分止血，冲洗关节腔内的碎屑，防止残留。
4. 桡骨小头磨除范围以肘关节屈伸、旋转活动无受限为止。
5. 术中注意保护环状韧带。
6. 术后继续抗类风湿内科治疗，控制类风湿进展。

参考文献

［1］SMITH J, FIELD L D. Elbow arthroscopy made simple：indications and techniques. Arthroscopy，2019，35（7）：1952-1953.

［2］SZABO S J. Editorial commentary：arthroscopic elbow arthritis treatment with osteocapsular debridement yields favorable results：on second thought，the elbow isn't that unforgiving. Arthroscopy，2021，37（2）：759-760.

［3］WHITE C H R, RAVI V, WATSON J, et al. A systematic review of arthroscopic versus open debridement of the arthritic elbow.Arthroscopy，2021，37（2）：747-758.

（李春宝　刘玉杰）

第十一节　关节镜下足踝关节融合术

一、临床特点

踝关节大骨节病、严重的创伤性骨关节炎、退行性骨关节炎和扁平足伴距舟关节炎，由于软骨损伤，常引起足踝关节疼痛和功能障碍，保守治疗无效者，常规采用开放手术行足踝关节融合术。随着关节镜微创技术的发展，关节镜下足踝关节融合术与传统的开放手术相比，其创伤小、手术视野清晰、不遗漏病变死角、对踝关节周围组织干扰少、不丢失骨量、不破坏局部组织血运，有利于骨关节融合[1]。

二、手术操作要点

（一）适应证与禁忌证

关节镜下足踝关节融合术适合于严重的踝关节骨关节炎、严重的距骨骨折足弓塌陷（图3-11-1）、踝关节粉碎性骨折（图3-11-2）、大骨节病（图3-11-3）、类风湿关节炎、距舟关节炎（图3-11-4）、踝关节创伤性骨关节炎伴踝关节周围皮肤严重瘢痕组织（图3-11-5）皮肤条件不利于开放手术者。距骨缺血坏死塌陷伴严重骨缺损者，需要在关节镜辅助下进行植骨融合。踝关节严重内、外翻及前后成角畸形＞15°者，则需要矫正下肢力线畸形，单纯采用踝关节融合奏效。

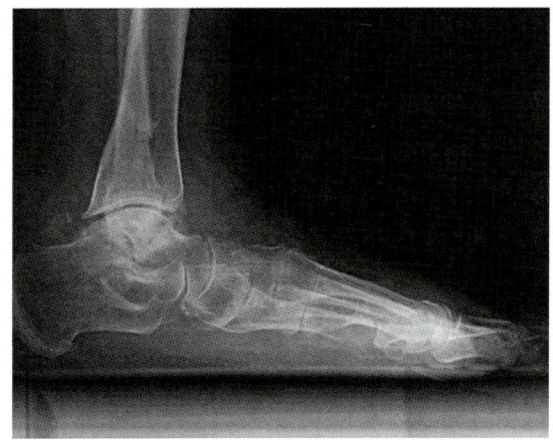
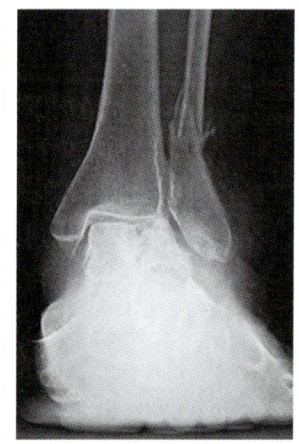

图 3-11-1 踝关节距骨骨折

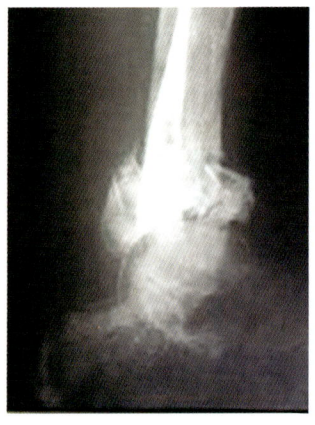
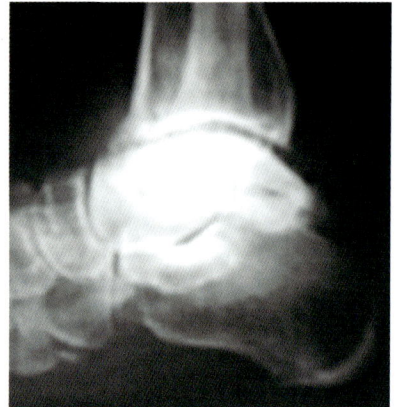

图 3-11-2 踝关节胫骨远端
粉碎性骨折

图 3-11-3 大骨节病
关节软骨磨损严重，关节间隙狭窄

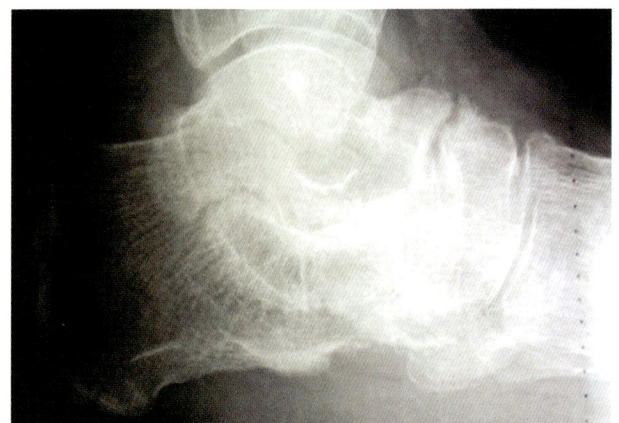
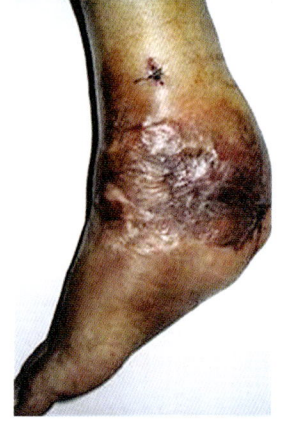

图 3-11-4 距舟关节炎
关节间隙增生，扁平足

图 3-11-5 皮肤条件不利
于开放手术
踝关节距骨骨折皮肤损伤瘢痕化

第三章 骨关节损伤修复重建创新技术

（二）术前准备

手术采用硬膜外麻醉或神经阻滞麻醉。患者仰卧于手术台。术前标记踝关节骨性标志、血管及神经走行、踝穴、关节镜前内侧及前外侧入路，备气囊止血带。术区常规消毒，铺无菌单。

（三）手术过程

采用踝关节前外侧、前内侧入路。使用尖刀切开皮肤 3 mm，将钝性穿刺锥及套筒插入关节腔，置入直径 2.7 mm 或 4.0 mm 的关节镜，按顺序进行踝关节检查。

1. 胫距关节融合术 为了扩大关节内操作视野，首先采用刨削刀清理踝关节腔内增生和肥厚的滑膜及瘢痕组织，检查踝关节软骨剥脱情况（图 3-11-6），根据病变部位的病理改变选择不同的清理工具。

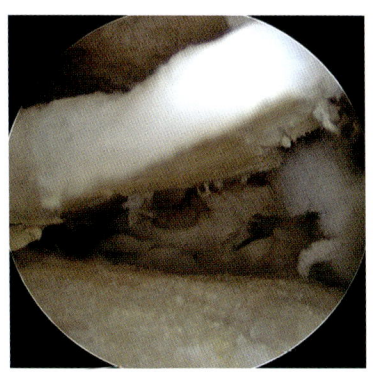

图 3-11-6　关节镜下探查

可见踝关节软骨剥脱情况

（1）清除距骨软骨：选用不同角度的铲刀，在关节镜监视下，先铲除距骨穹窿部的软骨（图 3-11-7A），以便扩大手术操作空间。由于距骨为丘形，后踝软骨难以清理，可采用弧形铲刀铲除后踝的软骨，然后用弧形骨锉打磨软骨下骨（图 3-11-7B），使其有鲜血渗出。

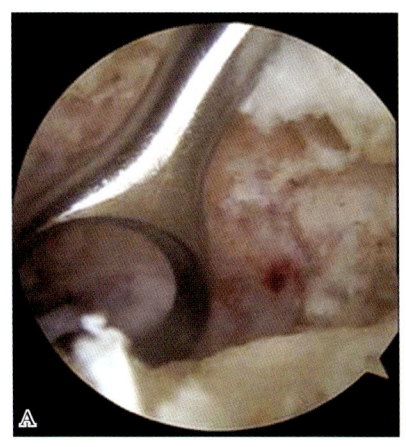 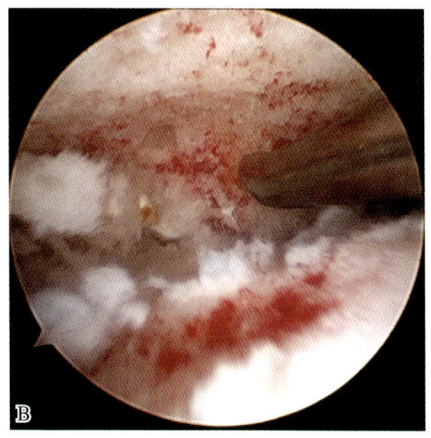

图 3-11-7　关节镜下清除距骨软骨

A. 铲除距骨穹窿部的软骨；B. 使用弧形骨锉打磨软骨下骨，使其有鲜血渗出

（2）清除胫骨远端及踝穴软骨：采用直铲铲除胫骨远端的软骨及内、外踝穴的软骨。一般不采用磨钻磨削软骨面，以免造成骨量丢失。对残存的软骨，采用刮匙清除。

（3）踝关节软骨下骨微骨折术：采用微骨折锥在距骨、胫骨远端及内、外踝的软骨下骨进行微骨折术，每间隔2 mm为1个钻孔点，使骨髓血渗入踝关节间隙（图3-11-8），有利于改善血运，促进踝关节融合。

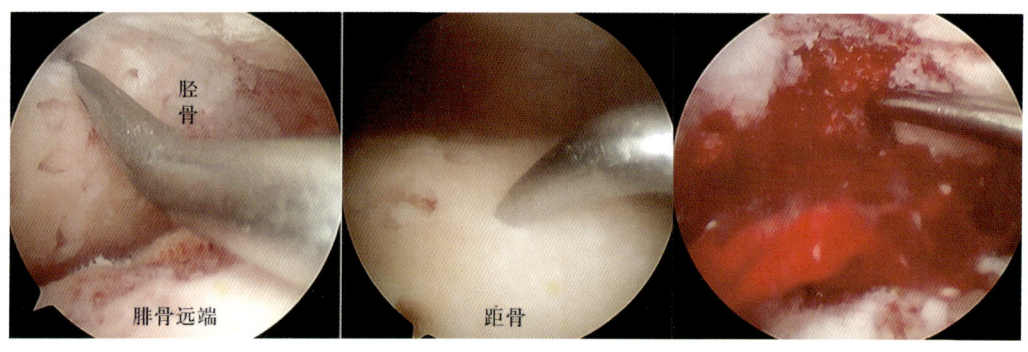

图3-11-8　微骨折术

（4）交叉克氏针预固定：在踝关节水平线以上3～4 cm处，经皮钻入2枚交叉克氏针，在关节镜监视下将2枚克氏针分前、后不同平面穿出胫骨软骨下骨（图3-11-9A），调整好踝关节的位置和角度，使跟骨外翻5°，将克氏针钻入距骨（图3-11-9B）。X线透视检查踝关节的位置和角度是否合适，测量植入螺钉的长度。如果有骨缺损时，可通过套管植入自体或异体冷冻干燥碎骨松质粒，填充骨缺损腔隙（图3-11-10）。将2枚直径为6.6 mm的空芯螺钉沿导针拧入交叉加压固定，使胫骨、距骨嵌压紧密。再次X线透视螺钉长度、固定角和骨填充情况（图3-11-11）。术后采用踝关节支具保护并允许负重行走，定期复查，直至骨性融合。

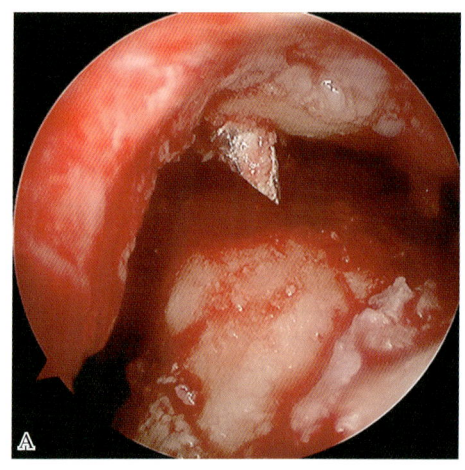
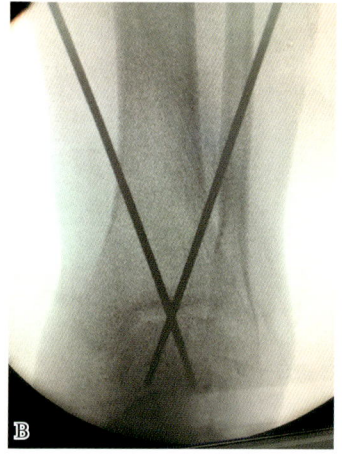

图3-11-9　克氏针预固定

A．在关节镜监视下，将克氏针穿出胫骨软骨下骨；
B．术中透视显示将2枚克氏针分前、后不同平面穿出胫骨软骨下骨至距骨上

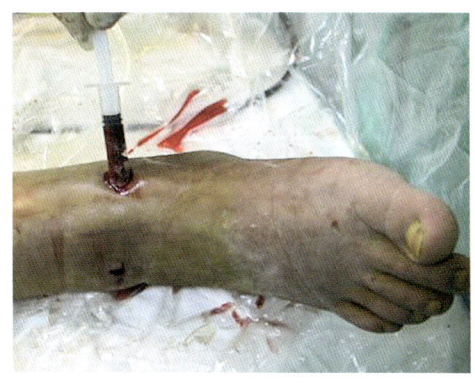 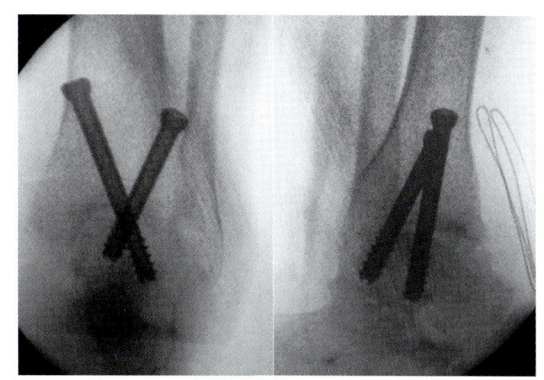

图 3-11-10　骨缺损植骨

通过套管植入自体或异体冷冻干燥碎骨松质粒，填充骨缺损腔隙

图 3-11-11　术中透视

可见螺钉长度、固定角和骨填充情况

2. 距舟关节融合术　适合于扁平足足纵弓塌陷导致的骨关节炎或创伤性距舟关节脱位导致的骨关节炎。

采用粗针头刺入距舟关节间隙，透视确认后注入含肾上腺素的生理盐水。插入关节镜进行检查，发现距舟关节间隙软骨剥脱，软骨下骨裸露（图 3-11-12），采用刨削刀或射频等离子刀清理距舟关节的滑膜和软骨（图 3-11-13），刨削或刮除距舟关节软骨面（图 3-11-14），打磨距舟关节软骨面，将自体骨松质植入距舟关节填充关节间隙，为了恢复足的纵弓，植入的骨块呈"V"形，可以采用螺钉固定，也可以采用嵌入器固定（图 3-11-15），术后使用石膏塑形固定在功能位。

三、重要提示

1. 踝部皮肤和软组织较薄，刨削踝关节滑膜病变时，刨削刀的刀口不要朝向皮下组织，以免损伤足背动脉及神经。

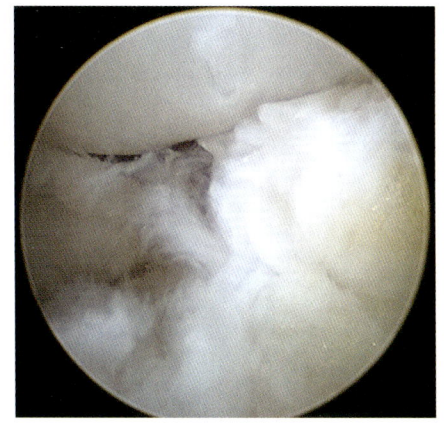 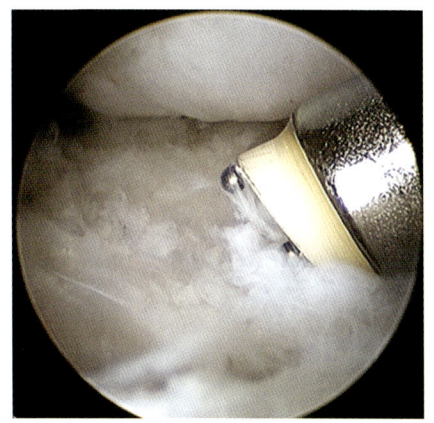

图 3-11-12　关节镜下所见

图 3-11-13　关节镜下关节内清理

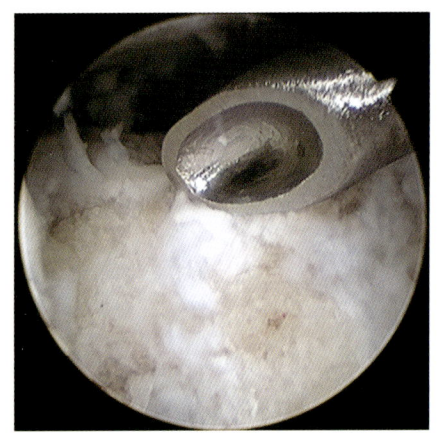

图 3-11-14　关节镜下处理软骨及关节面

刨削或刮除距舟关节软骨面

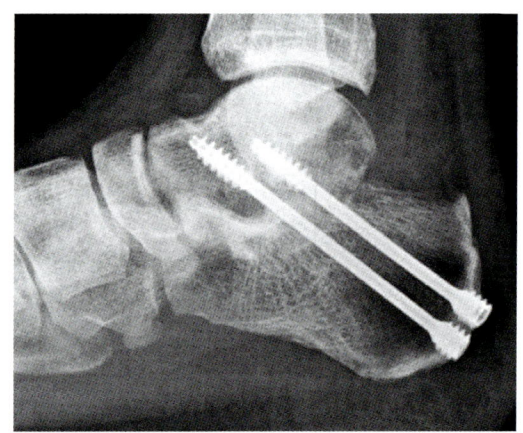

图 3-11-15　拉力螺钉固定

使用 2 枚螺钉固定，使跟距关节牢固

2. 采用铲刀彻底铲除关节软骨、距舟骨微骨折术和保留足量的骨量有利于关节融合。

3. 踝关节空心螺钉不要穿透距下关节软骨，以免造成骨关节炎。

4. 加压螺钉固定时，应保证踝关节处于中立位，保证跟骨外翻 5°，必要时透视确认。

参考文献

[1] RIPPSTEIN P, KUMAR B, MÜLLER M. Ankle arthrodesis using the arthroscopic technique. Oper Orthop Trauma, 2005, 17 (4-5): 442-456.

（李春宝　刘玉杰）

第十二节　强直性脊柱炎早期髋关节病变清理术

强直性脊柱炎早期髋关节病变清理术

一、临床特点

强直性脊柱炎（ankylosing spondylitis，AS）多发生于青少年患者，主要累及脊柱、骶髂关节和髋关节。如早期处理不及时，病情进一步发展，容易造成髋关节僵硬或僵直，其致残率很高，后期最终采用髋关节置换手术。如何阻止病情进展，避免或延缓人工关节置换，是当今尚未解决的重要课题。

本病早期脊柱和髋关节多无明显的异常改变，由于脊柱和髋关节病变的进展，脊柱和髋关节疼痛逐渐加重，患者不能平卧，长期采取屈髋内收位侧卧。严重者发生驼背，髋关节屈曲、内收位畸形（图 3-12-1）。

体格检查发现髋关节屈曲、内收位畸形。骶髂关节分离（4 字）试验阳性、屈伸活动受限，屈曲、内收内旋试验阳性，托马斯征阳性。严重者最终发生髋关节强直，完全丧失日常生活和自理能力，最终需要行全髋关节置换手术（图 3-12-2）。

第三章 骨关节损伤修复重建创新技术

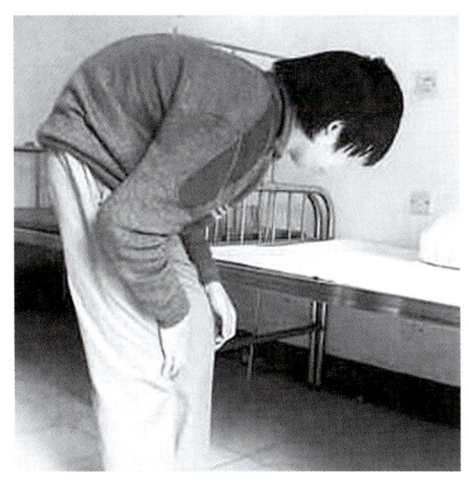

图 3-12-1　强直性脊柱炎外观

驼背，髋关节屈曲、内收位畸形

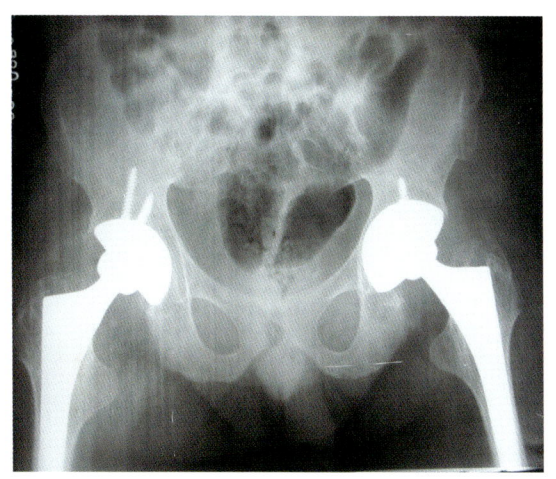

图 3-12-2　术后 X 线图像

终末期行全髋关节置换手术，假体位置良好

二、影像学表现

早期 X 线检查显示脊柱和髋关节间隙模糊不清（图 3-12-3），MRI 检查显示髋关节腔内积液，逐渐出现关节间隙狭窄（图 3-12-4）。

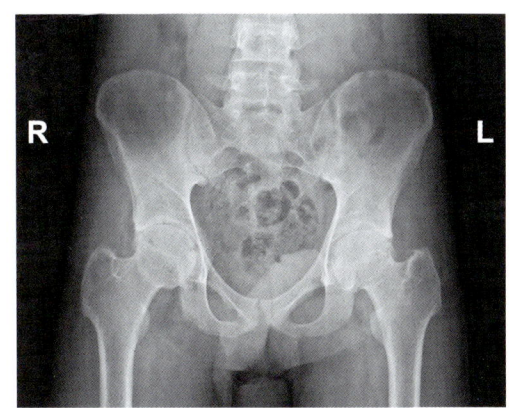

图 3-12-3　早期 X 线检查图像

显示髋关节间隙模糊不清

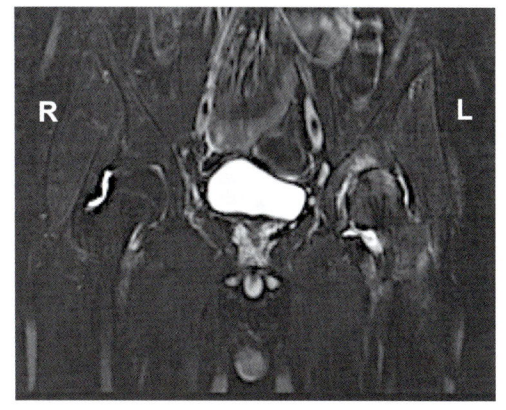

图 3-12-4　早期 MRI 图像

显示髋关节腔内积液，关节间隙狭窄

三、手术操作要点[1, 2]

为了防止强直性脊柱炎髋关节病变进一步发展造成严重的功能障碍，避免人工关节置换，早期诊断并在全身麻醉下行髋关节推拿松解和关节镜下清理术，配合内科治疗和康复训练，治疗青少年早期强直性脊柱炎髋关节病变，可有效地控制其病程发展，减轻强直性脊柱炎的致残率，挽救髋关节的功能。

(一)麻醉与术前准备

采用全身麻醉,患者取平卧位。对患者双侧髋关节进行屈、伸、内收、外展、内旋和外旋等方向的轻轻推拿活动(图3-12-5),以便解除髋关节粘连。将患者移到手术牵引床上,双侧踝关节捆绑固定在牵引架上(图3-12-6),将牵引床会阴柱的海绵垫固定好,以免牵引牵拉造成会阴区压伤。使用记号笔将髋关节周围的骨性解剖结构、血管、神经和手术入路标记清楚。手术区常规进行消毒,铺无菌手术单,进行患侧下肢牵引,牵引重量为10 kg,X线透视显示关节间隙牵开8~10 mm(图3-12-7),即可以进行髋关节镜下手术。

由于髋关节粘连,推拿松解后,关节腔内有出血,会影响手术视野,可于关节镜插入前在关节腔内注入含有肾上腺素的生理盐水,关节镜插入后用生理盐水反复冲洗干净,灌注液体采用生理盐水3000 ml+0.1%肾上腺素1 ml,高于手术床150 cm进行灌注。

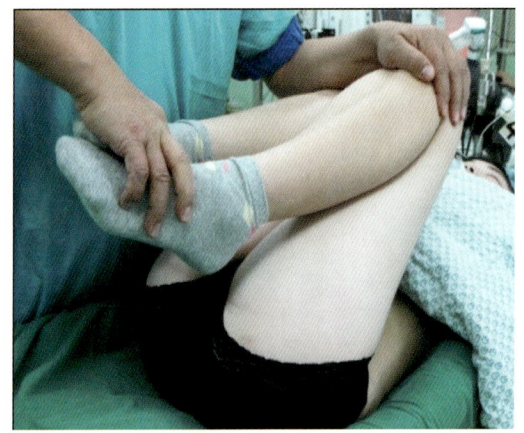 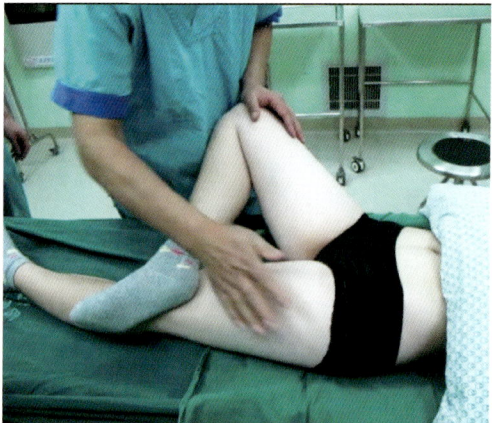

图3-12-5 术前推拿操作手法

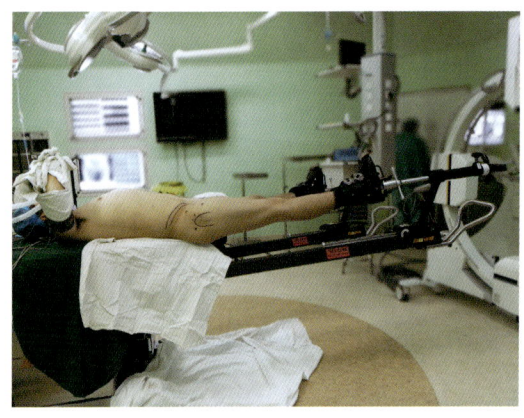

图3-12-6 手术体位

将患者双侧踝关节捆绑固定在牵引架上,标记骨性解剖结构、血管、神经和手术入路

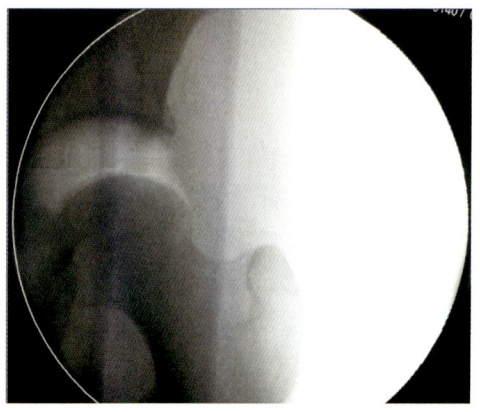

图3-12-7 髋关节牵引X线透视

显示关节间隙牵开8~10 mm

(二)髋关节镜手术入路(图3-12-8)

1. **前外侧入路(AL)** 取髂前上棘与股骨大转子顶端做一连线,连线的中点即为前外侧入路,为关节镜观察最常用的入路。前外侧入路唯一的重要解剖结构就是臀上皮神经,该神经出坐骨窝后,由后向前横向走行,经过臀中肌的深面。

2. **前方入路(A)** 在髂前上棘处向远端做一直线,再由股骨大转子上缘做一横线,两线相交的点即为前方入路。此入路不常用。

3. **前中辅助入路(MA)** 以前外侧入路和前方入路为底边,向远端做一等边三角形,三角形远端的顶点即为前中辅助入路。可根据患者的身高及肌肉情况适当向内侧移1~2 cm。从阔筋膜张肌和缝匠肌之间建立入路,从而减少肌肉组织损伤,便于术后功能恢复。此入路为最常用的操作入路。

4. **远端前外侧入路(DALA)** 位于前外侧入路以远3~5 cm。

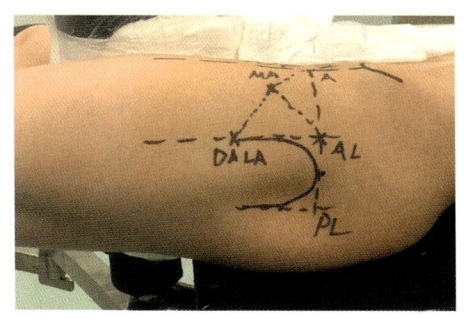

图3-12-8 常用髋关节镜手术入路

AL. 前外侧入路;A. 前方入路;MA. 前中辅助入路;DALA. 远端前外侧入路

5. **建立关节镜手术通道** 首先建立髋关节前外侧入路,在X线透视下,将穿刺针头与头侧呈45°,与中线呈30°,粗穿刺针刺透外侧髋关节囊。X线透视确认进入髋关节腔后,将导丝插入穿刺针头内,拔出穿刺针,保留导丝,以直径5 mm的空芯导棒沿导丝插入关节腔,关节镜穿刺套管沿导棒导入关节腔,在关节镜监视下建立前中辅助入路。

(三)髋关节镜清理手术

由于患者病情严重程度不同,镜下所见也不尽一致。可见关节内有不同的滑膜组织增生、肥厚、充血、水肿,滑膜增生以关节囊和圆韧带窝为主,有的滑膜爬行到软骨表面。关节软骨与软骨下骨有不同程度的剥脱分离。

采用刨削刀或射频等离子刀清理髋关节内增生和肥厚的滑膜及剥脱的软骨创面,清理不稳定的软骨,达正常边缘稳定部分即可(图3-12-9)。清理后,放松下肢牵引,使股骨头部分纳入髋关节腔,屈髋30°~45°,使关节囊松弛,再行外周间室滑膜组织清理。

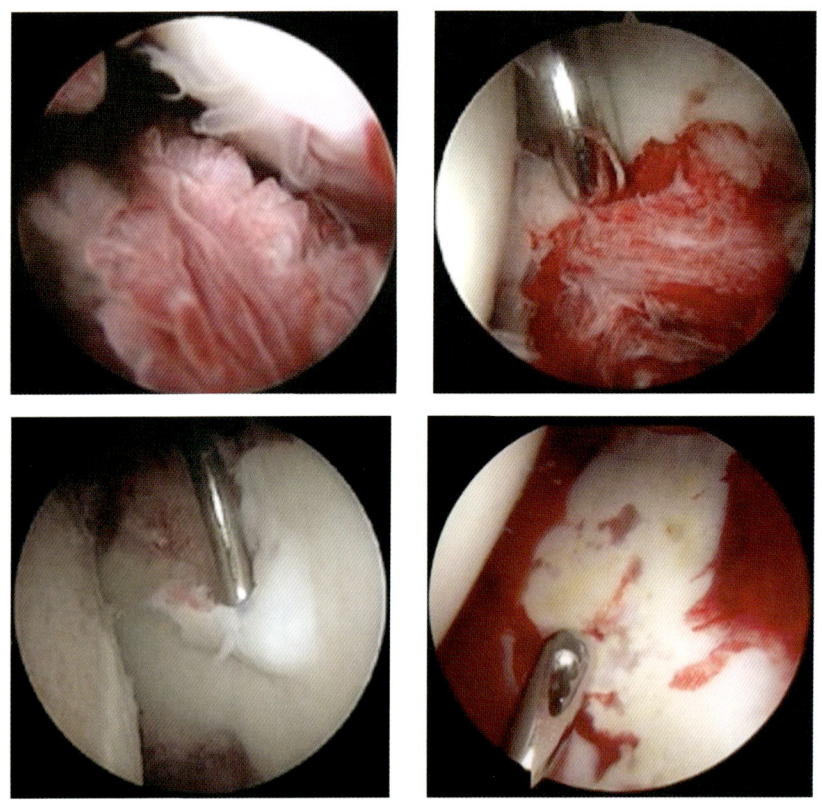

图 3-12-9　髋关节镜清理手术

关节镜下处理滑膜及软骨病变

（四）术后康复与内科治疗

髋关节镜清理术后继续进行系统的内科综合治疗和在无痛状态下进行功能康复训练非常必要。

主要针对患者髋关节屈曲、内收、挛缩畸形。术后患者取俯卧位，将大腿和胸腹部垫好，臀部加载重量为 15～20 kg 的沙袋，以使股四头肌和髂腰肌完全放松，使耻骨联合和髋关节前方与大腿完全贴近床面，逐渐将髋关节伸直，逐步纠正髋关节屈曲、内收、挛缩畸形。术后加强髋关节外展动作训练，以便恢复臀肌功能。使用髋关节持续被动功能锻炼器（图3-12-10），目的是帮助恢复髋关节的活动度和修复软骨。

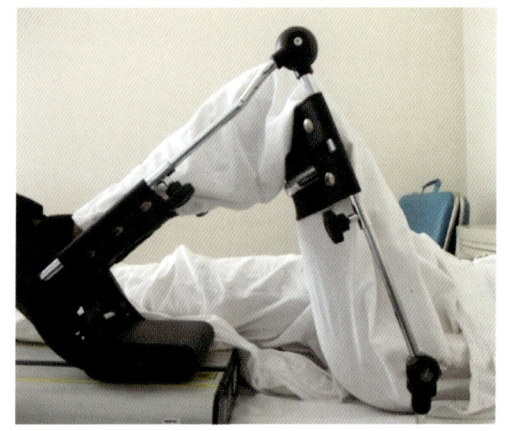

图 3-12-10　髋关节持续被动功能锻炼器

四、重要提示

1. 患者多有关节囊粘连和关节周围肌肉等软组织挛缩,须在全身麻醉下进行髋关节推拿松解,以使肌肉放松。

2. 强直性脊柱炎患者消瘦,体质弱,骨质疏松,推拿动作宜轻柔,避免暴力,防止骨折。

3. 牵引必须注意会阴柱的直径和柔韧性,如牵引力量过大,容易发生会阴区阴部神经或足踝部皮肤压伤。切忌过度牵引造成神经、血管和软组织挤压损伤。

4. 有明显脊柱受累的患者,应充分评估其心肺功能。

(李春宝 刘玉杰)

参考文献

[1] LI C B, QI W, WANG Z G, et al. Midterm clinical outcome for ankylosing spondylitis patients with early hip-involved diseases treated with arthroscopic technique. Zhongguo Gu Shang, 2017, 30 (3): 236-240.

[2] ZHOU M, WANG Y, LI Z L, et al. Outcome of arthroscopic debridement and synovium resection for hip lesion in patients with ankylosing spondylitis. J Chinese PLA Postgrad Med Sch, 2011, 32 (2): 138-140.